HYGIÈNE VÉTÉRINAIRE

APPLIQUÉE

RACES OVINES

LEUR AMÉLIORATION

APPÉTENCE, MULTIPLICATION, ÉLEVAGE, ENGRAISSEMENT

DU MOUTON ET DE LA CHÈVRE

PAR

J.-H. MAGNE

Docteur de l'école impériale vétérinaire d'Alfort,
ancien sous-directeur et premier professeur à l'école vétérinaire de Lyon,
membre de l'Académie impériale de médecine, de la Société impériale et centrale
d'agriculture de France,
de l'Institut agricole de Versailles, de la médecine vétérinaire, etc.

PARIS

GARNIER FRÈRES, LIBRAIRES-ÉDITEURS

6, RUE DES SAINTS-PÈRES, ET PALAIS-ROYAL, 215

C. ASSELIN, LIBRAIRE DE LA FACULTÉ DE MÉDECINE

PLACE DE L'ÉCOLE-DE-MÉDECINE

HYGIÈNE VÉTÉRINAIRE APPLIQUÉE

———

DU MOUTON ET DE LA CHÈVRE

PARIS. — IMP. SIMON RAÇON ET COMP., RUE D'ERFURTH, 1.

HYGIÈNE VÉTÉRINAIRE

APPLIQUÉE

RACES OVINES

LEUR AMÉLIORATION

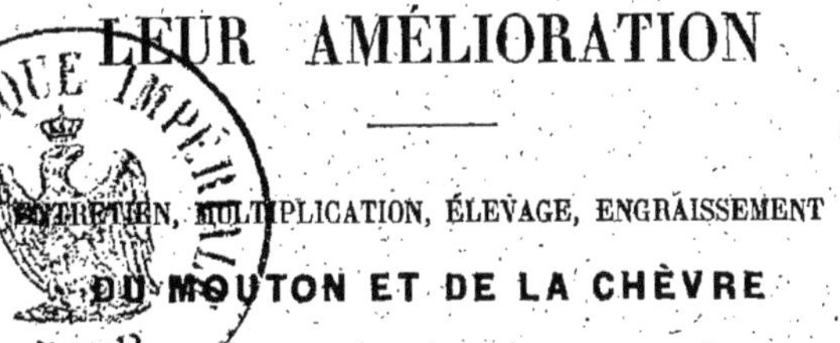

ENTRETIEN, MULTIPLICATION, ÉLEVAGE, ENGRAISSEMENT

DU MOUTON ET DE LA CHÈVRE

PAR

J.-H. MAGNE

Directeur de l'École impériale vétérinaire d'Alfort
Professeur de zootechnie, ex-professeur à l'École vétérinaire de Lyon
Membre de l'Académie impériale de médecine, de la Société impériale et centrale
d'agriculture de France
De la Société impériale et centrale de médecine vétérinaire, etc.

TROISIÈME ÉDITION

REVUE ET AUGMENTÉE

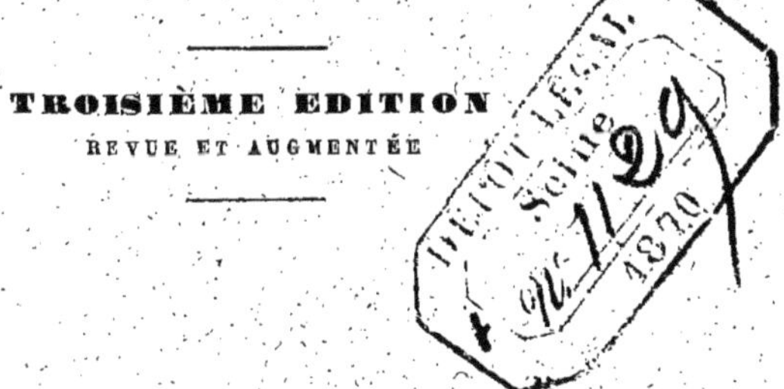

PARIS

GARNIER FRÈRES, LIBRAIRES-ÉDITEURS

6, RUE DES SAINTS-PÈRES, ET PALAIS-ROYAL, 215

P. ASSELIN, LIBRAIRE DE LA FACULTÉ DE MÉDECINE

PLACE DE L'ÉCOLE-DE-MÉDECINE

AVANT-PROPOS

L'industrie ovine est en France à une époque de crise et de transition. Les cultivateurs de nos plus riches provinces, de celles où depuis un demi-siècle elle était une cause de progrès et une source de richesse, ne peuvent plus l'exercer comme ils le faisaient il y a dix ou quinze ans ; le prix des toisons n'est plus assez élevé pour compenser les frais d'entretien des troupeaux.

Déjà, depuis plusieurs années, l'élevage du mouton était peu avantageux, et beaucoup de cultivateurs le remplaçaient, ici par des cultures industrielles substituées aux pâturages, ailleurs, par la production d'autres denrées animales. Ainsi l'entretien des vaches laitières se propage de plus en plus dans les localités qui peuvent vendre à Paris les produits frais de la laiterie.

Mais ces changements d'industrie — substitution de l'engraissement des bestiaux, de la nourriture des vaches laitières, à l'élevage des moutons — qui seraient dans l'intérêt de la population en général, car les matières animales — lait, beurre, fromage, viande — sont d'un prix très-élevé, ne sont pas facilement adoptés par les fermiers. L'exploitation d'une vacherie, par exemple, est compliquée en comparaison du gouvernement d'un troupeau de mérinos ou de métis mérinos. D'un autre côté, la production des moutons s'impose forcément à une partie de notre agriculture : nous avons beaucoup de contrées qui ne peuvent utiliser de grandes surfaces de leur terrain qu'en nourrissant des bêtes à laine.

La zootechnie doit donc trouver le moyen d'améliorer la situation de ceux qui pourraient abandonner la production du mouton, mais qui tiennent à la conserver, et de ceux qui, en raison de la nature de leurs terres, sont obligés d'avoir des troupeaux. Elle a deux changements à proposer.

Aux premiers elle conseille, non pas de changer la race de leurs moutons à belle laine intermédiaire si bien appropriée au sol et au climat de nos plateaux, mais de les améliorer au point de vue des formes, de les rendre tels qu'on les réclame pour la boucherie ; cette amélioration peut être produite par des croisements faits avec méthode, par le choix judicieux des reproducteurs, et surtout par un mode d'entretien qui permette de renouveler souvent le cheptel.

Ce progrès, amélioration des formes, développement de la précocité, en suppose un autre, le nécessite. Le perfectionnement des animaux ne peut être que la conséquence d'une culture avancée essentiellement fourragère, et de soins hygiéniques bien entendus.

Les animaux perfectionnés sont exigeants : une horloge grossière marque à peu près l'heure dans la cabane la plus enfumée, tandis qu'un chronomètre ne marche que lorsque ses rouages sont à l'abri des impuretés de l'air. De même une race commune peut donner des produits dans des conditions hygiéniques où ne pourrait pas subsister une race perfectionnée.

Les cultivateurs qui sont obligés d'entretenir des troupeaux et qui ne peuvent pas songer à les renouveler fréquemment par l'engraissement, doivent adopter un autre changement ; ils doivent borner leur industrie à la multiplication et à l'élevage, et renouveler leurs animaux par la vente des élèves à des engraisseurs.

La division de l'industrie zootechnique, qui rend de si grands services dans la production des chevaux et même dans celle des bêtes à cornes, n'est pratiquée que d'une manière irrégulière, sans suite, dans celle des bêtes à laine. Les cultivateurs doivent l'appliquer méthodiquement. Ceux qui ont des pâturages maigres à faire consommer, qui n'ont pas de riches cultures fourragères, feront des élèves et les vendront jeunes ; ceux qui ont des herbages frais, des terres fertiles, des pâturages temporaires, des résidus alimentaires, des pulpes, des tourteaux, achèteront les animaux formés et les engraisseront. Le prix excessif de la viande comporte ces opérations.

Et ce changement, qui du reste s'impose, sera aussi avantageux aux cultivateurs du Limousin, du Languedoc, qui ne peuvent pas produire du beurre comme ceux du pays de Bray, ni du fromage comme les fermiers de la Brie, qu'à ceux des contrées qui élèvent les magnifiques métis mérinos.

Tout en augmentant la production de la viande et en répondant ainsi aux besoins de la classe ouvrière, les uns et les autres, sans changer leurs habitudes, trouveront une compensation au bas prix des laines dans la simplification des troupeaux, dans le meilleur emploi de leurs terres, dans le renouvellement plus fréquent des animaux et dans la diminution des pertes occasionnées par les enzooties et par les maladies sporadiques.

DU MOUTON

CHAPITRE PREMIER

Du genre Mouton et de ses principales espèces.

Le genre *mouton*, **ovis**, se distingue par 32 *dents*, dont 8 *incisives* à la mâchoire inférieure et 24 *molaires*, 12 à chaque mâchoire, une *tête* busquée et dépourvue de mufle; des *oreilles* longues, étroites; des *cornes* creuses, anguleuses, persistantes, ridées en travers et plus ou moins contournées en spirale; des *cornillons* osseux, celluleux; un *menton* dépourvu de barbe; un *cou* court; des *testicules* volumineux; *deux mamelles* inguinales; point de pores inguinaux ni de brosse aux poignets; des *membres* grêles; entre les deux doigts, un *canal* dit biflexe; *quatre estomacs;* une grande *vésicule biliaire;* un *cæcum* fort long.

Très agiles, les espèces de ce genre vivent en familles dans les contrées montagneuses. Elles recherchent les pelouses et craignent l'humidité. Toutes peuvent servir à notre nourriture et fournissent une peau que l'on utilise. Leur poil grossier est mêlé d'un duvet qui, dans les races domestiques, devient très-abondant et constitue la laine.

Mouton d'Afrique, *mouton barbu, Ovis tragelaphus.*

— Tête grosse, cornes d'abord droites, puis recourbées en arrière, ayant la face antérieure large; queue courte; poils grossiers entre lesquels on trouve une laine peu abondante; crinière sous le cou et aux membres : ce mouton est roussâtre et a le poil doux. On le trouve aussi dans la Tartarie.

Mouflon d'Amérique, *O. montana*. — Corps svelte, jambes longues; poil brun, court, grossier; cornes très-grosses, tournées en spirale; point de crinière; queue courte, noire. Gillevray l'a rencontré sur les montagnes arides du nord de l'Amérique.

Mouflon argali, *O. ammon*. — Cornes grosses, triangulaires, aplaties en devant, celles de la brebis minces, comprimées en faucille; poil gris fauve, ras en été, épais, roussâtre en hiver. On le trouve sur les hautes montagnes de l'Asie. Il se fait remarquer par sa force et son agilité. Cette espèce est considérée par quelques naturalistes comme une race de la suivante.

Mouflon ordinaire, *O. aries*. — Fauve sur le dos, blanc sous le ventre; cornes fortes, arquées en arrière, courbées en dessous; la femelle est souvent privée de ces organes. Le mouflon vit en troupes sur les hautes montagnes des climats tempérés et des climats chauds, en Corse, dans la Sardaigne, dans les îles de l'Archipel. Il est regardé comme le type des races du mouton domestique.

Mouton ordinaire, *O. A. domestica*. — Par la domesticité, le mouflon a été profondément modifié, s'il est vrai qu'il soit le type du mouton ordinaire. Dans quelques races, il a entièrement perdu son poil gros, et son duvet laineux a pris un très-grand développement.

Élevé dans toutes les terres habitées par l'homme, le mouton domestique forme un très-grand nombre de races distinguées par des caractères extérieurs qui tiennent à la taille, au poil, aux cornes. Ici le repos, des pâturages rapprochés des habitations ont créé des races faibles, peu propres à la marche ; là des courses pénibles et souvent renouvelées, en ont produit d'autres à jambes fortes et nerveuses. Tantôt une nourriture substantielle a créé des individus faciles à engraisser ; tantôt elle a rendu les brebis plus fécondes, pouvant engendrer deux fois par an, et deux ou trois petits chaque fois. Le séjour dans des lieux clos, chauds et humides, un choix judicieux des reproducteurs, ont rendu la laine fine et souple. Les races domestiques diffèrent aussi beaucoup, par leurs habitudes, des types sauvages : elles sont molles, faibles, savent à peine trouver leur nourriture. Elles sont incapables de se défendre contre leurs ennemis et ne cherchent pas même à les éviter.

Les races du mouton sont presque infinies, et elles se modifient tous les jours par l'effet du climat et des changements de régime. Nous étudierons les plus intéressantes et surtout les indigènes dans le chapitre suivant.

CHAPITRE II

Des races ovines françaises et de leur amélioration

SECTION PREMIÈRE

APTITUDE DU MOUTON À FOURNIR DE LA BELLE LAINE ET BEAUCOUP DE VIANDE

Il existe des positions agricoles où il est avantageux de tendre principalement à la production de la laine, et d'autres où la viande donne plus de profit. On peut donc avoir intérêt à s'attacher, dans certains cas, plus particulièrement à un de ces produits qu'à l'autre. Cette condition se rencontre même souvent. (Voy. *Choix d'une race.*)

Mais pour y satisfaire jusqu'à quel point est-il avantageux d'avoir des races de moutons différentes ? une race propre à la boucherie ne peut-elle pas fournir de fortes toisons et même de la belle laine ?

Nous devons d'abord étudier cette question afin de savoir si les moyens d'amélioration doivent tendre à créer des races à viande et des races à laine, ou bien si nous pouvons espérer de communiquer à nos moutons une grande aptitude à donner les deux produits.

Dans l'esprit de beaucoup de nos cultivateurs, surtout dans les contrées où l'élevage des bêtes à laine a une grande importance, la possibilité d'obtenir de la même bête beaucoup de viande et une bonne toison ne peut pas être mise en doute. Mais les engraisseurs, dans quelques départements, considèrent les moutons très-laineux comme impropres à prendre rapidement la graisse et à fournir beaucoup de viande; ils recherchent les animaux à tête et à jambes nues. D'un autre côté, plusieurs agronomes ont conseillé, dans ces dernières années, la propagation des races qui donnent peu de laine et qui la donnent grosse, races qui d'après eux seraient les seules propres à répondre au besoin que nous avons de produire beaucoup de viande. Nous avons donc à rechercher si les races susceptibles de donner de riches toisons peuvent s'engraisser avec facilité, acquérir de belles formes et donner de la bonne viande.

Toutes les parties d'un animal sont en rapport les unes avec les autres. — Dans une race donnée, et lorsque les animaux ont été élevés de la même manière, les plus forts, ayant généralement la peau plus épaisse que les plus petits et les bulbes des poils plus volumineux, ont la laine plus grosse. En effet, ce ne sont pas les plus forts mérinos qui ont la laine la plus fine : la race électorale, si remarquable par la finesse de sa toison, est de très-petite taille, tandis que les forts mérinos, de la Beauce et de la Brie, ont une laine presque intermédiaire.

Mais *ce rapport entre la finesse de la laine et le poids du corps* n'existe que lorsque les animaux appartiennent à la même race et ont reçu les mêmes soins; il n'a plus lieu quand on compare des races différentes. Ainsi on trouve, parmi les grandes races, les forts mérinos de Rambouillet et quelques-uns de leurs métis, les uns et les autres à belle laine, avec les races flamande et angevine à laine très-grosse; et parmi les petites, la bretonne et la marchoise à laine grosse et rude, avec les petits berrichons dont la laine est très-douce pour une laine commune, et avec la race de Naz dont la laine est extra-fine.

Quant à la *perfection des formes*, comment serait-elle exclusive de la finesse et du tassé de la laine ?

A la vérité, le mérinos, type des moutons à belle laine, est en général mal conformé, tandis que le dishley, type des races à laine grosse, est admirable de conformation ; mais le poitevin, comme plusieurs variétés de la race flamande, est très-peu couvert de laine et cependant très-défectueux au point de vue des formes, tandis que les beaux soissonnais sont bien conformés tout en ayant de magnifiques toisons ; par conséquent, les laines grosses ne sont pas plus exclusives de la mauvaise conformation que les laines fines, et les unes comme les autres peuvent se rencontrer avec de belles formes.

Des faits nombreux et qui se produisent en France sur une très-grande échelle semblent démontrer que les moutons bons de laine, à toison tassée, sont *longs à prendre la graisse* et ne fournissent que de la *viande médiocre*.

Nous ne voulons pas nous occuper ici des moutons à laine extra-fine, animaux que l'on n'a jamais soignés en vue de la boucherie et que nous avons bien rarement intérêt à produire en France, mais nous dirons qu'on voit sur les marchés des métis mérinos et même des mérinos purs qui démontrent que les races à belle laine intermédiaire et à laine fine prennent très-bien la graisse. Nous avons même remarqué qu'aux exhibitions de bêtes de boucherie, il y a plus de lots appartenant aux races à belle laine qu'à celles à laine grosse, ce qui démontre que les premières sont trouvées par les cultivateurs d'un engraissement au moins aussi facile que les secondes.

Les fermiers anglais, si judicieux, recherchent les moutons des races Dishley, New-Kent, Southdown, très-propres à produire de la viande et ne fournissant que de la mauvaise laine. Mais cela ne prouve pas contre l'aptitude du mouton à donner de la belle laine et à s'engraisser, cela prouve seulement qu'en Angleterre le climat, le sol, les herbes, poussent au développement du corps, à la production de la viande et au grossissement de la laine.

Les Anglais entretiennent donc des troupeaux à laine grosse parce qu'ils ne peuvent pas faire mieux. Ils ont cherché à produire de belles toisons. Ils ont importé les mérinos et essayé de produire des métis mérinos, mais sans succès. Et encore de nos jours, ils font tout leur possible pour améliorer leurs races au point de vue du lainage. Dans ce but, ils croisent leur dishley, cependant si parfait pour la boucherie, ou avec la race du comté de Kent, ou avec celles du Glocestershire et du Lincolnshire moins grosses de laine. Tout nous prouve même qu'ils ajoutent une grande importance aux succès qu'ils obtiennent : quand ils parviennent à rendre la toison un peu plus étendue et la laine un peu moins rude, ils ont grand soin d'en conserver la preuve en laissant, au moment de la tonte, ici le toupet, là un flocon de laine sur les côtes.

Par opposition aux moutons anglais si mauvais de laine et si propres à s'engraisser, on cite le mérinos si parfait pour la toison et jusqu'à ce jour si médiocre pour la boucherie. En étudiant ce mouton, ses défauts et ses qualités, nous verrons pourquoi il a donné en général jusqu'à ce jour de la mauvaise viande. Nous nous bornerons ici à dire que cela ne tient pas à sa nature. Il ne diffère pas, pour les qualités de la viande, des anciennes races françaises quand il a été élevé et engraissé de la même manière : les bouchers ne distinguent pas d'un troupeau de vrais berrichons, un troupeau de petits métis berrichons venant les uns et les autres du Berry; et les engraisseurs qui ont des herbages sur le bord de la mer ne font pas de différence quand ils achètent pour engraisser, entre les moutons picards ou cauchois et les mérinos ou métis-mérinos, et ils vendent les uns et les autres sous le nom de *moutons de pré salé*, sans que les gourmets puissent établir une différence dans le goût de la viande. De même, les gigots qui, sous le nom d'*ardennais*, arrivent à Paris des Ardennes, appartiennent aujourd'hui presque tous à des mérinos ou à des métis de cette race.

Mais les moutons ne *peuvent pas produire à la fois et de la viande et de la laine*, et il est naturel que le mérinos très-laineux prenne plus difficilement une forte taille que le poitevin, par exemple, qui a le corps à moitié nu.

En traitant de l'élevage nous verrons qu'il ne faut pas soigner de la même manière les animaux destinés jeunes à la boucherie et ceux que l'on veut conserver plusieurs années pour en retirer de la laine. Ici, il nous suffira de faire remarquer que ce ne serait pas l'abondance de la laine qui empêcherait le mérinos de produire de la viande, puisque, à poids égal, il donne des toisons moins lourdes que certaines races à grosse laine très-bonnes pour la boucherie. Et d'ailleurs les mérinos, qui ont les plus lourdes toisons, donnent plus de viande que les variétés les moins laineuses de leur race.

Nous savons que, parmi les races indigènes, on observe aussi de grandes différences dans l'aptitude à engraisser; que dans plusieurs localités, dans le Berry en particulier, les engraisseurs recherchent celles qui sont chauves et qui portent une laine grossière. Mais il n'est pas démontré que la supériorité de ces races soit une conséquence de la nature de leur lainage, car toutes les races de même sorte sont loin de s'engraisser avec la même facilité. Ainsi, les gros moutons flamands, à laine si rude, sont très-exigeants; tandis que les marchois, qui ont le même lainage, sont très-graisseux; des métis-mérinos, élevés dans les riches plaines de la Brie, ne sont pas aussi estimés par les cultivateurs des environs de Paris qui achètent pour engraisser, que des animaux de la même race provenant des coteaux crayeux de Sainte-Menehould; de même, dans l'Aude et dans l'Hérault, les engraisseurs des bords de la mer préfèrent les bêtes nourries sur les terrains de transition des environs de Saint-Pons, à celles qui ont été élevées sur les terrains tertiaires, et les alluvions des campagnes qui entourent Béziers.

La différence entre les berrichons de Levroux, à toison fine, mais durs à l'engrais, et les petits bocagers du bois chaud, à laine bien commune, mais faciles à nourrir, dépend évidemment de la même cause, du mode d'élevage ou du sol. Et cela nous paraît d'autant plus certain, que les emboucheurs de Saône-et-Loire, qui achètent des moutons pour les engraisser dans leurs herbages, ne font aucune différence entre les moutons laineux et ceux qui sont en partie nus : les uns et les autres réussissent également bien sur les riches terres argilo-calcaires de l'arrondissement de Charolles.

Les faits connus jusqu'à ce jour ne prouvent donc pas que les moutons ayant de belles toison, ne sont pas susceptibles d'être aussi bien conformés et de prendre aussi facilement la graisse que ceux à laine grosse, quand les uns et les autres se trouvent dans les mêmes conditions; ils démontrent seulement que la manière dont les bêtes à laine ont été élevées, la nature du sol qui les a nourries, ont une grande influence sur l'engraissement ; que celui qui achète des troupeaux pour faire de la viande doit tenir compte du pays d'où ils viennent et de la manière dont ils ont été soignés.

Résumé. La même race ovine peut être apte à donner de lourdes toisons en proportion de son poids, de la belle laine intermédiaire, sinon fine, beaucoup de viande, et même à être aussi précoce que le comportera le mode d'entretien du troupeau.

Nous devons donc chercher à améliorer nos races pour la boucherie en développant la poitrine, afin d'accroître leur aptitude à se bien nourrir ; en rendant les lombes larges et la croupe horizontale, afin d'augmenter la quantité

1.

de la viande là où elle est de première qualité ; enfin, en diminuant le poids des parties, du cou, de la tête et des pattes, qui ont relativement très-peu de valeur.

Mais, en même temps, nous devons chercher à profiter des dispositions de notre sol et de notre climat à produire de bonnes toisons. Et pour démontrer la possibilité de cette amélioration, nous citerons la nouvelle race beauceronne, si lourde et si laineuse, créée avec tant d'avantage, en moins d'un quart de siècle, sur les terres même qui produisaient l'ancienne race si levretée, à cou si long et à corps presque nu. La laine tient surtout à la race et aux soins donnés aux troupeaux ; c'est un des produits qui se modifient le plus par le croisement, ce qui nous explique cette subite transformation. Et c'est à cause de la facilité avec laquelle on peut améliorer le mouton, quant à la laine, que nous cherchons dans le cours de ce travail à attirer l'attention sur l'avantage qu'il y aurait, même avec le prix actuel des toisons, à remplacer nos moutons à laine grossière par des moutons à laine intermédiaire.

SECTION II

RACES OVINES FRANÇAISES

D'après la longueur de la laine, on divisait les bêtes ovines en *races à laine courte*, frisée, propre à être cardée et employée à la fabrication des draps, et en *races à laine longue*, lisse, propre au peigne et à la fabrication des étoffes rases. Cette division a peu d'importance de nos jours. Les perfectionnements apportés à la préparation des laines permettent de peigner de la laine longue à peine de quelques centimètres, et en outre, sous l'influence de la nourriture abondante qu'on donne aux troupeaux, la laine s'allonge dans toutes les races. Les mérinos eux-mêmes, comme leurs métis, présentent aujourd'hui de nombreuses sous-races dont les toisons sont, pour les étoffes rases, supérieures à celles des moutons qui, pendant longtemps ont été considérés comme exclusivement propres à alimenter la fabrication de ces étoffes. Les meilleures laines à peigne sont fournies par le mérinos et ses dérivés.

Nous croyons qu'une division des moutons d'après la *finesse* de la laine est celle qui peut le mieux faciliter l'étude de nos races, non-seulement au point de vue industriel, mais encore au point de vue de l'entretien des troupeaux : elle permet de réunir les animaux qui se ressemblent et réclament les mêmes soins. Nous l'adopterons donc comme division principale, en réunissant toutefois les moutons à laine fine et les moutons à laine intermédiaire ; ils diffèrent par des nuances si peu tranchées, qu'une séparation entre les deux types serait tout à fait arbitraire.

En ayant égard à la qualité et aux usages de la laine, nous formerons des moutons français quatre groupes :

1º Moutons à laine grosse ;

2º Moutons à laine commune ;

3º Moutons à laine intermédiaire et à laine fine ;

4º Moutons à laine extra-fine.

Quant à la division par provinces, elle nous servira, comme dans l'étude des autres espèces domestiques, à grouper les animaux selon les terres et les climats qui les ont formés, et selon les circonstances agriculturales qui régissent leur production.

Nous subdiviserons ainsi les quatre groupes en autant de paragraphes qu'il y a de localités influant sur la production des animaux, soit par les circonstances hygiéniques, soit par les conditions économiques et commerciales.

Est-il nécessaire de prévenir qu'aucun des groupes que nous avons formés n'est homogène ? Il se trouve parmi les moutons à laine grosse de la Flandre, de la Normandie, de la Bretagne, beaucoup d'individus à laine commune; de même, parmi les troupeaux à laine intermédiaire ou fine du Rousillon, d'Arles ou des Corbières, on trouverait des individus à laine aussi grosse que celle de certains berrichons.

Nous croyons superflu d'ajouter que nous considérons notre distribution comme transitoire : ce que nous désirons même, c'est que notre travail ait pour résultat de la rendre telle, en donnant à quelques éleveurs le désir d'améliorer leur troupeau et en leur en indiquant le moyen.

ARTICLE 1er — MOUTONS FRANÇAIS A LAINE GROSSE.

Les moutons indigènes à laine grosse sont rustiques, résistent au froid et supportent l'humidité. Ils n'offrent, du reste, aucun caractère commun de taille, de conformation ni de provenance. N'étant pas habitués à recevoir des soins minutieux, ils s'entretiennent bien et se contentent d'une nourriture médiocre, pourvu que, par son abondance, elle soit en rapport avec leur taille. Ils sont d'un engraissement assez facile, sinon d'un développement très-précoce, ce qu'explique la parcimonie avec laquelle on les entretient. Engraissés souvent sur des pelouses salubres, ils fournissent une viande généralement estimée, très-estimée même dans la plupart des races.

Ils ont en général la tête, le ventre et les membres couverts de poil court. Leur laine est peu chargée de suint; elle a de 1/10 à 1/20 de mm. de diamètre; elle est très-longue, droite, non élastique et peu extensible; disposée en mèches pointues et pendantes, ou en brins isolés, droits et lisses; tantôt elle est douce, brillante, d'un éclat soyeux et alors un peu ondulée; tantôt rude, terne et roide. Elle se feutre difficilement.

Les plus grosses de ces laines ne conviennent que pour faire des lisières de drap, des couvertures de cheval, des tapis, des manteaux pour les bergers et les rouliers ou quelques autres étoffes très-grossières. Elles sont médiocres pour matelas : elles se tassent, manquent d'élasticité. En peau, elles sont employées pour faire des tapis, pour couvrir la selle des hussards et les colliers des chevaux de trait. Les plus douces sont souvent mélangées à d'autres de qualité supérieure et entrent dans la fabrication d'étoffes communes d'une grande consommation.

Les moutons à grosse laine se trouvent sur nos rivages du Nord et de l'Ouest, mais aussi sur les coteaux du centre et dans une partie des Pyrénées. Quoiqu'ils se rencontrent principalement dans des contrées humides, ils sont plutôt la conséquence de la négligence des éleveurs que des conditions hygiéniques dans lesquelles ils vivent.

L'*amélioration* doit avoir pour but d'abord la production d'une meilleure laine et ensuite le perfectionnement des formes. Toutes celles de nos contrées où les troupeaux sont facilement entretenus en santé peuvent produire de belles laines. Il serait facile de transformer les troupeaux à laine grosse en troupeaux à laine commune ou même intermédiaire. Il suffirait presque toujours, pour produire une grande amélioration, de choisir pour la reproduction les meilleurs béliers, et de réformer, de châtrer les mauvais : dans tous les troupeaux il s'en trouve qui ont des toisons passables.

Cependant le croisement devrait être employé pour arriver à de prompts résultats, mais il serait très-facile et peu dispendieux. Il y a aujourd'hui dans toutes nos communes à peu près, des bêtes plus ou moins croisées mérinos très-propres à améliorer les autres. Concurremment avec le croisement, on devrait aérer les bergeries, faire une bonne litière, ne pas salir la laine en distribuant les fourrages, abriter les animaux pendant les mauvais temps, et autant que possible leur faire éviter la poussière.

Nous parlerons des moyens propres à produire l'amélioration des formes à l'occasion de chacune des races que nous étudierons.

§ 1. — Moutons flamands, picards.

Nous réunissons dans ce paragraphe ce que nous avons à dire sur les bêtes à laine entretenues dans les départements du Nord, du Pas-de-Calais et de la Somme. Elles dérivent de la race à longues jambes du Texel.

Thomas Corneille rapporte que lors de l'introduction de la race en Flandre, les brebis donnaient ordinairement trois agneaux, quelquefois quatre, cinq, six, rarement sept. Les paysans les élevaient par curiosité. Un ancien auteur fait observer que ces phénomènes ne se produisaient plus dans le dix-septième siècle, et que Corneille a écrit d'après des mémoires plus anciens.

En se propageant dans nos contrées septentrionales, les moutons flamands se sont modifiés selon la fertilité du sol qui les nourrit. Dans le commerce, ils sont distingués en *flamands*, en *artésiens*, en *cambrésiens* des environs de Cambrai, en *vermandois* du côté de Saint-Quentin, et en *picards*.

Caractères. — Ces moutons ont une laine disposée en longues mèches en général pendantes, chez quelques animaux à brins gros, roides, lisses, ternes, chez d'autres à brins doux, brillants, soyeux. Les membres, la tête, sont nus dans beaucoup d'individus, et même l'encolure et en partie le sommet des fesses dans les sujets dont la toison est très-grosse.

On appelle *picards*, sur les marchés de Paris, les moutons à laine roide, très-grosse, fortement jarreuse, propre seulement à faire des lisières pour les draps ou des housses pour couvrir les harnais des chevaux ; il s'en trouve dans le Pas-de-Calais, et le Nord comme dans la Somme.

Les moutons *flamands* et *artésiens* sont à membres longs et gros, à tête forte et sans cornes, à chanfrein ordinairement busqué, à oreilles longues, larges et même pendantes. Ils pèsent de 60 à 90 kilogrammes. A la vue, on les croirait beaucoup plus lourds à cause de la hauteur des jambes et de la longueur de la laine qui les fait paraître très-volumineux. La poitrine manque de profondeur et l'épaisseur du corps n'est pas proportionnée à l'élévation de la taille.

En se croisant dans le nord de la Champagne et de l'Ile-de-France, et dans le pays de Caux, avec les métis-mérinos de ces provinces, les moutons flamands ont éprouvé de grandes améliorations. Les types de nos anciennes races du Nord diminuent tous les jours. Les mauvaises laines deviennent de plus en plus rares : les fabriques de drap tirent aujourd'hui des Pyrénées et même de l'étranger, des laines que la Picardie leur fournissait autrefois pour la confection des lisières.

Amélioration. — Nos contrées septentrionales avec leur sol fertile, leur climat doux et un peu humide, sont favorables à l'accroissement du corps et à la précocité des animaux ; disposition avantageuse pour les cités industrieuses de ce pays, qui tirent plus facilement des régions éloignées les laines employées par leur industrie que la viande nécessaire à l'alimentation de leur population concentrée.

On trouve cependant aujourd'hui dans ces contrées des moutons métis-mérinos et quelques troupeaux ayant du sang anglais, tous remarquables par le poids et la douceur des toisons. Il peut donc convenir d'y multiplier les moutons à laine intermédiaire surtout là où le sol est salubre et l'air sans excès d'humidité.

Quant aux formes, la race flamande serait facilement améliorée par elle-même et plus rapidement encore par des croisements avec les races anglaises Dishley, New-Kent et Cotswold. Les métis qui proviennent de ces croisements ont le squelette plus léger, la tête plus fine, l'encolure plus grêle, le garrot plus épais et les lombes plus larges que les flamands purs. Mais les divers types anglais ne sauraient communiquer à la laine les qualités qu'elle serait susceptible d'acquérir. C'est ce qu'ont reconnu plusieurs éleveurs qui ont renoncé à leur emploi. Déjà, en 1790, un cultivateur des environs de Boulogne avait fait des importations des races anglaises à laine longue pour croiser son troupeau et il y avait renoncé pour le même motif.

C'est par l'emploi de reproducteurs anglo-mérinos bien choisis, déjà utilisés sur une grande échelle, qu'on peut améliorer beaucoup la laine des contrées du Nord et perfectionner les animaux au point de vue de la boucherie : tout en rendant la laine plus fine, plus douce, la toison plus tassée et plus uniforme, ils augmentent l'épaisseur du corps. En multipliant ces animaux et en les mettant à la portée des éleveurs du Pas-de-Calais et des départements environnants, la bergerie de Haut-Tingry a contribué à les propager dans nos contrées septentrionales.

§ 2. — Moutons normands et angevins.

Nous réunissons deux groupes de moutons qui se trouvent, l'un dans les contrées à herbages de la basse Normandie et l'autre dans l'Anjou. Ils sont appelés, selon la provenance, *caennais*, *cotentins*, *alençonnais*, *percherons*, *manceaux*, *angevins*. Leur production s'étend jusque dans l'arrondissement de Beaupréau, où on les nomme *choletais*. On appelle *vachers* les moutons de la basse Loire, parce qu'ils vivent par trois, quatre, avec les bêtes à cornes.

Tous ces moutons sont produits sous les mêmes influences

climatériques, par le même mode d'élevage et dans les mêmes conditions économiques; ils sont tantôt à chanfrein droit, à tête moyenne, bien conformée, à front laineux; tantôt à chanfrein busqué, à oreilles larges, pendantes, et à tête forte, chauve; mais ils se ressemblent tous par leur laine longue, leur taille élevée et leur tronc peu laineux.

Ceux de la *basse Normandie*, généralement blancs avec des taches brunes sur la tête et sur les jambes, sont à corps long, hauts de taille, et souvent mal conformés.

On trouve, en outre, dans les landes de cette province des troupeaux composés de petits moutons peu laineux, semblables à ceux de la Bretagne dont nous parlerons.

Le *manceau*, plus blanc de figure que l'alençonnais son voisin, est à oreilles grandes, pendantes, à ventre et à membres nus.

Le *percheron* a la tête blanche, le cou long, les épaules minces et les oreilles moyennes; il est souvent confondu avec le précédent. Dans le milieu du siècle dernier, des moutons anglais avaient été introduits dans les environs de Bellême; ils y avaient réussi et ont pu contribuer à former les forts moutons qui se trouvent dans les environs de Mamers et d'Alençon. Dans le Perche, de même que dans le Maine, la race indigène a été croisée en partie avec la race mérine. On élève dans le pays beaucoup de métis.

L'*angevin*, qui se trouve presque exclusivement en Anjou, est gros, mal conformé, peu laineux, à oreilles grandes, pendantes, à tête mouchetée ou marquée de taches brunâtres. Du côté de Craon, de Château-Gontier, comme dans quelques parties de la Normandie, on voit pâturer des moutons attachés par deux au moyen d'un bâton qui porte un lien à chaque bout.

Sur la rive gauche du fleuve se trouvent, avec la même race, les moutons *choletais*, mieux faits de corps, à taille moyenne, à tête longue et comme arquée.

Essentiellement appropriées par leur climat et la fertilité de leur sol à la production des chevaux et du gros bétail, les contrées que nous étudions ajoutent peu d'importance à l'entretien des moutons. Excepté dans quelques fermes situées sur les coteaux et sur les plateaux salubres, ils y sont en petits lots ; aussi sont-ils bien soignés, en bon état, et recherchés par les bouchers à cause de la quantité de suif qu'ils fournissent après le long engraissement dont ils ont été l'objet.

Amélioration. — Elle doit avoir pour but le perfectionnement des formes et la transformation des toisons. Pour produire ce double résultat, il faut moins compter sur la sélection que sur le croisement avec le bélier dishley-mérinos.

Les béliers anglais trouvent dans ces contrées des conditions favorables à leur emploi : les métis anglo-français prennent des formes massives et sans avoir plus de taille que les individus indigènes, ils ont plus de poids. Nous en avons vu à Saint-Côme, dans les environs de Carentan, qui par l'épaisseur du corps, la finesse du squelette, ne laissaient rien à désirer.

Le régime, comme le climat, dans le bassin de la Loire et sur les terres de la basse Normandie, est parfaitement approprié à la production de bonnes bêtes de boucherie ; c'est ce qui contribue, de même que la taille des brebis, à rendre fructueux les croisements dont nous parlons.

Quant à la laine, il pourrait se produire, dans la plupart des cantons de l'Ouest, de grandes améliorations. Sans parler des beaux troupeaux de l'Eure auxquels s'applique en grande partie ce que nous dirons des beaucerons, la Normandie possède quelques beaux troupeaux de mérinos et de nombreux métis à toison fine et tassée. Le bélier fig. 1, primé au concours général des reproducteurs, appartenait à un éleveur du département du Calvados.

La plupart des cultivateurs continuent à produire des mauvais moutons par indifférence, parce que, en raison de la petite quantité qu'ils en élèvent, ils attachent peu d'importance à l'amélioration quant à la laine. Mais n'agiraient-ils pas différemment s'ils réfléchissaient que cette amélioration serait facile à réaliser et s'obtiendrait sans aucun frais? Des anglo-mérinos produiraient la perfection des formes que nous avons observée sur les métis des environs de Carentan, tout en rendant la laine douce et abondante.

§ 3. — Moutons bretons.

De même que la Normandie et l'Anjou, la Bretagne n'est pas un pays à moutons. Les troupeaux qu'on y entretient sont très-négligés et ont peu de valeur; ils fournissent cependant le seul moyen de retirer quelque produit des landes encore si étendues dans toute la province.

On trouve, dans les cinq départements de la Bretagne et dans une partie de celui de la Manche, deux sortes de moutons. Les uns sont petits, à tête fine, sans cornes ou avec de grosses cornes formant des spires allongées, à laine lisse, rude, en longues mèches, souvent noire, brune, rousse ou grise par le mélange de brins blancs et de brins colorés. Dans beaucoup de béliers le cou, le garrot et les cuisses portent une laine comparable au poil le plus grossier des chèvres.

Les montagnes des Côtes-du-Nord, du Finistère et du Morbihan, comme les landes de la Loire-Inférieure, d'Ille-et-Vilaine et les coteaux de la Manche, produisent surtout cette sorte de moutons.

Les autres, plus forts de taille, sont à laine plus généralement commune et plus uniforme. Ils se rencontrent dans tous les cantons, mais plus dans les contrées fertiles des bords de la mer que dans les localités où se trouvent surtout les premiers que nous avons décrits. Les deux sortes, moins distinctes aujourd'hui qu'anciennement, sont en général mêlées, mais en proportion très-différente selon les pays.

Amélioration. — Tous les agents améliorateurs seraient nécessaires à la transformation de la race bretonne. Si on ne peut pas trouver le moyen de mieux nourrir, si on n'a que le pacage sur des bruyères pour faire passer l'hiver aux troupeaux, il faut s'en tenir à la petite race sobre et rustique.

Par les appareillements, il serait facile de faire rentrer tous les troupeaux de la Bretagne dans la catégorie de ceux à laine passable. On trouve communément des béliers, des brebis, dont la toison peut servir à faire de bonnes étoffes ordinaires, et pour produire à cet égard une grande amélioration, il suffirait d'éloigner de la reproduction les animaux à laine grossière et ceux à laine très-inégale.

Anciennement, la laine des moutons du rivage était grossière ; on l'a améliorée par le croisement avec des béliers à toison plus douce. C'est en employant le même moyen qu'il faut rendre la laine plus fine. Il existe jusque dans des parties de la Bretagne rapprochées de l'extrémité de la presqu'île, quelques troupeaux de métis-mérinos dont le produit est approprié à la bonne draperie.

Toutefois en raison du climat et de la nourriture insuffisante, les métis ont de la tendance à dégénérer et toutes les races sont fort exposées à contracter la pourriture ; c'est un double motif de croiser prudemment avec les béliers des races délicates, de ne faire même le croisement que là où le pays est plus salubre, de se borner peut-être à de simples appareillements et surtout de bien soigner les troupeaux, mais non d'abandonner la reproduction au hasard comme cela se fait trop généralement.

§ 4. — Moutons vendéens.

Nous trouvons dans les contrées jadis marécageuses de la Charente et de la Vendée, deux races de moutons qui ont une origine commune, mais qui diffèrent aujourd'hui beaucoup l'une de l'autre. On appelle *vendéenne* celle de la Vendée et l'autre *saintongeoise*.

Caractères. — Élevée principalement dans les frais herbages du département dont elle porte le nom, la première se reconnaît aux caractères suivants : taille moyenne, corps bien fait, tête conique, en général sans cornes, quelquefois à cornes longues, relevées ; chanfrein presque droit ; arcades orbitaires saillantes ; oreilles droites, épaisses sans être longues ; jambes et tête tigrées, charbonnées, mouchetées ou roussâtres (on appelle ces moutons *pots roux*), quelquefois marquées seulement de légères taches brunâtres.

La laine du mouton vendéen est souvent grosse ou commune, de qualité secondaire. Sur quelques individus, elle est *caniche*, et alors assez estimée dans le pays. La mèche est pointue et le corps peu laineux : on n'aime pas les pattes laineuses *parce qu'elles se chargent de boue*.

Par leurs arcades saillantes, ces moutons, quand ils n'ont que de légères mouchetures brunes, ressemblent à ceux de la race Dishley. Cette ressemblance témoigne en faveur d'une origine commune : on fait descendre le mouton vendéen des moutons de la Hollande, de la Flandre, importés dans ces parages lors des premiers travaux de dessèchement. Nous savons que ces races, introduites en Angleterre, ont contribué à former les moutons à laine longue de ce pays.

Dans la race de la Vendée nous trouvons le *mouton vendéen* proprement dit plus fort, et le *bocager*, qui se rapproche, par le pays qu'il habite, du choletais. Il a la tête tigrée. Anciennement la race du Marais fournissait presque deux fois autant de viande, de 60 à 80 livres, que celle de la Plaine, qui n'en avait que de 40 à 50 livres au plus; mais les différences s'effacent.

Amélioration. — Pour être bien lucrative l'industrie ovine de la Vendée devrait être divisée. Les cultivateurs de la Plaine s'occuperaient de la multiplication et ceux du Marais, de l'engraissement; les alluvions très-fertiles et le climat doux, souvent humide du Marais, sont plus favorables à l'entretien passager, à l'engraissement, qu'à la multiplication et à l'élevage. Les moutons à laine longue y profitent mieux que les mérinos, et cependant ils exigent des soins particuliers pour être préservés de la pourriture.

Les conditions principales de l'amélioration des troupeaux, c'est d'abord de continuer le desséchement des marais et l'assainissement du sol; c'est ensuite de perfectionner le régime des troupeaux, de bien régler le pâturage quant aux heures et à la durée, de distribuer des fourrages au râtelier et de faire usage des condiments toniques, du sel surtout.

§ 5. — Mouton saintongeois, mouton de Champagne

Nous voulons parler de la race connue dans la Gironde et dans l'Angoumois sous le nom de *race champenoise, race de Champagne*. Elle se trouve dans les environs de Cognac, là où l'on produit l'*eau-de-vie de Champagne*; elle est conservée pure à l'ouest d'un bourg du département de la Charente appelé *Champagne-Mouton*.

Plus que la vendéenne, elle a conservé de la ressemblance avec le mouton flamand. Elle a été introduite dans la Charente par M. de Bradeley et les premiers dessécheurs des marais, qui croyaient, dit un ancien auteur, à une parfaite analogie entre les pâturages de ce terrain et ceux des Pays-Bas. Cette nouveauté attira d'abord vivement l'attention;

mais l'expérience succéda à l'enthousiasme et l'on s'aperçut que les frais de nourriture dépassaient la valeur des produits.

Caractères. — On reconnaît le mouton de Champagne à sa taille très-élevée, à son corps long, à son flanc vaste, à son encolure forte et grosse, à sa tête longue et busquée, à ses oreilles grandes et pendantes, à sa laine dure et très-longue : le corps sans être trop laineux l'est plus que celui du poitevin et du flamand.

Cette race s'étend de l'arrondissement de Cognac dans le département de la Charente-Inférieure, et se mêle avec la limousine, la poitevine et celle de la Vendée : elle compte peu d'individus. Les cultivateurs du pays où elle se trouve pure entretiennent cinq, six, sept bêtes, principalement pour le lait. Dans les pays où l'on a de grands troupeaux, les animaux sont moins bien soignés, moins copieusement nourris et la race a dégénéré comme dans la Vendée.

Les brebis de Champagne font souvent deux, trois agneaux ; toutes les bêtes que l'on réforme sont vendues très-grasses. Aussi sont-elles recherchées par les bouchers. Il en vient rarement à Paris ; généralement on les conduit au marché de Bordeaux.

Amélioration. — Les contrées où l'on élève ce mouton sont en général salubres. Reposant sur les roches du terrain crétacé inférieur, les terres arables du pays sont peu profondes ; mais le voisinage de la mer, l'air humide, y favorisent la croissance des plantes. En outre, chaque cultivateur, n'ayant qu'un petit nombre d'animaux, les soigne bien, et leur taille se développe plus que le sol ne semble le comporter. En croisant avec des béliers dishley-mérinos, on pourrait perfectionner les formes et accroître le poids de la toison sans rien faire perdre aux animaux sous le rapport de la taille. Avec de forts métis-mérinos à mèche longue, on produirait le même résultat.

§ 6. — Moutons landais.

La race landaise s'étend des limites du département de la Haute-Garonne dans les landes du Gers, des Hautes-Pyrénées, de Lot-et-Garonne, des Basses-Pyrénées, des Landes et de la Gironde, jusqu'à la mer. Vers l'est, elle se mêle avec la race ariégeoise et la lauraguaise; vers le sud, avec la béarnaise, et vers le nord, avec les animaux variés que l'on entretient dans le bassin de la Garonne.

Caractères. — Les moutons landais sont noirs, bruns ou blancs, mais avec la tête et les jambes tigrées ou marquées de plaques rousses. D'une taille petite, ils ont la tête effilée ou légèrement busquée, avec ou sans cornes; des oreilles courtes, droites; des jambes fines; une laine grossière qui ne couvre ni la tête, ni les membres, ni le ventre.

Sur la large surface qu'ils occupent, ils reçoivent différents noms. Dans les contrées où sont les plus forts, ils se rapprochent souvent, par leurs formes, de la race béarnaise.

A mesure que le sol est livré à une culture mieux entendue, le mouton landais cède la place à des races plus précieuses, à des métis divers et quelquefois même à des animaux, des bêtes bovines, dont l'élevage est plus avantageux que celui du mouton.

Amélioration. — Il ne faut pas même songer à augmenter le poids de ces petits animaux, tant qu'on n'aura pour les nourrir que des bruyères en été et de la paille en hiver : les soins des éleveurs ne doivent tendre qu'à perfectionner les formes et la laine.

Par de bons appareillements, on peut obtenir en partie ce double résultat. Il se trouve dans les troupeaux des individus à tête fine, à garrot bas pouvant corriger les défauts — étroitesse de la poitrine, longueur trop considérable des membres — qui dominent dans la race.

Sans exclure positivement la laine brune utilisée dans le pays pour habiller les habitants, il faudrait diminuer le nombre des animaux qui la fournissent; mais il faut surtout réformer les individus à poil droit, gros et roide, rechercher les reproducteurs les meilleurs de laine, portant des toisons bien feutrées à la surface et recouvrant tout le corps et, le plus possible, la tête et les pattes.

L'emploi des béliers anglais est tenté dans les Landes. On veut, comme dans le centre de la France, créer avec le bélier southdown une race de boucherie appropriée aux contrées peu fertiles, à celles où l'on nourrit mal. On ne réussit que dans les fermes où l'on sait qu'un bon régime constitue le seul moyen de produire des animaux précoces et bien conformés.

La cachexie aqueuse a fait éprouver des pertes à quelques éleveurs qui avaient voulu améliorer leurs troupeaux par croisement; mais cette maladie exerce aussi ses ravages sur la race indigène. Seulement les pertes, quand elle attaque cette dernière, sont moins sensibles parce que les animaux ont moins de valeur. Dans tous les cas, il ne faut pas espérer de la prévenir par le choix d'une certaine race. Épuisés par la chaleur du midi et souvent par le manque de nourriture, les types perfectionnés souffrent plus dans les Landes que les animaux de race indigène. C'est seulement par un bon régime, par des fourrages secs distribués quand le temps est pluvieux, par une bonne conduite des troupeaux, qu'on pourra l'éviter.

§ 7. — Mouton béarnais.

Il occupe beaucoup moins d'espace que la race bovine du même nom et n'en a pas l'importance. Il se trouve surtout sur les montagnes des départements des Hautes et des Basses-Pyrénées.

Caractères. — C'est le plus mauvais de nos moutons pour les formes et pour la laine. Corps peu laineux, mince, haut monté sur de grosses jambes nues; encolure forte et longue; tête très-étroite, fortement busquée, lourde, pourvue de cornes; garrot élevé et tranchant; laine très-grosse, rude, pendante, en brins isolés ou formant des mèches pointues : elle n'est propre qu'à faire des lisières de drap ou des couvertures de cheval. Couleur brune, noire, ou blanche avec des taches sur la tête et les jambes.

Il offre plusieurs variétés peu dignes d'être signalées. Dans les Hautes-Pyrénées, où il est appelé *bigorrais*, il est à laine moins grosse, souvent soyeuse, à corps plus épais, mais toujours à tête busquée.

D'une grande rusticité et d'une force prodigieuse, le mouton béarnais grimpe sur les rocs les plus escarpés et pâture sur les pentes les plus abruptes des vallées d'Oloron et de Baréges. Quand il a été bien engraissé, il fournit de la bonne viande. Les brebis sont bonnes laitières.

Parmi ce type, si éminemment disgracieux, il se trouve beaucoup d'animaux épais, trapus, sans cornes, dont les formes méritent d'être conservées. Il en est aussi dont la laine, sans être fine, est touffue, en toison tassée, et sert à la fabrication de bonnes étoffes communes; on y trouve même quelques métis-mérinos à laine intermédiaire.

Ces derniers animaux, dignes d'être multipliés, sont assez communs dans quelques troupeaux conservés toute l'année dans le bas des vallées, où les propriétaires soignent mieux l'appareillement que les pâtres sur la montagne.

Quoique répandue surtout sur les Pyrénées occidentales, cette race s'étend jusqu'au nord de la Garonne, où quelques troupeaux sont conduits quand ils descendent de la montagne. Ils sont achetés par des cultivateurs de la plaine qui s'occupent d'une manière particulière d'engraissement. Dans les Landes et dans la plaine des Basses-Pyrénées, on trouve des métis provenant de bêtes béarnaises croisées avec les races des Landes et de la Garonne. Ces métis ne sont pas distingués des bêtes du pays avec lesquelles ils vivent.

Élevage. — Estivés sur les montagnes, ces moutons passent l'hiver dans les vallées, où ils sont maigrement nourris quand le temps est mauvais ; car comptant sur la douceur de la température, les cultivateurs récoltent peu de fourrages. Les forts troupeaux vont dans la plaine jusque dans la Gironde, où on loue des prés pour les hiverner. On tond à la descente des pâturages, vers le mois de septembre ou d'octobre. On élève plus de femelles que de mâles de cette race : les mâles sont vendus comme agneaux de lait.

Amélioration. — Il est très-difficile d'améliorer le régime des troupeaux dans les Hautes et les Basses-Pyrénées. Quand l'herbe manque dans les montagnes, il n'est pas possible de nourrir convenablement, mais il serait facile de tirer un peu moins de lait aux brebis et de laisser teter les agneaux plus longtemps. Il faut, du reste, à ces contrées des bêtes sobres, pour vivre de peu et pour se nourrir de broussailles faute d'herbe ; des bêtes fortes, pour supporter les fatigues d'un pénible parcours ; et robustes, pour résister aux intempéries comme aux fortes chaleurs.

C'est par le choix des reproducteurs que l'on doit surtout améliorer la race ; les individus à formes passables ne sont pas rares et beaucoup d'animaux ont de la laine douce bien supérieure à la laine béarnaise type.

Sans conseiller positivement les croisements, nous rapporterons que, de temps en temps, des brebis sont couvertes par des mérinos et des métis mérinos français et surtout espagnols. Les produits de ce croisement sont assez robustes pour vivre sur les montagnes comme les animaux de race pure. On les appelle *volés*, parce que ils ont été souvent engendrés sans la volonté du propriétaire des béliers.

§ 8. Moutons de Faux.

Il y a à Faux, petite ville située sur les confins de la haute Marche et du Limousin, plusieurs marchés à moutons « et surtout une *foire grasse*, le 17 octobre, où il se vend une prodigieuse quantité de bêtes à laine qu'on y amène du Périgord, du Quercy, du Rouergue, de la Guyenne, et quelquefois de la Gascogne, du Limousin et de la Marche. » Elles sont achetées par des marchands qui les conduisent sur les marchés qui approvisionnent Paris. On appelle encore les moutons de Faux, *moutons de montagne* : ils proviennent de contrées montagneuses.

Caractères. —Ces moutons sont élevés sur une partie du plateau central de la France et sur son versant occidental et méridional. Nous les avons trouvés depuis la Souterraine, Limoges, Tulle, Aurillac, Rodez jusqu'à Murat, Saint-Flour. Malgré leur origine diverse ils diffèrent peu les uns des autres : ils sont noirs, bruns, ou blancs avec des taches noires ou d'un brun foncé sur la tête et les pattes, souvent pourvus de grosses cornes en spires allongées, de taille moyenne ou petite, et à laine longue, le plus souvent en mèches pointues : brins très-gros ou moyens, et mêlés à une grande quantité de jarre.

Quoique nombreux ils alimentent fort peu nos manufactures ; leur toison ne peut servir que pour faire des lisières ou ces étoffes rayées, grossières, appelées *limousines*, utilisées à confectionner de petits manteaux que, dans quelques pays, on considère comme faits avec du crin, tellement ils sont grossiers.

Jadis la laine en était cependant considérée comme intermédiaire, et celle de quelques variétés comme belle. Nous la classons aujourd'hui parmi les plus mauvaises, soit parce que depuis l'introduction des mérinos la majeure partie de nos moutons a été améliorée par rapport au lainage, soit aussi parce que les troupeaux de la Creuse, de la Haute-Vienne, de la Corrèze, donnant relativement moins de produit, ont été complètement négligés.

Tous les moutons de Faux se ressemblent par leur sobriété et les qualités de leur viande. Comme la plupart des animaux de montagne, ils sont d'un facile entretien, mais plus remarquables par la force de leurs jarrets et par leur rusticité que par leur conformation.

On distingue parmi ces moutons plusieurs provenances : le *mouton du limousin*, de taille moyenne, à laine variée, qui s'étend vers l'ouest et se mêle dans la Vienne et dans la Charente avec celui du Poitou. Il en est engraissé dans quelques vallées fertiles de la province où le climat est assez doux : les moutons de *Saint-Léonard* sont bien connus sur les marchés de Paris. Les cultivateurs du Limousin fournissent des moutons maigres aux engraisseurs de l'Auvergne.

Les *moutons du Périgord* sont plus variés que ceux du Limousin. Les parties calcaires de la Dordogne et quelques cantons formés de terrains tertiaires, nourrissent des troupeaux à assez belle laine ; mais du côté de la Haute-Vienne, de la Corrèze et même du Lot, le département de la Dordogne fournit des moutons à laine très-grosse, ayant souvent des taches roussâtres autour des yeux : ils sont assez forts de taille et estimés pour la boucherie.

Mouton du Quercy. Si, dans quelques-unes de ses parties, le département du Lot ressemble, par son climat continental et ses terres siliceuses, à celui de la Corrèze, il en diffère par de larges surfaces formées de terrain jurassique ou tertiaire et par des vallées où la température est assez douce pour qu'on puisse y produire facilement de bons troupeaux et de la laine passable. Les toisons du Lot, en général, sont moins mauvaises qu'on ne pourrait le croire d'après celles des moutons qu'on appelle *quercinois* à

Paris : ces moutons ont une laine grosse, crépue, ou lisse, terne et rude ; mais ils viennent le plus souvent du département de la Dordogne, de l'arrondissement de Sarlat.

Le département du Lot envoie des moutons maigres dans le Cantal. Anciennement on évaluait à 20,000 le nombre de bêtes quercinoises qui allaient estiver sur les montagnes d'Auvergne. On trouve aussi dans le Rouerge beaucoup de bêtes du Quercy.

Production. Commerce. — Avec son sol très-inégalement fertile, le Limousin ne peut engraisser que dans quelques localités. Là où les terres sont pauvres, le climat est en général rigoureux. On exporte beaucoup d'animaux qui sont engraissés dans l'Angoumois, la Gascogne, la Guyenne, l'Auvergne. On les trouve d'un engraissement facile.

Amélioration. — Au point de vue de la *boucherie*, il faut songer à améliorer les formes par de bons appareillements et par des croisements, tout en cherchant à conserver la force des jarrets, la vigueur, la sobriété et la rusticité nécessaires à ces animaux pour vivre sous un climat rude, sur les landes granitiques et sur les coteaux schisteux où on les élève.

C'est surtout quant aux *toisons* que l'amélioration est possible et qu'elle est à désirer. Mais les moutons sont disséminés par petits lots chez des propriétaires, qui, utilisant la laine pour les besoins de leur famille, la trouvent toujours assez bonne. Ils auraient cependant un grand avantage à rendre leurs moutons plus laineux ; ils pourraient, sans dépense, doubler presque le poids des toisons, tout en obtenant une laine plus fine et plus douce. S'ils étaient convaincus qu'ils ont intérêt à soigner leurs petits troupeaux, ils auraient bientôt réalisé de grandes améliorations, car il leur suffirait pour les obtenir de réformer les bêtes à laine très-grosse et de n'employer à la reproduction que les meilleures pour le lainage. Il se trouve des métis dans tous les départements dont nous parlons et notamment sur quelques plateaux de la Dordogne et du Quercy.

§ 9. — Moutons marchois et bourbonnais.

Mouton marchois. Il est produit dans la haute Marche, aujourd'hui département de la Creuse. De ce département les *petits marchois*, encore appelés *bocagers*, s'étendent vers l'est jusqu'aux rives de l'Allier. Dans la basse Marche, arrondissement de Bellac, on trouve plutôt le mouton de Faux.

Sur la partie la moins fertile du massif granitique qui le produit, le mouton marchois est petit, bas sur jambes, blanc de figure, à corps cylindrique, à tête fine, à oreilles droites, courtes, à encolure ténue, à membres courts, très-grêles, à laine longue très-grosse, en brins isolés, ou disposée en mèches pointues et pendantes. Ces moutons sont magnifiques de formes, excellents pour la boucherie, mais très-petits et détestables pour la laine.

Du côté du nord, cette petite race devient plus forte en se croisant avec celle du Berry; elle se confond avec le *bocager, mouton de bois chaud*, et du côté de l'ouest avec le *mouton de bruyère du Poitou* supérieurs pour la laine.

Mouton bourbonnais. Vers l'est, ce mouton, sans changer de nature, prend beaucoup plus de développement; il est appelé *bourbonnais*. Il est bas sur jambes, à corps long, à tête fine, un peu busquée, en général sans cornes; sa laine un peu hérissée forme des mèches moins lisses que celles des marchois. Il ne mérite pas cependant la réputation qu'il avait autrefois pour son lainage. Il se mêle aux moutons berrichons et à ceux du département du Puy-de-Dôme. A Paris, il est quelquefois appelé mouton *auvergnat.*

Le département de la Creuse est peu fertile et il engraisse très-peu. Les moutons qu'on y élève sont exportés dans le

Berry, le Charolais, la Charente-Inférieure, où ils sont appelés *petits limousins*. Dans tous les pays où ils parviennent, ils trouvent des conditions plus favorables à leur développement que dans la contrée qui les a produits; aussi sont-ils considérés comme sobres et d'un engraissement facile.

Il serait à désirer, que l'on pût élever la taille des moutons marchois et en perfectionner la laine sans en changer les formes. C'est le but vers lequel on doit tendre en améliorant le régime et en choisissant bien les reproducteurs.

Dans le Bourbonnais, la race se transforme par l'introduction d'animaux plus laineux et par l'amélioration du régime, conséquence des progrès de l'agriculture.

ART. 2 — MOUTONS FRANÇAIS A LAINE COMMUNE.

La laine que nous appelons commune sert à faire les étoffes les plus répandues dans le commerce; elle a de 1/20 à 1/35 de millimètre de diamètre; le plus souvent elle est contournée, frisée, et forme des toisons, tantôt à surface comme hérissée, feutrée, sans mèches bien distinctes, tantôt, mais plus rarement, en mèches plus ou moins isolées, et alors elle présente un aspect soyeux. Anciennement la laine de quelques races communes était considérée comme de belle qualité; mais la meilleure est classée parmi les médiocres, au point de vue de la finesse, depuis l'emploi du mérinos à l'amélioration des races indigènes.

On fait, avec ces laines, des draps pour la troupe et des étoffes communes d'une très-grande consommation. Elles sont employées aussi avec avantage pour la fabrication de certaines étoffes de fantaisie, dans lesquelles les consommateurs recherchent plutôt les dispositions du dessin que la qualité du lainage : les fabricants de ces articles réalisent des bénéfices considérables quand ils tombent sur *un façonné* goûté du public. Les laines communes, celles même du dernier choix, présentent ainsi au commerce des avantages plus grands que les belles laines : aussi se vendent-elles fort cher proportionnellement à leur qualité. C'est une des causes qui ont retardé la propagation des moutons à laine fine, non-seulement en France, mais dans toutes les nations.

Les races à laine commune les plus intéressantes par le nombre d'individus qu'elles présentent, se trouvent dans des contrées médiocrement appropriées à l'entretien des bêtes à laine. Elles occupent nos départements du centre. Dans le midi, elles se croisent de plus en plus avec la race mérine et fournissent des laines intermédiaires.

§ 1. Moutons berrichons.

Le Berry fournit un nombre considérable de moutons que l'on divisait anciennement en *fins*, en *mi-fins* et en *gros*. Nous ne distinguerons aujourd'hui que deux types : le mouton de Champagne et celui de Crevant. Nous rapporterons aussi à la souche berrichonne le mouton du Nivernais.

Mouton de Champagne. —Il est ainsi appelé, parce qu'on le trouve dans les plaines déboisées du Berry qu'on appelle Champagne. Petit, à tête fine, nue presque toujours ainsi que les membres, il a une laine courte, douce et même fine, à brins en zigzags rapprochés et formant des mèches prismatiques, ondulées : elle a le caractère de celle du mérinos et était jadis considérée comme de première beauté. Les gens de condition stipulaient dans les contrats de mariage, nous apprennent les *Instituts consulaires* de Jean Toubeau, qu'on donnerait une robe de drap de fine laine du Berry à la future épouse. Très-sobre et d'un engraissement assez facile, ce mouton fournit une viande excellente.

On distingue dans le pays comme variété le mouton de *Brion*, élevé aux environs de Brion, de Levroux et qu'on fait descendre d'une race espagnole. Il est en effet assez remarquable par la finesse du lainage et un peu plus fort de taille ; mais malgré une différence dans le poids, qu'explique la différence du pays où il est élevé, il appartient au même type que le mouton des communes les moins fertiles. C'est le vrai type berrichon, le mouton *barrois* des marchands.

On appelle mouton *de bois chaud* la variété qu'on élève du côté de Dun-le-Roi, de Châteauneuf, dans les parties boisées de l'Indre et du Cher. Un peu plus fort que le précédent, il est à laine moins fine ; il en devient de moins en moins distinct par l'influence du commerce et de l'uniformité apportée dans le gouvernement, le régime des troupeaux.

Dans le pays à étangs, la *Brenne*, les moutons mal soignés, à laine plus grosse, sont plus petits et constituent une sorte de bocager ayant de la ressemblance avec le petit marchois ; ils ont cependant la laine plus fine et ne sauraient être distingués du mouton de Champagne : ils en forment une variété qui le rapproche du type suivant.

Mouton de Crevant. — Élevé au sud de Châteauroux, du côté de la Châtre, d'Argenton, il est conduit en grand nombre aux foires de *Crevant*. Cette sous-race berrichonne descend, à ce qu'on rapporte, de la race Dishley. Elle se distingue par sa tête souvent tachée, mouchetée, et nue ainsi que les jambes et quelquefois le dessous du cou ; par son corps long, fort, et son garrot épais ; par sa tête tantôt légèrement busquée, tantôt droite ; par sa laine beaucoup plus grosse et plus dure que celle des vrais types berrichons, et par sa grande aptitude à prendre la graisse. On emploie ce mouton, qui jouit aujourd'hui d'une grande faveur, pour améliorer, au point de vue de la boucherie, les autres sousraces du pays. On ne cherche pas à le rendre plus productif au point de vue du lainage, parce que, dit-on, le pays grossit la laine, et aussi parce que les cultivateurs qui achètent pour engraisser préfèrent les moutons à tête chauve et à ventre nu, comme prenant plus facilement la graisse. Quelques propriétaires qui engraissent eux-mêmes leurs élèves, cherchent seuls à rendre leurs troupeaux plus laineux.

Moutons nivernais.—C'est le nom donné à la Villette aux moutons élevés dans le voisinage de la Loire, dans le Cher, dans la Nièvre, et entre la Loire et l'Allier. Plus forts que les berrichons de Champagne, ils sont aussi plus laineux: leur toison bien fermée, à mèches carrées, couvre le ventre, les pattes en partie et la tête jusqu'au front. Ils présentent à des degrés divers les caractères de la race mérine ; sur les terres calcaires comprises entre Bourges et la Charité, ils ressemblent aux bons métis mérinos.

Dans la partie septentrionale et orientale du département de la Nièvre, ils sont appelés *morvandeaux* ou *charolais*. La laine en est plus grosse et plus souvent brune.

Beaucoup des moutons vendus comme nivernais ne méritent pas cette dénomination ; quoiqu'ayant été engraissés dans cette province et dans la partie du Cher qui l'avoisine, ils ont été élevés dans le Bourbonnais et dans le Berry, du côté d'Argenton, de Dun-le-roi, de Crevant, etc.

Amélioration. — Les résultats obtenus avec les dérivés du mérinos démontrent la possibilité d'améliorer le mouton berrichon au point de vue du lainage ; mais à cause de la facilité de vendre les bêtes grasses à Paris ou pour Paris, on cherche surtout à perfectionner la race pour la boucherie. C'est dans ce but qu'on a employé les béliers anglais, le dishley, le new-kent, le southdown. Plus petits que les races anglaises, les moutons anglo-berrichons sont plus forts que les vrais berrichons. Les descendants du bélier southdown ont, comme la race paternelle, les oreilles fines, la face et les jambes noirâtres ou marquées de taches noirâtres assez nombreuses ; ceux du dishley ont de légères taches bleuâtres à la face et aux paupières qui sont minces, délicates, comme transparentes; ils ont les arcades orbitaires fortement saillantes et les oreilles fines.

La laine des métis provenant des béliers dishley ou new-kent et des brebis à laine commune est rude, souvent cotonneuse. Tous les béliers anglais donnent plus de finesse avec les brebis de Brion et les métisses-mérinos qu'avec celles des autres sous-races berrichonnes.

Des cultivateurs anglais avaient commencé dans la Nièvre, il y a une quarantaine d'années, de croiser la race berrichonne avec des béliers anglais à laine longue. Depuis, ces croisements ont été continués, mais très-irrégulièrement. Les résultats dépendent des qualités des brebis données aux béliers importés et des soins que l'on prend des métis. Les produits obtenus dans le département de Loir-et-Cher par M. Malingié, constituent la *race de la Charmoise*. Ils descendent de béliers new-kent et de brebis de Crevant. Ils sont d'une rare perfection quant aux formes et à l'aptitude à s'engraisser. On en élève aujourd'hui dans plusieurs départements, et ils répondent parfaitement aux désirs des éleveurs qui ne tiennent pas aux qualités du lainage.

Élevage. — Comme tous les habitants des terres ingrates, le mouton du mauvais Berry émigre; il est engraissé dans les vallées plus fertiles qui traversent ou limitent la province; souvent même il est conduit dans les herbages de la rive droite de la Loire. Concurremment avec le solognot, il est souvent entretenu dans les fermes du Morvan et d'une partie de le Bourgogne. Quand il a été élevé dans les montagnes de l'Autunois, il est conduit ou vers la Saône, ou dans le Charolais. En passant des coteaux granitiques dans les herbages à sol argilo-calcaire, il éprouve un changement avantageux et prend la graisse avec une grande rapidité.

§ 2. — Mouton solognot et mouton gâtinais.

Malgré les fréquentes communications qui ont lieu entre le Berry et la Sologne, les races ovines des deux pays conservent chacune ses caractères d'une manière très-marquée.

Solognot. — Le mouton solognot se reconnaît à sa tête et à ses jambes roussâtres, à sa laine ordinairement blanche, mais souvent grise à l'intérieur, moins fine, plus dure, disposée en mèches, que dépassent quelques poils longs terminés en pointe vrillée, frisée.

Les moutons solognots sont plus petits dans les environs de Nonant-le-Fusilier, de Romorantin, que sur les rives de la Loire. Ils se développent selon la fertilité du pays où ils sont élevés. Importés jeunes dans les pays fertiles, ils y prennent plus de développement. Des brebis solognotes, conduites dans le Gâtinais, la Brie ou l'Ile-de-France, donnent des agneaux qui les dépassent de beaucoup en taille.

Gâtinais. — Le Gâtinais, surtout le Gâtinais orléanais, est à la Sologne ce que le Nivernais est au Berry. Il importe des moutons solognots et en élève qui lui sont propres. Le mouton gâtinais est à tête un peu busquée, souvent grise, mouchetée ou portant des taches brunes, noirâtres, sur les joues. Malgré ces caractères, il est confondu avec le solognot quand il est de petite taille. Indépendamment du type du pays, on trouve dans le Gâtinais des moutons provenant du mélange des races berrichonne, nivernaise, solognote et métisse-mérinos. Le vrai mouton gâtinais disparaît, et on le regrette à cause de ses qualités comme bête de boucherie.

Élevage. Commerce. — La Sologne en général ne peut que faire naître. Les animaux sont vendus jeunes et conduits dans le val de la Loire, le Gâtinais, la Brie, l'Ile-de-France. Avant d'arriver sur les marchés de la capitale, où ils viennent en grand nombre toute l'année, ils ont quelquefois séjourné chez trois, quatre cultivateurs.

Amélioration. — Cette race est protégée par la stérilité du sol qui la produit. Il n'en existe pas d'autre assez sobre pour la déplacer. Les éleveurs agissent sagement en la conservant, mais il est à regretter qu'ils ne réforment pas les individus à mèches pointues, vrillées, à brins roides dont la toison a si peu de valeur. Par des appareillements, l'amélioration serait facile, car on trouve dans le pays des moutons qui ont des toisons passables.

Le métis-mérinos de petite taille rend la laine plus belle sans changer la nature de la race. On a fait aussi des essais avec les béliers anglais. Les produits de ces derniers ne réussissent que lorsque les troupeaux sont bien nourris; dans les mauvais herbages, ils sont maigres, et comme les anglo-berrichons, ils contractent la pourriture plutôt que les individus indigènes. Des béliers dishley mérinos de petite taille, à toison fermée, donnent des produits plus robustes et à laine plus souple que ceux des races anglaises pures; ils peuvent être employés sans crainte d'insuccès dans les cantons fertiles où les brebis sont d'assez forte taille.

Le changement de régime qu'entraîneront les améliorations agricoles qu'on cherche à introduire dans la Sologne comme dans le Berry, aura un résultat considérable sur les troupeaux. Nous nous bornons à recommander ici les soins de propreté, la bonne tenue des bergeries : l'infériorité des toisons roides, terreuses, *balleuses*, comme on aurait dit jadis, est due moins à la nature de la laine qu'aux corps étrangers qui la salissent.

§ 3. — Moutons poitevins.

Quoique différant beaucoup par la taille selon les contrées qui les produisent, les moutons élevés dans les départements de la Vienne et des Deux-Sèvres sont faciles à reconnaître aux caractères suivants : corps long, haut monté sur jambes; garrot assez épais; dos ensellé; encolure forte;

tête longue sans cornes; oreilles souvent pendantes. Les
membres, le ventre, la tête et la face inférieure de l'encolure sont nus; la laine peu abondante est dure, longue mais
en mèches peu distinctes. On y distingue plusieurs sous-
races.

Moutons de la Plaine. — Ces moutons ont le corps
grand, fort, lourd, les jambes très-longues, l'extrémité postérieure de la croupe souvent dégarnie de laine comme le
cou. Ils se trouvent dans les Deux-Sèvres, du côté de Saint-
Maixent. Ceux de *Beaussay*, du nom d'un village du canton
de Melle, sont à poitrine épaisse, à laine plus belle. On
estime aussi ceux qui viennent à l'ouest de Melle, également sur un terrain calcaire. On les appelle *Romagnols*, du
nom de Romagne, commune du département de la Vienne
qui en produit beaucoup.

Mouton de la Gâtine. — Le mouton venu dans les terres
schisteuses de la Gâtine est plus petit, à corps plus mince,
à oreilles étroites, à laine variable, en général plus grosse
que dans le précédent. Il est élevé aussi dans le département
de la Vienne, et souvent on le distingue très-difficilement de
celui de la plaine.

Du côté de l'est, la race perd de sa taille, devient plus
petite, plus fine, bocagère, et à laine plus longue, en se
mêlant à la race limousine. Elle constitue dans les bruyères
de l'arrondissement de Civray, le mouton *de bruyère, de
brande*, trapu, fort estimé par les bouchers, à cause des
qualités de sa viande.

Vers le nord, la race poitevine se croise avec la race
berrichonne et forme ce qu'on appelle le *mouton touran-
geau*.

Le Poitou est très-inégal au point de vue de son appropriation à entretenir des bêtes à laine : les plateaux calcaires, la *Plaine*, sont favorables à ces animaux; mais certaines
vallées et le Marais leur communiquent la pourriture.

Production. Commerce. — Anciennement, le Poitou exportait maigres une grande partie de ses bêtes à laine. Il en fournissait au Bordelais, à la Saintonge, à l'Aunis, à la Touraine, au Maine et à la Normandie. Par les progrès de la culture, le pays a multiplié ses ressources, et pendant toute l'année il envoie des moutons gras à Paris. Ils sont engraissés, d'après notre confrère M. Ayrault, en hiver par petits lots, chez des cultivateurs qui les nourrissent avec de la vesce, du regain de luzerne et du son, et en été par troupeaux de 40 ou 50 têtes dans les prés.

Amélioration. — Les forts moutons du Poitou ont de la bonne viande ; mais on leur reproche d'avoir les jambes trop longues ; les gigots paraissent décharnés.

La race est défectueuse au point de vue des formes et de la laine : très-généralement les animaux sont trop élancés et la toison ne couvre pas suffisamment le corps. Ces deux défauts peuvent être corrigés par le même moyen, le croisement ; car, en raison de la grande uniformité qui existe dans la race, l'amélioration par simple appareillement serait une opération très-longue. C'est en donnant aux brebis poitevines des béliers à membres plus courts, à corps épais, bien laineux, qu'on obtiendrait en peu de temps la perfection que le pays comporte. Quelques fortes variétés de métis-mérinos, surtout les dishley-mérinos, rempliraient ce but dans les pays où se trouvent les fortes variétés poitevines.

§ 4, — Moutons garonnais.

Quoiqu'on reconnaisse sur les marchés de Bordeaux et en remontant la Garonne, une race gasconne et une race garonnaise, il n'existe dans les départements de la Gironde, du Lot-et-Garonne, du Tarn-et-Garonne et du Gers, aucun groupe de moutons qui mérite une étude particulière, qui forme une race propre au pays.

Nous avons trouvé les troupeaux entretenus sur les bords de la Garonne comme les lots de moutons amenés aux marchés de Paris sous le nom de gascons, composés de bêtes venues du Limousin, du Périgord, du Lauraguais, des Landes, du Béarn et du Poitou même.

Il s'opère sur les rives de la basse Garonne un travail d'amélioration très-actif. Les cultivateurs qui s'occupent de multiplication cherchent à produire des troupeaux qui réunissent à de riches toisons les formes et la précocité des belles bêtes de boucherie. Ils sont en positton d'obtenir de bons résultats.

A mesure qu'on s'approche de l'Océan, les conditions hygiéniques changent ; le sol reste le même ou devient peut-être plus fertile, mais l'air est plus humide, moins favorable à la production de la laine que dans les plaines de Tarn-et-Garonne et du Lot-et-Garonne. Les éleveurs plus rapprochés de la mer, pour mettre à profit ces circonstances climatériques, cherchent à produire de la viande. Quelques propriétaires des Landes, de la Gironde, ont croisé leurs brebis avec des béliers anglais.

La Société d'agriculture de Bordeaux a depuis longtemps donné l'exemple. Elle avait introduit dans le département de la Gironde des béliers southdown ; elle les a abandonnés pour des croisés dishley-mérinos. Ce dernier reproducteur est le plus convenable, pourvu qu'il soit bien choisi, pour améliorer, au point de vue des formes et du lainage, les bêtes variées, mais en général mal faites et à toison rude du pays.

§ 5. — Moutons lauraguais.

Le long bassin qui sépare le plateau central de la France des Pyrénées, présente deux parties distinctes. Du côté de l'est il offre les caractères du climat méditerranéen ; tandis que vers la Gironde l'atmosphère est moins sèche. La première de ces régions est beaucoup plus appropriée au tempérament du mouton ; aussi a-t-elle toujours nourri des troupeaux considérables et renommés pour leurs toisons, quand vers l'Océan les bêtes à laine n'ont jamais eu une grande importance.

La race *lauraguaise* tire son nom d'une petite contrée dont Castelnaudary était la ville principale. Elle occupe, plus ou moins pure, une large surface ; mais quoique répandue dans le Gers, le Lot-et-Garonne, le Tarn-et-Garonne et la Haute-Garonne, c'est dans l'est de ce dernier département et dans les plaines ou les collines de l'Ariége et de l'Aude, qu'elle est le plus homogène.

Là où elle domine elle présente les **caractères** suivants : taille moyenne ; corps assez allongé ; lombes larges, poitrine souvent plate ; tête assez fine, sans cornes ; encolure un peu longue ; laine commune ou presque intermédiaire, quelquefois brune, formant des toisons tassées qui couvrent tout le corps.

Sobres et robustes, les bêtes de cette race sont d'un facile entretien. Elles parcourent de longs trajets pour ramasser leur nourriture sur des terres peu fertiles. Dans quelques localités cependant on sème pour la mauvaise saison des pâturages composés de farouch, d'avoine, de gesses ou de vesces, et là où elles sont bien nourries, elles acquièrent plus de taille et portent souvent deux fois l'année. On compte qu'un troupeau de 100 brebis donne 150 agneaux. Elles sont assez bonnes laitières ; on les entretient près des villes pour le lait.

Amélioration. — Un bon choix des reproducteurs, de bons appareillements peuvent produire une grande amélioration ; mais concurremment avec l'emploi de ce moyen, il faut mettre en usage un bon régime pour les jeunes animaux. Tous les cultivateurs devraient imiter ceux qui vendent le lait en nature et semer des fourrages pour suppléer à l'insuffisance des pâturages naturels.

Les béliers anglo-mérinos, même un peu forts de taille, ont été employés, mais on veut que leur laine présente les caractères de la laine mérinos ; qu'elle ne soit pas en mèches pointues, ondulées, brillantes. Il a été importé plusieurs fois de ces reproducteurs par des sociétés agricoles et par des particuliers pour croiser la race des plaines de la Garonne ; ils perfectionnent toujours les formes et souvent les toisons.

§ 6. — Race ariégeoise.

Cette race, trop peu connue, est remarquable, et par ses qualités, et surtout par le nombre considérable d'animaux qu'elle fournit. Notre honorable confrère, M. Sainte-Colombe, en a compté vingt-sept mille dans les seuls villages de la vallée de l'Ariége situés entre Tarascon et Ax. Les villages plus rapprochés du haut de la vallée, Merens, l'Hospitalet, en ont à proportion. Un des plateaux des Pyrénées, au sud de Foix, nourrit à lui seul douze mille bêtes tous les étés.

Du bassin de l'Ariége, centre de production, ces moutons s'étendent, d'un côté, dans les Pyrénées-Orientales, de l'autre, dans la Haute-Garonne et les Hautes-Pyrénées, et, vers le nord, dans les plaines du département de l'Ariége.

Caractères. — Taille un peu au-dessus de la moyenne ; corps épais ; poitrail ouvert ; tête moyenne, un peu busquée, présentant, comme les membres, des taches rousses, jaunes, brunes ou noires ; encolure forte ; cornes en spirale ; membres longs ; jarrets larges, bien écartés l'un de l'autre. La démarche est fière, l'œil vif, l'air vigoureux. La laine est longue, souvent en mèches pointues, et, quoique un peu dure, de bonne qualité, pouvant rentrer parmi les laines communes. Sans être très-laineux, ce mouton fournit de bonnes toisons.

Les bêtes à laine trouvent, sur les collines et les hauts plateaux du département de l'Ariége, des conditions favorables à leur production ; elles passent l'été sur les montagnes, et descendent dans les vallées en septembre. Elles sont exportées, pour être engraissées, dans les plaines de l'Ariége et de la Haute-Garonne. En été, il en est engraissé aussi dans la Cerdagne et le Capsir. La viande des moutons de l'Ariége jouit d'une excellente réputation.

Cette race, dont le régime ne pourrait que difficilement être changé, pourrait être **améliorée** par un bon choix des reproducteurs. Il faudrait ne laisser dans les troupeaux que le nombre de mâles nécessaires à la fécondation des brebis, et les prendre parmi les mieux conformés ; exclure les individus à laine grosse, à toison jarreuse, ainsi que ceux dont une partie du corps est dénudée. Le sang mérinos a plus ou moins pénétré dans la plupart des troupeaux ariégeois. On le reconnaît à la nature de la laine, malgré les taches noires ou brunes, que présentent les animaux aux membres et à la tête. C'est aux béliers, qui en possèdent, que doit être donnée la préférence.

§ 7. — Moutons du Rouergue.

Les bêtes à laine du Rouergue sont variées comme le sol sur lequel elles pâturent. Nous y distinguons deux races propres : celle du *Causse*, forte, élevée sur des plateaux calcaires, et celle du *Ségala*, nourrie sur des coteaux schisteux. Vers l'ouest, ces races se mêlent à des bêtes venues du Quercy, et, vers l'est, avec celles des Cévennes, de la race du Larzac, qui occupent les plateaux calcaires et les Landes de la partie orientale du département de l'Aveyron.

La *race du Causse*, plus nombreuse, est à corps long, haut monté sur jambes, à garrot mince, à côte plate, à cuisses peu charnues, à tête forte, busquée, souvent sans cornes.

Elle descend d'un ancien croisement avec celle de la Flandre. Nourrie sur des terres à froment qui produisent de la bonne herbe, elle est dure à l'engrais quand elle émigre.

Bocager, petit, à tête pointue, le *mouton du Ségala* a les jambes fines et la laine douce, frisée, chargée de suint, ou lisse, à mèches plates, pointues. Elle est souvent noire, parce que les cultivateurs, n'ayant que de petits troupeaux, en vendent peu et recherchent cette couleur pour leur usage. Ce mouton vit toute l'année sur des coteaux schisteux, des plateaux granitiques presque nus, dans des landes, des châtaigneraies, où l'herbe est moins bonne que dans le Causse. On le conduit, en hiver, dans de mauvaises prairies arrosées, et quand le pays est couvert de neige, dans les bruyères et les genestières. Élevé avec cette parcimonie, il prend facilement la graisse quand il arrive sur les herbages de l'Auvergne et du Dauphiné.

La laine du Rouergue est forte et a beaucoup de nerf. Elle est employée à Lodève, à Castres, à Mazamet, pour fabriquer des draps pour la troupe. On mêle les deux qualités entre elles ou avec de la laine métisse-mérine.

Production. Commerce. — Quelques troupeaux vont tous les ans estiver sur les montagnes d'Auvergne, et pendant le printemps, il se tient tous les samedis, à Rodez, un marché où sont amenées, d'une partie de l'Aveyron et du Tarn, les bêtes réformées dans ces pays. On les conduit, ou sur les montagnes d'Aubrac, ou dans les départements du Cantal, de la Lozère et de la Haute-Loire. Il en va même dans la Drôme et sur les Hautes-Alpes. Le Rouergue est peu propre à l'engraissement du menu bétail.

Parmi les causes qui s'opposent le plus à l'**amélioration** des troupeaux de cette province, il faut noter le sol naturellement peu fertile, le climat trop rigoureux, et, dans une partie du département, la division de la propriété, d'où résulte l'éparpillement des lots de terre et la nécessité de fatiguer les troupeaux pour aller et revenir des pâturages.

Les cultivateurs cherchent à diminuer les inconvénients que nous signalons en faisant construire des bergeries dans les terres éloignées de la ferme pour abriter les animaux pendant le mauvais temps et pendant les fortes chaleurs, mais les grands propriétaires seuls peuvent employer ce moyen. Ils devraient aussi s'attacher à uniformiser leurs troupeaux, en choisissant les béliers les mieux conformés, ceux dont la laine est douce, fine et recouvre tout le corps.

§ 8. — Moutons des Cévennes, moutons du Larzac.

Quoique les géographes donnent le nom de Cévennes aux montagnes qui s'étendent des Vosges aux Pyrénées et se lient aux monts d'Auverge par la Margeride, nous réservons la dénomination de *moutons des Cévennes* à ceux qu'on élève sur la partie méridionale de ces montagnes : ils ne forment un groupe bien homogène que sur les plateaux compris entre les rives du Gard et celles du Tarn, de l'est à l'ouest, et entre Mende et la montagne Noire du nord au sud. Ils se mêlent à la race du Languedoc, à celle des Corbières et surtout à celles du Quercy et du Rouergue que l'on conduit dans la Lozère, la Haute-Loire, pour y être estivées, ou qui traversent ces départements pour aller dans la Drôme et les Alpes.

Le type de la *race du Larzac* se trouve sur les plateaux de ce nom. Les animaux, assez forts de taille, sont à corps ramassé, à tête et à jambes nues, à laine commune, longue, peu chargée de suint et résistante dans les mâles et dans les femelles qui n'ont pas porté. L'épuisement, produit par la lactation, diminue la quantité et les qualités de la laine chez les brebis laitières.

Sobre et rustique, cette race se recommande surtout par l'activité de ses mamelles. Elle fournit le lait avec lequel est fabriqué le fromage de Roquefort ; les troupeaux qui le produisent sont entretenus dans les arrondissements du Vigan, de Lodève, et surtout de Milhau et de Saint-Affrique.

Dans le Gévaudan, la race est plus petite ; les animaux sont souvent pourvus de cornes et à laine plus grosse que celle des bêtes que l'on élève sur les plateaux calcaires et dont le lait alimente les caves de Roquefort.

La viande des moutons cévennois a toujours été fort estimée et mérite sa réputation. Les moutons de la plaine de Ganges étaient même considérés comme supérieurs, par le goût délicat de leur chair, à ceux qu'on engraissait dans les pâturages salés du Roussillon.

Dans les Cévennes, la laine, jadis renommée, a, relativement, moins de valeur de nos jours. La grande amélioration opérée par les mérinos sur nos moutons ne s'est pas fait sentir dans ce pays ; les habitants sentent peu l'importance d'améliorer leurs troupeaux à ce point de vue ; ils tirent un grand profit du lait, et craindraient d'altérer les qualités laitières de leurs brebis en les alliant avec une race étrangère.

§ 9. — Moutons languedociens.

Les moutons appelés *languedociens*, vivent dans les arrondissements de Saint-Pons, de Béziers, dans une partie de celui de Montpellier, et sur une partie de la montagne Noire, sur des coteaux schisteux, des collines quelquefois volcaniques, toujours rocailleuses et très-maigres où la chaleur et la sécheresse arrêtent la pousse de l'herbe.

Toutes les parties de ce sol qui sont susceptibles de donner quelques produits utiles, sont livrées à la culture. Les plus mauvaises seules, et elles sont peu étendues, servent à nourrir le mouton qui est entretenu en petits lots.

Caractères. — Les moutons languedociens sont presque de taille moyenne, sobres et assez robustes pour vivre sur des pentes rocailleuses, rapides, dans les garrigues les plus maigres où ils sont obligés pour quêter leur nourriture de faire de grandes courses par une très-forte chaleur. La bonne qualité de l'herbe n'en compense pas la rareté pour le développement des animaux, mais elle produit une viande excellente.

Au sud-est de Béziers, s'étend le long de la mer, jusqu'au niveau de Narbonne, une petite colline à base de grès, appelée Clape de Narbonne. Formée d'un sol pierreux, très-aride, et fortement exposée aux vents de la mer, elle nourrit un petit mouton appelé dans le pays *mouton clapeng*. Il est très-menu, blanc le plus souvent, mais à jambes brunes ou noirâtres, et à laine commune formant des toisons mécheuses plutôt que fermées.

On distingue encore parmi les moutons languedociens ceux dits de *Pardailhan*, du nom d'un village des environs de Saint-Pons : ils sont de moyenne taille, et prennent rapidement la graisse quand ils sont conduits du côté de la mer. Ceux qu'on élève sur les terrains d'alluvion de Capestang, de Corneilhan, sur les terrains tertiaires des environs de Béziers et sur les coteaux volcaniques de l'Escandorgue sont plus forts et plus exigeants en nourriture pour être engraissés.

Nous citerons aussi comme étant élevée dans la partie sud du département de l'Hérault, *la race Barbarine* importée d'Afrique. Elle est de forte taille, robuste, à laine grosse et longue, à oreilles grandes et pendantes, à queue large à la base et présentant de nombreux plis longitudinaux. Les brebis font par an deux portées, souvent de deux à trois agneaux.

Amélioration. — Par le choix des reproducteurs, on peut facilement améliorer ces moutons au point de vue du lainage; on trouve dans tous les troupeaux des bêtes assez bien conformées, et ayant de bonnes toisons couvrant bien la totalité du corps ; mais l'amélioration au point de vue de la boucherie est moins facile. Anciennement l'industrie des bêtes à laine devait une partie de son importance à l'émigration vers les montagnes des Cévennes et de l'Auvergne, que l'on pratiquait sur une large échelle. Les ressources que fournissaient ces déplacements ne sauraient être remplacées par celles que procure la culture du millet, du sorgho, du maïs. Même les plantes les plus robustes manquent souvent en été ; et d'ailleurs les progrès agricoles ne sont pas favorables à l'industrie ovine ; les bonnes terres que l'on cultivait dans le siècle dernier en seigle, en orge, en vesces, en lupin, en trèfle, pour nourrir les troupeaux, sont livrées aujourd'hui à des plantes plus productives pour le cultivateur.

Sur les bords de la Méditerranée, dans la Provence et le Languedoc, il y a eu plusieurs essais de croisement avec la race *Barbarine* : les métis à tête busquée, à jambes longues et à oreilles larges, ont la laine plus grosse ; leur viande est peu estimée. On a conseillé ce croisement parce que les métis sont moins exposés au pissement de sang que la race indigène ; mais cet avantage disparaît à mesure que les animaux se modifient sous l'influence du climat du Languedoc, tandis que l'infériorité de la laine persiste.

§ 10. — Moutons provençaux.

Il y a toujours eu en Provence deux sortes de bêtes à laine : celles d'Arles, à belle toison, qui ont été croisées avec le mérinos et dont nous parlerons à l'article suivant, et celles des montagnes, des contre-forts méridionaux des Alpes, où elles ont conservé en grande partie les caractères du type indigène

Ces derniers moutons sont de taille moyenne, robustes et pourvus d'une laine longue, tassée, forte. Ils fournissent une viande excellente. On en distingue encore divers groupes :

Le *mouton d'Istre*, de petite taille, qui est produit dans quelques villages sur les bords de la mer et en s'élevant sur les côteaux à partir de Martigues ; le *mouton* de l'arrondissement d'Aix, dit *puy-ricard*, de haute taille, à tête nue, très-rustique : il est d'un facile entretien et se nourrit sur des pâturages médiocres ; les brebis, qui font par an deux portées et quelquefois de deux, trois petits, sont recherchées dans les plaines par les cultivateurs qui vendent des agneaux de lait. Le *mouton de Barcelonette*, produit dans les Basses-Alpes, dans l'arrondissement dont il porte le nom, est sobre et robuste, de taille moyenne, à cou long, et à laine frisée plutôt que droite. Il en est exporté et quelquefois élevé dans les départements de Vaucluse et des Bouches-du-Rhône.

Dans l'ouest des Basses-Alpes, du côté de Saint-Cannat, de Saint-Vincent, de Manosque, de Forcalquier, les moutons sont généralement tachés de roux et de noir, assez gros, mais mal conformés ; leur laine est bonne sans être fine : beaucoup ont du sang mérinos.

Ces moutons, comme ceux de la race barbarine qui a été importée du Languedoc, constituent les petits troupeaux qui passent l'été en Provence. On les préfère aux races mérines ; ils sont plus sobres et plus robustes.

Dans le Var on élève le *mouton de Vence*, de taille moyenne, rustique, fournissant de la bonne viande ; la laine en est souvent noire. Il est nourri dans les contrées montagneuses.

Ces moutons restent en général en Provence. Si l'on en voit quelques-uns sur les Alpes, dans les troupeaux venus de la Crau et de la Camargue, c'est accidentellement.

La *production* des moutons provençaux a lieu principalement dans les parties montagneuses de la province. Les élèves sont ensuite conduits dans la plaine, où ils sont, les uns consommés immédiatement, les autres conservés quelque temps et engraissés en même temps que quelques bêtes venues du Languedoc, du Rouergue, de l'Auvergne et des Cévennes. La rafle de raisin qu'on leur donne produit beaucoup de suif. On hiverne exclusivement des femelles : on les fait porter pour en livrer les produits à la boucherie comme agneaux de lait.

§ 11. — Moutons dauphinois.

On trouverait dans le Dauphiné des terres très-propres à la multiplication du mouton, mais la grande division de la propriété ne permet que sur une petite échelle cette industrie là où, en raison du climat et de la nature du sol, elle prospérerait le mieux.

Nous mentionnerons d'abord les plaines de la Drôme et de l'Isère, entre Valence et Vienne, la plaine de la Valloire et celle de Bayanne entre Valence et le Péage, où l'on entretenait une race, la race de *Bayonne*, que l'on faisait descendre d'une race espagnole et dont on comparait la laine à celle de Ségovie. Elle est en grande partie remplacée par des métis-mérinos.

Sur les contre-forts calcaires des Alpes en se rapprochant du Gapençois, le pays est très-favorable aussi à la nourriture des troupeaux. Il y avait jadis dans cette contrée des moutons que l'on appelait *règues* : ils étaient à laine longue assez douce ; comme les précédents ils ont cédé en partie leur place à des métis-mérinos.

Le Gapençois nourrit aussi de nombreux troupeaux venus de la Provence. On évaluait, il y a un siècle, à 200,000 le nombre des moutons qui tous les ans venaient y passer sept mois.

Plus à l'est, sur le sommet de nos Alpes, nous avons le mouton *embrunois* ou *briançonnais*, de taille moyenne, à membres forts, à tête grosse, souvent à oreilles grandes. Ces moutons sont à laine dure, jarreuse et souvent brune. On emploie la peau pour couvrir les colliers des chevaux, de là le nom de *rabats* qu'on leur donne. Il en est produit quelques-uns dans les montagnes de l'Isère jusqu'au pont de Beauvoisin. Ils se rencontrent sur la frontière avec des bêtes venues du Piémont qui leur ressemblent. On les remplace par des métis-mérinos dont les troupeaux de la Provence facilitent la production.

Les troupeaux que l'on trouve sur les coteaux des arrondissements de la Tour du Pin, de la Côte-Saint-André, de Saint-Marcellin, sont composés de bêtes à laine souvent brunes, à tête fine et bien conformées; elles proviennent de différents pays et ne forment pas race.

Dans presque toutes les fermes de la province on élève avec les bêtes indigènes des métis-mérinos, mais inégalement fins.

On entretient en été sur les montagnes du Dauphiné, indépendamment des troupeaux de la Provence, de nombreuses bêtes, des brebis généralement, venues des départements d'outre-Rhône, de la Haute-Loire, de l'Aveyron, du Lot, de la Lozère, de l'Ardèche. On les consomme dans le pays après les avoir engraissées, ou bien on les conduit dans la Provence.

§ 12. — Mouton du Vivarais, du Forez, du Lyonnais.

Il est entretenu par petits lots dans des pays peu favorables aux bêtes à laine, au nord des Cévennes, sur les montagnes de la Loire, de la Haute-Loire, de l'Ardèche. Il est à corps petit, à tête fine, à membres grêles, courts, à laine jarreuse, dure, souvent noire ou brune. Il n'existe pas en France de plus chétifs moutons.

Près de Lyon, les races du Forez, du Vivarais sont remplacées par des brebis dites *millerottes*; les meilleures se trouvent dans la commune de Millery, au sud de Lyon. Très-fortes et bonnes laitières, elles sont entretenues pour leur laine et pour le lait qu'elles donnent en grande quantité. Les petits cultivateurs des communes de Chaponost, de Vogneray, de Craponne, ajoutent une grande importance au fumier de leurs trois ou quatre brebis.

13. — Moutons de l'Auvergne.

Jadis plus que de nos jours les montagnes de la haute Auvergne servaient à l'estivage des troupeaux de l'Aude, de l'Hérault, du Gard, du Rouergue et du Quercy. Aujourd'hui elles engraissent des moutons venus de différentes provinces. Les petits troupeaux qu'on hiverne dans le pays ressemblent vers l'ouest à ceux du Limousin et du Quercy, vers le sud à ceux du Rouergue, et vers l'est à ceux du nord des Cévennes.

Dans la basse Auvergne, les bêtes à laine ont plus d'importance. On nourrit sur les parties montagneuses des moutons de petite taille, trapus, à tête légère, et à jambes fines. Ces animaux sont vigoureux, sobres et rustiques; ils résistent aux plus brusques variations de température et vivent dans des pâturages très-peu fertiles. Leur laine est rude, souvent noire.

Dans les bas-fonds on élève des moutons un peu plus gros, presque de taille moyenne : ils se continuent avec ceux du Bourbonnais. Parmi ces animaux il en est que l'on considère comme propres au pays et qui proviennent de croisements mérinos déjà anciens; ils sont plus laineux. Lors des introductions de mérinos qui ont eu lieu vers la fin du siècle dernier, il avait été fondé une bergerie à Saint-Genest Champanelle, près Clermont-Ferrand.

On trouve dans la Limagne quelques bêtes de forte taille,

à corps long, à tête busquée, sans cornes, issues de la race flamande. Elles sont entretenues dans les meilleurs fonds ou chez de petits cultivateurs qui, en ayant très-peu, les soignent très-bien. La culture de cette riche vallée est peu favorable à l'industrie ovine.

§ 14. — Mouton morvandeau

Les montagnes de Saône-et-Loire sont peu appropriées à la nourriture des bêtes à laine ; elles ont cependant, notamment vers le nord, une race propre qui diffère des métis de la Bourgogne autant que des moutons gâtinais.

Elle est petite, à oreilles moyennes ; la tête, les membres et le ventre sont nus. La laine est souvent brune, et assez feutrée à la surface quoique grosse.

Cette race s'étend depuis Mont-Cenis, Lucenay, à l'est, jusqu'à l'ouest et au nord de Château-Chinon. Le Charolais engraisse des moutons venus du Morvan, du Berry, de la Sologne, du Bourbonnais, et quelquefois de l'Auvergne ou du Limousin : conduits dans les herbages calcaires, les moutons du centre de la France comme ceux des montagnes granitiques du Beaujolais et du Morvan, s'engraissent avec une très-grande rapidité, et les propriétaires des embouches ont plus d'intérêt, pour faire consommer l'herbe laissée par les bœufs, à engraisser des moutons qu'à en faire naître et à en élever.

§ 15. — Moutons de l'Est.

Ni le sol, ni le climat de nos frontières de l'est ne sont favorables à l'élevage des bêtes à laine. Les hivers fort longs rendent l'hivernage dispendieux. Nous nous bornerons à énumérer les principaux groupes qui les occupent :

Le mouton de la *Bresse*, du *Bugey*, petit, pourvu de cornes en spirale, à laine brune, ne forme pas une race proprement dite. Les troupeaux, exposés à la pourriture dans les contrées à étangs, sont peu considérables. Quoique entretenue dans le département de l'Ain, la race de Naz s'y est très-peu propagée.

Dans les montagnes du Jura, du Doubs, quelques cultivateurs nourrissent trois ou quatre brebis, pour la laine principalement. Elles sont hétérogènes, quelques-unes très-fortes.

Plus au nord dans la Haute-Saône et à l'est de la Haute-Marne, les troupeaux ont un peu plus d'importance, mais sont mal soignés. Les animaux qui les composent sont mêlés à ceux que l'on introduit de l'Allemagne, et très-variés par la taille et le lainage.

Nous appelons *vosgiens* les moutons élevés dans les Vosges. Ils sont de petite taille, à cornes fortes, à laine droite, quelquefois brune, souvent jarreuse. On les considère comme appartenant à la race des Ardennes.

Sont aussi considérés comme un démembrement de cette race les moutons *lorrains*, à tête petite, à corps trapu, à laine longue, droite, trop dure. Les terres fortes, l'hiver froid et humide, rendent l'élevage du mouton peu avantageux dans les collines de la Meuse et de la Meurthe.

Tous ces moutons ne forment pas de race. Ils se mêlent sans cesse, tantôt avec ceux de la Champagne, de la Bourgogne et vers le nord avec ceux des Ardennes belges et des province rhénanes.

Partout où le pays se prête à la production des bêtes à laine, on élève de plus en plus des mérinos ou des métis-mérinos; la transformation devient générale.

ART. 5. — MOUTONS FRANÇAIS A LAINE INTERMÉDIAIRE ET A LAINE FINE.

Nous réunissons les mérinos aux métis qu'ils ont produits en se croisant avec nos races indigènes : la différence qu'il y a entre les uns et les autres est quelquefois très-grande, mais souvent nulle. Du reste, nous ne comprenons dans cet article, ni les mérinos à laine superfine, ni les métis qui ayant peu de sang mérinos se rapprochent, par leur laïnage, des races communes.

Les mérinos ordinaires et les bons métis que l'on élève de nos jours se ressemblent complétement par leur tempérament, par leur conformation, par leurs aptitudes et par les soins qu'ils exigent; ils prospèrent également sous les mêmes climats, offrent en un mot les mêmes avantages comme les mêmes inconvénients. Il serait d'autant plus difficile de les étudier séparément, qu'ils sont élevés dans les mêmes communes et souvent dans les mêmes fermes. Au point de vue du lainage, les deux types de moutons réunis dans cet article ont aussi une grande analogie; leur laine rentre dans la catégorie des laines fines ou intermédiaires. La laine fine a un diamètre de 1/40 à 1/50 de millimètre; elle est douce, disposée en zigzags rapprochés et en général courte : elle n'a le plus souvent que de $0^m,3$ à $0^m,5$ de longueur. Les mèches sont tronquées à l'extrémité, et les toisons, bien fermées, unies, salies par la terre à la surface, sont chargées de suint et perdent beaucoup au lavage.

Un peu plus grosse, la laine intermédiaire a de 1/30 à 1/40 de millimètre de diamètre, mais elle est surtout moins douce et a plus de longueur, de $0^m,5$ à $0^m,10$. Elle est en mèches plus souvent ondulées et plus pointues que la laine fine, en toisons plus ouvertes, moins chargées de suint et plus pâles à la surface.

Les deux sortes conviennent à peu près aux mêmes usages : on trouve aujourd'hui et de plus en plus des laines fines très-propres au peigne et servant à fabriquer de magnifiques étoffes rases; tandis qu'il y a des laines intermédiaires courtes, propres surtout à la carde et à la fabrication des draps.

En résumé, il serait difficile dans une étude des races, de

séparer les mérinos de leurs métis, soit qu'on considère la conformation des animaux, soit qu'on ait égard aux pays où on les élève, soit qu'on examine les qualités de la laine et les usages qu'elle remplit.

§ 1. — Moutons mérinos.

Depuis un siècle bientôt le mérinos se reproduit en France en s'améliorant; il y est élevé à l'état de pureté ou croisé avec les moutons indigènes dans presque tous les départements. Il peut donc être considéré comme un mouton français.

Origine. — D'après l'opinion la plus générale, le mérinos est originaire de l'Asie ou de l'Afrique. L'histoire rapporte qu'il y a eu en Espagne, à plusieurs reprises, des importations de bêtes à laine d'Afrique : par les Romains du temps de Lucius Columelle, par les Maures durant leur séjour en Europe et par le gouvernement espagnol. Don Pedro IV, vers le milieu du quatorzième siècle, et le cardinal Ximenès, un siècle plus tard, obtinrent, l'un par des négociations, l'autre par la force des armes, le droit de choisir sur la côte d'Afrique des béliers et des brebis pour les importer en Espagne.

Une autre considération nous paraît devoir faire admettre que le mérinos des rives septentrionales de la Méditerranée provient de l'Afrique. Nous trouvons en Algérie des bêtes à laine qui ont, à un haut degré, les caractères du mouton mérinos; il est certain qu'elles proviennent de la même source que lui : et il n'est pas supposable qu'elles aient une origine européenne.

Quoi qu'il en soit, la race mérine n'a été jusqu'au siècle dernier entretenue qu'en Espagne. Le gouvernement en avait défendu l'exportation. On croyait d'ailleurs qu'elle ne pouvait prospérer qu'avec le régime de la transhumance auquel elle était soumise, et aucun État n'était envieux de la posséder à ce prix. Un Suédois, Alstrœmer, l'introduisit dans sa patrie en 1723 et prouva qu'elle pouvait réussir dans le Nord. La Saxe importa ensuite, en 1765, 100 béliers et 200 brebis qu'elle plaça en partie chez des particuliers pour faire des croisements, et en partie dans une ferme de l'électeur, à Rothschœnberg, près de Dresde; en 1768, elle céda quelques-uns de ces animaux à la Prusse, qui bientôt après en importa d'Espagne. L'Autriche les introduisit dans ses États en 1775.

À la suite de l'introduction des mérinos, les États de l'Allemagne fondèrent successivement des fermes, des bergeries destinées à former des bergers et à enseigner l'art d'élever les bêtes à laine.

Des moutons mérinos avaient été importés en France à différentes époques, mais sans produire des résultats sérieux, lorsqu'en 1766, Daubenton commença ses expériences sur l'acclimatation de la race espagnole et sur son croisement avec des brebis indigènes. Vingt ans plus tard, en 1786, Louis XVI obtint du roi d'Espagne, son beau-frère, l'autorisation d'introduire en France un troupeau de cette race. Deux Espagnols, don Ramira et André-Gilles Hernans, choisirent d'après les ordres de M. de la Vauguyon, notre ambassadeur à Madrid, 376 bêtes, 42 béliers et 334 brebis. Ce troupeau partit de Ségovie le 15 juin 1786, et arriva à Rambouillet le 12 octobre suivant. Quelques individus périrent en route et furent remplacés en partie par les agneaux nés en voyage. 359 individus, 41 mâles et 318 femelles, arrivèrent à leur destination.

Une seconde introduction eut lieu à la fin du siècle. D'après le traité de Bâle (1796) l'Espagne devait pendant cinq ans livrer annuellement à la France 100 béliers et 1,000 brebis. Le traité ne fut pas complétement exécuté.

Vers cette époque, le gouvernement avait fondé des bergeries à la Malmaison, à Arles, et dans les environs d'Aix-la-Chapelle, de Trèves, de Clermont-Ferrand, de Villefranche (Rhône), de Nantes, de Mont-de-Marsan. Ces établissements eurent peu de durée. La bergerie de Perpignan, qui exista jusqu'en 1842, remontait à 1800. Il y avait été introduit 334 brebis et 16 béliers, choisis en Espagne par le professeur Gilbert.

C'est dans le même temps à peu près que quelques agronomes distingués de l'est, Girod de l'Ain, Pictet, notre digne confrère, Favre de Genève, introduisirent le mouton espagnol sur les bords du lac Léman.

La création du troupeau de Naz dont la réputation a été universelle, remonte à 1798.

Dans le principe, les mérinos étaient peu recherchés en France. Le gouvernement en avait fait distribuer dans les provinces ; ils y restaient sans emploi. C'est seulement à compter du commencement de ce siècle qu'ils ont été bien appréciés. En 1818, il s'est vendu à Rambouillet 80 béliers au prix moyen de 1,263 francs ; en 1825, un bélier âgé de 5 ans a été payé 3,870 francs.

Aujourd'hui le mérinos est élevé dans toutes les parties du monde ; mais les pays qui fournissent et qui sont appelés à fournir les plus grandes quantités de belles laines sont la Russie méridionale, le sud de l'Afrique, l'Amérique du Sud et l'Australie.

En France, il présente deux sous-races principales : celle du mérinos à laine fine et celle du mérinos à laine superfine dont nous parlerons à l'article suivant. Quoique de même origine et ayant les mêmes caractères généraux, elles diffèrent beaucoup l'une de l'autre au point de vue économique. Nous étudierons d'abord le mérinos commun et les métis qu'il a produits en se croisant avec les races françaises.

Ce mérinos est appelé mérinos de Rambouillet, race de Rambouillet, du nom de la bergerie où le premier grand troupeau importé en France a été introduit. Il a éprouvé dans cette ferme et dans les autres exploitations de la Beauce et de la Brie, où il est entretenu depuis la fin du siècle dernier, de grandes modifications qui le différencient en bien du type espagnol.

Production. — Il est élevé avec tous ses caractères à la bergerie dont il porte le nom et chez quelques éleveurs des départements de Seine-et-Oise, d'Eure-et-Loir, du Loiret, de Seine-et-Marne, de la Marne, de l'Aube, de la Côte-d'Or, etc. qui produisent des béliers pour les vendre. Tous les troupeaux mérinos de quelque importance proviennent plus ou moins directement de celui de Rambouillet.

Vendant bien les béliers comme reproducteurs, les éleveurs ont cherché à les perfectionner, mais en s'attachant exclusivement, jusqu'à ces dernières années, à accroître le poids des toisons. A cet effet, ils ont forcé en nourriture les agnelles comme les agneaux et ont toujours employé les plus forts sujets à la reproduction. Ils ont produit ainsi des béliers qui dépouillaient des toisons de plus de 11 kilogrammes.

Les acquéreurs de ces béliers les ont employés, les uns à la multiplication de la race pure, les autres, et en plus grand nombre, au croisement des races indigènes; ils ont produit ainsi ces métis si nombreux et si variés qui, pendant le premier tiers de ce siècle, ont fait la fortune de quelques-unes de nos provinces.

C'est même principalement à cause des métis que l'importation des mérinos fait époque dans l'histoire de notre agriculture. Encouragés par le prix élevé des toisons, les cultivateurs, ceux même qui n'ont jamais songé à améliorer la race, ont soigné les troupeaux mieux qu'ils ne faisaient anciennement. Ils ont établi des prairies artificielles, amélioré les pâturages et construit de bonnes bergeries.

Telle a été la cause de l'élan donné à l'agriculture dans la première moitié de ce siècle. Et ce n'est pas seulement le mouton qui a profité du progrès. Tous les produits de la ferme en ont ressenti l'heureuse influence, les animaux directement et les récoltes indirectement par l'abondance des engrais.

Ces deux progrès, que j'appelle primitifs, amélioration des troupeaux et extension des prairies, sont tellement liés l'un à l'autre, que l'introduction des mérinos a échoué dans le Limousin, la Marche, le Morvan, le Rouergue, etc., où, en raison de la nature du sol, la culture des plantes légumineuses n'avait pas réussi.

Aujourd'hui, les conditions économiques sont différentes. Il ne faut pas seulement tendre à la production de la laine ; il faut surtout augmenter celle de la viande que nous voulons consommer en grande quantité et que nous ne pouvons pas faire venir des contrées éloignées. Un changement s'opère dans le mode de production et d'entretien du mouton ; il consiste surtout dans le renouvellement fréquent des troupeaux. Espérons que le nouveau système sera aussi avantageux à notre agriculture que l'a été le premier.

Caractères. — Taille généralement élevée, corps trapu pesant de 80 à 100 kilogrammes dans les contrées fertiles ; membres forts, garrot saillant, dos souvent ensellé, croupe oblique, flanc grand, côte plate, tête grosse, armée de cornes robustes, contournées en spirale (fig. 1). Elles manquent souvent dans les femelles, mais rarement dans les mâles. L'absence des cornes est une qualité.

Fine et douce, la laine des mérinos forme des zigzags rapprochés ; elle est forte, élastique, et disposée en mèches carrées, comme tronquées, qui constituent une toison à surface égale, bien fermée et recouvrant toutes les parties du corps, même les membres, la tête, le ventre, le scrotum et les mamelles. Les toisons, qui pèsent de 5 à 10 kilogrammes, quelquefois plus dans les mâles, sont fortement chargées de suint et perdent beaucoup au lavage. Le suint est jaunâtre ou blanc : on préfère la laine à suint blanc.

Sans être de nature différente, la laine des mérinos est plus dure à la queue, aux cuisses et aux fanons ; mais le poil jarreux qui dépréciait les toisons, lors de l'introduction de la race à Rambouillet, ne se trouve plus que sur les plis de la peau.

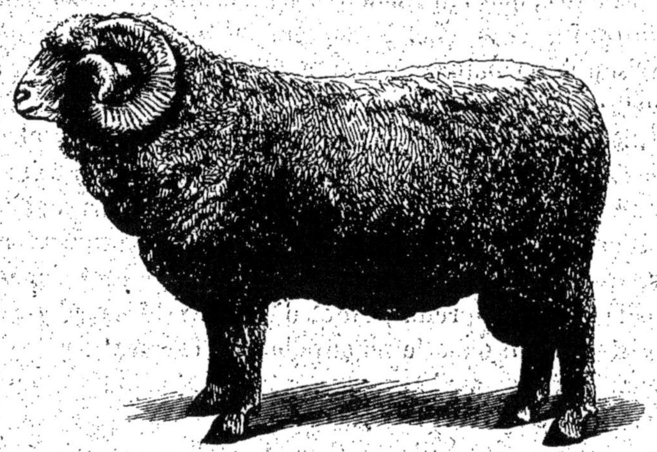

Fig. 1. — Mouton mérinos.

Le mérinos est fort, énergique et vigoureux ; il supporte mieux les chaleurs que l'humidité. Il se contente de plantes de médiocre qualité, mais il consomme beaucoup.

Variétés. — Le mérinos commun, le gros mérinos, présente en France deux variétés caractérisées principalement par la conformation et par la disposition de la peau.

Mérinos à peau plissée. — L'une, la plus ancienne, est à tête grosse, à cornes lourdes, à encolure forte, à garrot saillant, à peau fortement plissée, formant au cou, aux épaules, aux cuisses, des replis appelés *fanons, cravates, rideaux.* Sur ces plis la laine est dure, brillante, jarreuse.

Mérinos à peau lisse. — L'autre a été produite de nos

jours dans la Champagne, la Bourgogne, le Loiret ; elle a la peau non plissée, la laine plus uniforme. Généralement mieux conformée pour la boucherie que la précédente, elle répond mieux à nos besoins actuels. Les béliers qu'elle fournit sont aujourd'hui plus estimés par la plupart des éleveurs français.

Qualités. Défauts. — C'est par son lainage que le mérinos se recommande surtout : il a une toison lourde et une laine très-précieuse ; mais, jusqu'à présent, il a laissé à désirer comme bête de boucherie : il a une peau très-lourde, à cause des fanons, une tête très-grosse, en rapport avec le développement de ses cornes, une encolure forte nécessitée par le poids de sa tête, un abdomen très-développé et des os lourds ; il donne peu de viande, relativement à son poids.

On reproche aussi aux mérinos d'être durs à l'engrais et d'avoir une viande *suinteuse*, de médiocre qualité.

Une race créée dans les pays chauds ne saurait être remarquable au point de vue de la boucherie. Et d'ailleurs les Espagnols avaient concentré toute leur attention sur la production de la laine et complètement négligé la production de la viande. En France, jusqu'à ces dernières années, le mérinos n'a pas été dans de meilleures conditions. On l'entretenait plutôt pour la laine et pour la reproduction que pour la viande. On châtrait les mâles tard ou on les engraissait vieux et l'on conservait les brebis jusqu'à l'âge où elles cessaient de se bien nourrir. Avec ce mode d'entretien, il eût été difficile de produire de bonnes bêtes de boucherie. Tous nos éleveurs recherchaient, et quelques-uns recherchent encore les fanons, comme indiquant de lourdes toisons, et les cornes comme un signe de pureté de la race.

Le mérinos est moins robuste que nos races indigènes ; il résiste moins bien à la pluie et aux temps froids que les moutons dérivés des races septentrionales.

Amélioration. — « Depuis son introduction à Rambouillet, la race mérine a été progressivement améliorée pour la taille et la toison ; mais c'est seulement de nos jours que l'on s'est occupé sérieusement de la perfectionner au point de vue de l'aptitude à s'engraisser jeune et de la conformation. Comprenant que la France a mieux à faire qu'à soutenir la concurrence pour la production des laines extra-fines avec des contrées peu peuplées, beaucoup d'éleveurs attachent moins d'importance que leurs pères à la finesse des toisons et cherchent à augmenter le rendement en viande. Ils ont déjà réalisé des progrès à tous égards avantageux au pays.

Parmi les animaux exposés en 1867, beaucoup se faisaient remarquer par leur tête assez légère, dépourvue de cornes et présentaient les caractères que nous résumons par ces mots : forme cylindrique du tronc et légèreté du squelette, caractères qui rapprochent des races de boucherie les mérinos que les éleveurs progressistes cherchent à produire.

Il y a chez nos producteurs de mérinos deux tendances : si les uns cherchent à perfectionner les formes, en diminuant le poids des parties du corps qui ont peu de valeur, les autres tendent encore à accroître l'étendue de la toison par l'emploi de béliers de haute taille, à peau plissée, à tête et à extrémités fortement laineuses... Avec ces caractères, les bêtes ovines sont recherchées dans quelques pays, et les éleveurs français ont toujours intérêt à produire des béliers de cette sorte, parce qu'ils les vendent avantageusement comme reproducteurs pour des contrées où l'on tient moins qu'en France à la production de la viande. »

Cette double tendance signalée dans notre rapport sur les bêtes à laine présentées à l'Exposition universelle de 1867, existe encore, mais il faut croire que la baisse du prix des laines donnera une forte impulsion à celle qui a pour but de rendre le mérinos plus propre à la boucherie. L'état actuel de nos relations commerciales, comme les besoins de la population, fera comprendre aux cultivateurs qu'ils doivent diriger leurs efforts dans ce sens : seconder les effets de la sélection en soumettant leurs troupeaux, les jeunes animaux surtout, à un régime propre à faire diminuer dans la race le volume du ventre et à augmenter l'épaisseur des muscles. L'amélioration des terres, les progrès de l'agriculture, l'établissement des sucreries et des distilleries, et le prix élevé de la viande, favorisent cette tendance, qui est du reste, à tous égards, dans le sens de l'intérêt public.

On a croisé dans le temps, les sous-races mérines entre elles, dans le but de réunir la finesse du lainage des races extra-fines au poids de la toison des fortes races ; on a fait couvrir des brebis mérinos de la Beauce, de la Bourgogne, par des béliers des races de Naz, de la Saxe. L'opération n'a pas réussi. Elle serait moins avantageuse de nos jours que jamais.

Quant aux croisements de la race mérine avec d'autres races, ils peuvent avoir pour but d'améliorer les toisons de ces dernières, ainsi que nous le verrons dans le paragraphe suivant ; ou de rendre les mérinos plus propres à la boucherie en leur communiquant les formes et les qualités des races à viande. Nous parlerons de cette amélioration après avoir étudié les races anglaises.

§ 2. — Des métis-mérinos en général.

Du croisement des mérinos avec nos races indigènes résultent les moutons appelés *métis*. Considérés de nos jours comme formant des races propres aux provinces qui les produisent, on les appelle *moutons beaucerons, moutons cauchois, moutons bourguignons*, etc.

Dans le principe les métis se rapprochaient par leur taille

et les caractères des toisons, de la race mérine et de la race indigène qui avait contribué à les produire, mais la ressemblance avec les races françaises a diminué à mesure que la laine s'est améliorée.

Ils diffèrent surtout par la taille, selon les provinces. Cependant les individus de choix se ressemblent quelle que soit leur provenance. Et ceci est surtout vrai quand on ne considère que les métis élevés au nord de la Loire et de la haute Seine. Il faudrait être fin connaisseur pour reconnaître sur les marchés de la Villette, les moutons de choix de la Beauce, de la Normandie, de la Brie, du Soissonnais, quand ils ont été engraissés dans la même ferme. Nous passerons cependant en revue les principaux types afin d'apprécier l'influence que chaque province exerce sur la production. Étudions d'abord leurs caractères communs.

Caractères. — Après quatre, cinq croisements dans le sens de la race mérine, les métis ressemblent à cette dernière. Ils ont la peau pourvue de plis et la tête de grosses cornes. La laine est à mèches carrées formant une toison qui recouvre tout le corps jusqu'au bout du nez et aux onglons, comme celle des mérinos : quoique moins fine et en général plus longue, elle sert aux mêmes usages. C'est le type des *laines intermédiaires* (fig. 2).

Nous avons des métis qui fournissent de 20 à 30 kilogrammes de viande nette, et de 4 à 6 kilogrammes de laine; tandis qu'il en est d'autres dont les quatre quartiers pèsent à peine de 8 à 12 kilogrammes et la toison de 1 à 2 kilogrammes. Pour la boucherie, on place les métis avant les mérinos; mais après les anciennes races françaises.

Malgré de graves défauts de conformation, nos sous-races métisses présentent mieux qu'aucune autre race connue *l'ensemble des qualités* que, jusqu'à ce jour, on a recherché dans les bêtes à laine : constitution robuste et sobriété qui

les rendent d'un entretien facile; toison lourde, laine fine,
longue et nerveuse. Beaucoup de poids à l'abatage.

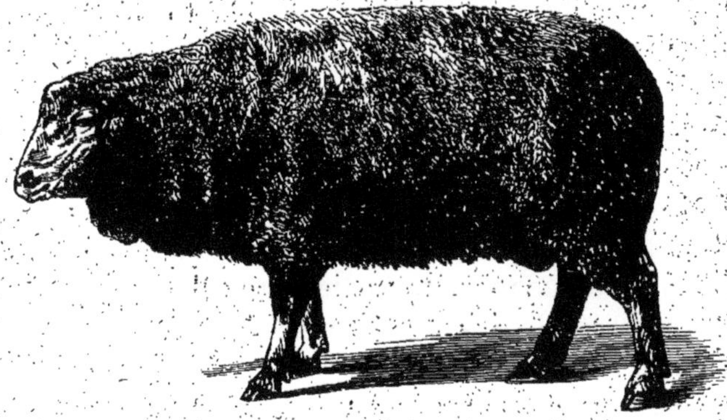

Fig. 2. — Métis mérinos.

Et ces qualités ne se remarquent pas seulement dans les
troupeaux de quelques propriétaires qui, par des soins bien
entendus, ont créé des animaux exceptionnels pour un concours ou pour faire une spéculation sur la vente des béliers;
elles appartiennent à des provinces entières et sont le résultat
heureux de l'influence de notre climat et de notre sol. Ces
animaux sont d'autant plus précieux qu'ils ont moins coûté
à produire ! qu'ils sont plus en rapport avec nos conditions
d'élevage !

Production. Amélioration. — Les métis mérinos sont
presque exclusivement produits, ceux du midi comme ceux
du nord, sur les terres qu'on appelait jadis *terres à froment* :
on y a toujours cultivé cette céréale sans avoir eu besoin de
les améliorer, de les marner, de les chauler.

Sur ces terres d'une nature calcaire et plus ou moins argileuse, les animaux prennent un grand développement. La
production de la viande y est facile. Le *sang-de-rate* y
constitue le seul obstacle à la prospérité de l'industrie ovine.
Jusqu'à ces derniers temps, l'éleveur obtenait, sans donner

aucun soin particulier à ses troupeaux, des moutons qu'il vendait à l'âge de quatre ans, 40, 45 francs, après en avoir retiré annuellement des toisons de 12, 13, 14 francs. Il était satisfait et laissait dire qu'il y avait des races supérieures à la sienne !

Aujourd'hui, les conditions sont un peu différentes. Ses moutons n'ont rien perdu de leur force d'assimilation, mais il faut qu'il intervienne, pour en régulariser les formes; il faut qu'il les perfectionne par le choix des reproducteurs et qu'il soigne d'une manière particulière l'élevage pour hâter la croissance et donner de la précocité.

Sa double tache est facile : il se trouve dans toutes les provinces des métis bien conformés, à tête fine, sans fanons, propres à corriger les défauts les plus communs dans le type, et l'excellente nature des terres où les métis sont entretenus donne toute facilité pour produire de bons fourrages; par l'emploi méthodique de ces ressources l'amélioration sera prompte.

Du reste, les deux tendances que nous avons signalées en parlant du mérinos existent dans la production des métis : celle qui a pour but de rapprocher nos races des races de boucherie est même plus ancienne et plus marquée. Nous n'avions pas encore des mérinos à peau lisse que nous trouvions sur nos marchés des métis qui réunissaient à ce caractère une très-belle conformation. En même temps que l'amélioration se poursuit dans ce sens, la laine s'allonge et prend du nerf. Le reproche qu'on adressait à la laine métisse de donner au peigne beaucoup de blousse n'est plus mérité.

§ 3. — Moutons à laine soyeuse.

Sous certaines influences, la laine prend un éclat brillant et devient plus douce que ne le comporte sa nature. Quand elle présente ces caractères, on dit qu'elle est *soyeuse*. Cette particularité est souvent remarquée ; elle est fréquente dans les laines grossières du Nord, dans la race flamande, la dishley, la new-kent, dans les races communes de l'Algérie et du midi de la France ; elle se voit aussi dans les mérinos et plus souvent dans les métis.

Les moutons à laine soyeuse ne peuvent donc pas être attribués particulièrement à une province, ni classés d'après la grosseur de la laine. Il s'en produit dans toutes les races, mais ceux qui ont particulièrement attiré l'attention appartiennent aux races fines et aux races intermédiaires ; c'est ce qui nous engage à les classer parmi les variétés à sang mérinos.

On ignore quelles sont les *causes* qui rendent, dans certains cas, la laine soyeuse, mais on sait que ce caractère se transmet par la génération. Notre confrère, M. Bréard, a cité deux agneaux soyeux nés dans les environs de Villeneuve-l'Archevêque, dans un troupeau à laine superfine de deux brebis qui, pendant la gestation, avaient été malades. Droite, soyeuse et lustrée, leur laine formait des toisons mécheuses, avait tous les caractères de la laine des bêtes soyeuses.

On voit quelquefois des bêtes soyeuses dont la laine se coupe et tombe dans le courant de l'année sans qu'il y ait aucune lésion apparente à la peau. Les auteurs nous apprennent qu'anciennement on faisait peu de cas, dans la haute Normandie, « des troupeaux à laine juine, fine, c'est-à-dire douce au toucher, *soyeuse*, parce que les bêtes qui la produisaient en donnaient un tiers de moins, et qu'elles étaient faibles et sujettes aux maladies. » Beaucoup de moutons soyeux ont quelque chose de pâle, d'étiolé ; ils sont plus exposés à souffrir de l'humidité que ceux à laine rude et terne ; mais si, dans plusieurs circonstances, le caractère soyeux tient à un état maladif, il existe souvent, sans qu'on remarque rien de particulier dans la santé des animaux qui le présentent.

La laine soyeuse est souple et d'un éclat brillant ; « légère, soyeuse, douce au toucher, » comme on le disait, dans le siècle dernier, de celle des Aspres (Pyrénées-Orientales) et comme on le dit encore de celle des Corbières. Elle est plus ou moins fine selon la race des animaux qui la fournissent, mais elle paraît toujours plus grosse qu'elle n'est réellement ; son éclat la rend plus *voyante*. Elle est disposée en mèches pointues, pendantes, lisses, droites, frisées ou ondulées, et formant des toisons très-ouvertes qui s'altèrent facilement, si les animaux parquent ou sont logés dans des bergeries mal tenues. Elle se vend moins bien que la laine mérine, que la laine ordinaire. Un marchand de laine avec lequel nous avons parcouru quelques villages de la Cerdagne, faisait une différence entre les toisons soyeuses et les toisons métisses. Il payait plus cher ces dernières.

Les moutons à laine soyeuse n'avaient jamais été propagés d'une manière particulière, comme formant un type, lorsqu'il y aura bientôt un demi-siècle, un cultivateur, M. Graux de Mauchamp (département de l'Aisne), en ayant eu dans un troupeau de mérinos ou de métis, eut l'idée de les multiplier. Il les fit connaître, et obtint dans les expositions de nombreuses récompenses pour ses béliers et ses toisons.

Pendant plusieurs années, le gouvernement a encouragé la propagation des moutons à laine soyeuse de Mauchamp. Il les a même introduits dans ses bergeries, dans celle de l'École d'Alfort et dans celle de Gevrolles. Ils s'étaient répandus dans plusieurs provinces, surtout en Bourgogne.

Quelques industriels, des fabricants de châles en particulier, avaient fait espérer que les laines soyeuses seraient préférables aux laines ordinaires pour la fabrication de quelques tissus. Les espérances qu'on avait conçues à cet égard ne se sont pas réalisées. Plusieurs éleveurs ont regretté d'avoir introduit des béliers soyeux ou même des béliers demi-soyeux dans leurs troupeaux. Quand il naît des agneaux à laine soyeuse, on les réforme, surtout dans les troupeaux à laine fine. Dans les races à laine commune et dans celles à laine grosse, on y fait moins d'attention.

Revenons aux métis mérinos.

§ 4. — Moutons beaucerons.

Les plateaux compris entre la Loire et la Seine dans les départements d'Eure-et-Loir, du Loiret, et de Seine-et-Oise, nourrissent nos plus précieux troupeaux de bêtes à laine. La Beauce leur donne son nom.

Quelques troupeaux appartiennent à la race mérinos pure, mais la plus grande partie proviennent de son croisement avec les brebis de l'ancien type.

Ce type était à corps long, mince et très-peu laineux, à jambes hautes, à poitrine peu profonde, à encolure longue et à laine commune, presque grosse. Il peuplait les départements d'Eure-et-Loir, de l'Eure, de Seine-et-Oise, du Loiret, et a complétement disparu. A la place de ces animaux très-défectueux, sans chair ni laine peut-on dire, nous avons un mouton qui fournit de 50 à 70 livres de viande nette après avoir donné pendant trois ou quatre ans une toison annuelle de 5, 6, 7 kilogrammes. C'est ce métis que l'on considère aujourd'hui comme *mouton beauceron*. Il est à corps trapu, ramassé, peut-être un peu court, à garrot trop sorti, à ventre gros, à tête forte, busquée, à cornes en spirales, à peau ordinairement lâche et formant des fanons. La laine est tassée, abondante, disposée en mèches carrées et la toison fermée, lourde et noircie à la surface par la terre et le fumier.

Élevage. — Abondamment nourris sur des terres de bonne qualité, les moutons beaucerons sont exigeants pour la nourriture; rendus rustiques par des parcours pénibles sur des terres sans ombrage et sous un soleil ardent, ils sont durs à prendre la graisse et fournissent une viande fort inégale. Les fermiers des environs de Paris qui achètent au printemps des troupeaux pour les engraisser et pour faire parquer leurs terres, préfèrent des moutons de toute autre provenance.

La Beauce, avec ses longues sécheresses et ses larges plateaux argilo-calcaires, est beaucoup plus propre à produire des récoltes d'hiver, des céréales, que des fourrages d'été : les récoltes y sont très-nutritives, mais casuelles, et les animaux inégalement nourris.

Le *sang-de-rate* exerce de grands ravages dans cette province. En parlant de l'entretien des troupeaux, nous indiquerons quels sont les moyens les plus propres à prévenir cette maladie. Disons seulement ici que l'amélioration de la race au point de vue de la boucherie, le nouveau mode d'élevage et le renouvellement fréquent des animaux, diminueront les pertes qu'elle fait subir aux cultivateurs beaucerons.

Les éleveurs de la Beauce ont produit à dessein dans leurs moutons ce que nous considérons aujourd'hui comme des défauts. En recherchant exclusivement, comme ils l'ont fait pendant un demi-siècle, la très-forte taille, les béliers à grands fanons et à larges cravates, en nourrissant très-abondamment ; en un mot, en cherchant exclusivement à produire de lourdes toisons, ils ont favorisé le développement des défauts de conformation que nous reprochons à leurs mérinos comme à leurs métis.

Qu'ils changent de système, qu'ils choisissent les reproducteurs en se conformant aux règles que la zootechnie prescrit, et ils auront bientôt produit les formes : tête fine, encolure légère, poitrine épaisse, tronc cylindrique, qui répondent le mieux à nos besoins actuels. Quant à la précocité, elle sera facile à obtenir avec les grains et les fourrages que donne le sol de la Beauce.

§ 5. — Moutons briards.

Les bêtes à laine de la Brie, des environs de Dammartin, de Meaux, de Coulommiers, de Provins, sont de deux sortes : les unes mérinos ou métisses, élevées dans le pays, lui sont propres ; elles se sont produites en même temps et de la même manière que celles de la Beauce, avec lesquelles on les confond souvent ; les autres, qui se trouvent surtout dans les contrées rapprochées de Paris, y sont importées pour être engraissées. Parmi ces dernières, quelques-unes passent l'hiver et se reproduisent, mais le plus grand nombre arrivent dans le mois de juin et sont revendues vers la fin de l'été et en automne. Les cultivateurs des départements de la Seine, de Seine-et-Oise, de Seine-et-Marne, profitent du voisinage des marchés de la capitale pour acheter quand les cours sont bas et pour revendre quand les prix sont plus élevés, après avoir fait leurs parcages et avoir fait consommer les herbages dont ils pouvaient disposer.

- Même ceux qui font porter les brebis tiennent souvent à se décharger des embarras de l'élevage : ils nourrissent bien les mères, soignent particulièrement les agneaux, et les vendent comme agneaux de lait depuis le jour de l'an jusqu'à Pâques. C'est un bon moyen de se défaire des fourrages et de produire un bon fumier.

Les pâturages de cette province ont toujours eu la réputation de faire pousser de belles toisons ; ils adoucissent la laine des moutons picards, disait-on jadis, et allongent celle des champenois.

Les observations que nous avons faites sur l'amélioration des mérinos, des métis en général, et des moutons beaucerons s'appliquent aux moutons briards. Dans les deux provinces, la Beauce et la Brie, les producteurs de béliers suivent le même système.

§ 6. — Moutons cauchois.

Les moutons qu'on élevait dans l'espace compris entre la basse Seine, la mer, la Somme et le cours inférieur de l'Oise, appelés *cauchois*, du pays de Caux, *brayants*, du pays de Bray, et *picards*, du Beauvoisis, ont disparu. Les animaux qu'on y élève aujourd'hui, mérinos ou métis, sont très-variés quant aux formes et au lainage. Les troupeaux du pays de Caux ont de la ressemblance avec les beaucerons : ils en ont les défauts et les qualités; mais dans le voisinage de la mer, et en général entre la Seine et la Somme comme dans le Beauvoisis, ils ont la laine commune : elle est bonne, forte, mais elle a la réputation d'être dure.

Généralement la contrée est humide, et à cause de la nature argileuse du sol, et à cause de l'influence des vents maritimes. Elle est favorable à la production de la viande. Les soins particuliers des éleveurs doivent avoir pour but, dans le pays de Bray et dans une grande partie de la Picardie, d'entretenir les troupeaux en santé, de prévenir la pourriture à l'aide des condiments et des fourrages distribués au râtelier. Cette maladie y occasionne dans les années pluvieuses des pertes considérables. Depuis que les chemins de fer permettent de transporter le lait à Paris, quelques cultivateurs ont abandonné l'élevage des moutons pour entretenir des vaches laitières.

Carlier, dans un ouvrage publié en 1770, reprochait aux éleveurs de ces contrées ce qu'il appelait deux défauts qui, disait-il, étaient la source de graves maladies et de pertes considérables : l'habitude de boucher hermétiquement les ouvertures des bergeries, et celle de faire suer les troupeaux avant la tonte. Ces deux habitudes existent encore. La dernière de ces pratiques, plus répandue qu'anciennement, a pour but d'augmenter le poids des toisons; mais les marchands qui savent ce qu'il en est, ne les achètent qu'avec méfiance, et qu'autant qu'ils sont convaincus qu'en raison du prix peu élevé qu'ils en donnent, ils ne sont pas exposés à perdre, de sorte que les éleveurs nuisent à leurs animaux sans aucune chance avantageuse.

§ 7. — Moutons santerrois.

Les terres du haut Santerre, des environs de Péronne, celles de Saint-Quentin, de Compiègne, rive droite de l'Oise, sans être aussi propres à la production des bêtes à laine que celles de la rive gauche de cette rivière, conviennent mieux à cette destination que les environs de Beauvais et de Neufchâtel. Plus égouttées, plus éloignées de la mer et moins sous l'influence des vents humides que celles du pays de Bray, elles sont beaucoup plus salubres.

Les moutons qu'on y élève appartiennent de plus en plus au type mérinos. Ils sont grands, et donnent une laine forte, nerveuse, à longues mèches, qui est fort estimée.

Il est à désirer qu'ils soient améliorés quant aux formes, et uniformisés quant à la laine. Mais du moment que les éleveurs sentiront l'importance de choisir des reproducteurs à reins larges, à tête fine et à mince encolure, l'amélioration marchera avec rapidité. Le croisement avec le *dishley mérinos* est déjà employé avec succès.

§ 8. — Moutons soissonnais.

C'est aujourd'hui le nom des métis-mérinos et des mérinos produits dans le Valois, sur la rive gauche de l'Oise, dans les arrondissements de Senlis, de Laon, de Soissons.

Quelques troupeaux du Soissonnais diffèrent peu de ceux de la Beauce, mais ils sont en général moins uniformes, et à toisons moins colorées à la surface. Des divers degrés de métissage que l'on trouve dans le pays, ceux qui nous paraissent surtout devoir être propagés sont les métis de forte taille, à garrot épais, à lombes larges, à poitrail bien ouvert, à encolure moyenne, à tête fine et sans cornes. La peau est quelquefois sans fanon. La laine excellente, douce sans être fine, a beaucoup de nerf ; elle couvre tout le corps depuis le bout du nez jusqu'aux onglons ; elle est en longues mèches très-légèrement ondulées, bien carrées, et forme une toison qui, malgré la longueur du brin, est assez fermée.

Dans beaucoup d'individus les caractères du mérinos, plus marqués, s'annoncent par une laine plus courte, par des fanons et par une tête plus forte ; tandis qu'on reconnaît dans d'autres le type flamand, le type du nord, à la laine un peu grosse, aux toisons moins fermées, aux oreilles larges et renversées sinon pendantes.

Nous trouvons dans le Valois, sur les bords des rivières, de larges plaines d'alluvion, et sur les plateaux des terres formées d'argile plastique et de débris du calcaire grossier. Les uns et les autres de ces terrains jouissent d'une grande fertilité quand ils ne sont pas trop humides. Le climat est partout assez doux pour entretenir une végétation vigoureuse sur des terres qui, situées au midi, seraient d'une fertilité médiocre.

Il y a dans l'Aisne et dans l'Oise de bons troupeaux de mérinos et d'excellents métis. Ces riches contrées doivent surtout tenir à la production de la viande et des laines intermédiaires ; les métis pourraient être facilement perfectionnés à ce point de vue et rendus uniformes. Des croisements avec des anglo-mérinos, demi-sang pour les plateaux, trois quarts sang dishley dans les vallées humides, contribueraient beaucoup à produire ce résultat.

Tantôt la pourriture, tantôt le sang-de-rate, selon les pays et les années, sévissent sur les races de l'Oise et de l'Aisne. C'est par des fourrages secs donnés au râtelier, par un usage modéré des herbages humides, par la dépaissance sur les pâturages salubres et quand la rosée a disparu, qu'on peut prévenir la première; tandis que le sang-de-rate, moins grave que dans la Beauce, doit être combattu par les moyens dont nous parlerons en traitant de l'entretien des troupeaux.

§ 9. — Moutons champenois.

Les moutons qu'on appelle aujourd'hui *champenois* sont, les uns des *mérinos*, les autres des *métis* ayant plus ou moins de sang espagnol.

Ceux que l'on entretient dans les bons domaines sont en général d'assez forte taille et n'offrent aucun caractère particulier; peut-être ont-ils moins de fanon et moins de ventre que ceux des provinces plus fertiles.

Mais les plus nombreux sont à corps élancé, mince, à tête souvent mal coiffée. Leur laine est d'une finesse inégale. Les métis champenois ont souvent une tache brune sur la lèvre supérieure.

Concurremment avec les soissonnais, les métis champenois ont remplacé l'ancienne race ardennaise. Ils ont envahi même le coteau de Rocroy. Dans la riche vallée de Rethel et de Vouziers, ils sont aussi forts que ceux de la partie inférieure du bassin de l'Aisne.

Les troupeaux ardennais à laine grosse, souvent brune, à taches rousses ou brunes sur la tête et les jambes, conduits sur nos marchés, viennent de la Belgique, du côté de Bouillon, ou du Luxembourg. On ne trouve en France, de l'ancienne race, que quelques troupeaux élevés du côté de Sedan, sur la rive droite de la Meuse, sur des montagnes granitiques de la Lorraine, du côté de la Moselle et sur les Vosges.

La Champagne, et cela s'explique par la nature de son sol, est mieux disposée pour la multiplication, l'élevage, que pour l'engraissement des moutons. Elle en exporte qui sont engraissés dans les environs de Paris, où l'on estime ceux qui proviennent des contrées crayeuses, des plaines maigres de Dammartin, de Sainte-Menehould, de Suippes : ils se refont vite dans les bons fonds de l'Ile-de-France.

Pour apprécier la Champagne au point de vue de ses bêtes ovines, il faut tenir compte de sa composition géologique, de son climat frais dans quelques vallées et sec sur les plateaux; ne pas oublier l'influence que le commerce des villes manufacturières de la Marne et de l'Aube exerce sur la production de la laine : les fabricants de Reims, qui, au commencement du siècle dernier, ont confectionné les premiers ces étoffes variées et légères que nous appelons étoffes de fantaisie, recherchent surtout les laines intermédiaires pouvant être peignées.

Les cultivateurs de la Champagne ajoutent une grande importance à conserver les plus précieux caractères des mérinos ; s'ils choisissent des béliers à laine longue, ils tiennent aussi à une peau couverte de laine sur toute son étendue, et à une toison fermée. Quelques-uns recherchent encore des béliers à cornes : ils ne sont pas convaincus que les qualités essentielles du mérinos sont bien fixées dans les individus à tête désarmée.

Après ce que nous avons dit dans les articles qui précèdent sur l'amélioration des métis, nous nous bornerons à ajouter que, par un bon choix des reproducteurs et en nourrissant les agneaux convenablement, on les rendra mieux conformés pour la boucherie et plus précoces.

On trouve dans plusieurs localités de la Champagne les deux extrêmes : à côté de collines et de coteaux arides, sont des vallées très-fertiles, mais humides et produisant la pourriture, surtout dans les années pluvieuses. De bons fourrages administrés secs, une surveillance active des troupeaux, la précaution de leur faire éviter la pluie, la rosée et les brouillards, sont les seuls moyens propres à prévenir cette maladie. Quant au croisement anglais conseillé dans le même but, il serait inefficace. C'est seulement pour améliorer les formes qu'il peut être utile.

§ 10. — Moutons bourguignons.

Les plateaux du Châtillonnais constituent ce que l'on appelle en Bourgogne *la Montagne*. De même que ceux de la Beauce, de la Champagne, de la Picardie, ils sont très-favorables à l'entretien des moutons, qui trouvent sur cette large surface de terrain calcaire, sans source ni ruisseaux, une herbe tout à fait convenable à leur constitution, pourvu qu'ils ne soient pas de très-forte taille.

Les introductions de la race mérine en Bourgogne par Daubenton, les premières qui aient eu des résultats durables, remontent à 1766-1776. Dans le courant de ce siècle on a importé plusieurs fois dans la province des mérinos beaucerons. Ils y ont fait souche et ont même été améliorés dans ces dernières années.

On y a introduit aussi des mérinos à laine superfine, de Naz, de la Silésie, de la Saxe. Quelques propriétaires en ont obtenu des toisons remarquables par la finesse, beaucoup de douceur, et une forte longueur de mèches. Les conditions économiques, surtout de nos jours, ne sont pas favorables à l'entretien de ces animaux.

L'une et l'autre variétés de mérinos trouvent du reste dans la province des conditions particulièrement favorables à leur prospérité : ceux de petite taille, remarquables par la finesse des toisons, dans les environs de Châtillon, sur les plateaux du centre Nord de la province qui avoisine la Champagne, et ceux de taille élevée à lourdes toisons dans les plaines fertiles de l'Yonne. Les moutons élevés dans le Sensois sont bien connus. Les fermiers des environs de

Paris les préfèrent aux moutons beaucerons, comme plus faciles à engraisser, quoique leur ressemblant beaucoup par le poids et par la toison.

Les moutons de la Bourgogne, qui ont toujours été renommés pour la qualité supérieure de leur viande, ne sont pas moins remarquables par les qualités de leur laine. Après la première introduction de la race espagnole à Montbard, Daubenton, voulant savoir quelle était la valeur de la laine mérinos produite en France, en envoya des premières tontes à une fabrique de drap de Château-du-Parc, près de Châteauroux. Après l'avoir employée, le fabricant écrivait au grand naturaliste que la laine française avait plus de force et de nerf, avec la même finesse à l'œil et la même douceur au toucher, que la laine d'Espagne. Les résultats ultérieurs ont confirmé cette appréciation des premières toisons fines obtenues en Bourgogne.

Les conditions favorables à la production des belles toisons ne sont pas contraires à la production des belles formes. Les prairies artificielles prospèrent assez dans la Bourgogne pour suppléer à l'insuffisance des pâturages naturels. Quelques éleveurs, en utilisant les unes et les autres de ces ressources, ont produit avec de magnifiques toisons des bêtes sans cornes, ni fanons, bien appropriées à la boucherie. Cette voie est la seule bonne et il faut la suivre, devrait-on négliger la production de la laine, production qui a moins d'importance, quand on renouvelle plus souvent les troupeaux.

Il serait difficile de préciser les qualités ou plutôt la *nature* des *métis bourguignons*. Ils sont petits, à toison légère au centre et au nord de la province; lourds, à peau plissée, et bien laineux à l'ouest, dans les plaines de l'Yonne ; communs de laine vers les montagnes du Morvan et du côté de la Saône. Dans les petits troupeaux du sud et de l'est de la province, ils conservent le type de l'ancienne race du pays.

§ 11. — Moutons arlésiens.

Ainsi sont appelés les moutons mérinos et les métis élevés dans les départements de l'Hérault, du Gard, de Vaucluse, des Bouches-du-Rhône, et notamment dans l'île de la
Camargue et sur les plaines de la Crau. Ces animaux ont
remplacé l'ancienne race provençale chez les grands propriétaires, dans les cantons favorables à l'élevage des bêtes
à laine.

Vaste plaine située sur la rive gauche de l'embouchure
du Rhône, la Crau est formée d'un amas de cailloux roulés
ayant dans quelques endroits une épaisseur considérable.
Dans les parties qui ne sont pas arrosées, l'herbe est rare,
mais fine et substantielle.

Dans l'île de la Camargue, delta du Rhône, les conditions
ne sont pas les mêmes. L'humidité du sol est dans beaucoup
d'endroits trop abondante, les marécages y sont étendus ;
mais les vents du nord et le *mistral*, qui descendent la
vallée du Rhône ou se précipitent du sommet des Alpes
avec une effroyable impétuosité, charrient sur les bords de
la mer des torrents d'air froid et sec qui modèrent l'influence de l'humidité. Cet air descendu des régions froides
est bientôt échauffé par le sol de la Provence ; il se dilate et
s'élève ensuite en entraînant dans l'espace l'humidité des
couches inférieures de l'atmosphère. Les vents chauds venus d'Afrique tendent à produire les mêmes résultats.

C'est sous ces influences diverses que s'étaient formés
les troupeaux précieux de la Crau et que se conservent les
types qui les ont remplacés.

Les *mérinos* arlésiens sont trapus, mais ils n'ont pas de
caractères bien déterminés : quelques-uns sont d'une très-
grande finesse. Les *métis* ne varient pas moins. Les uns et
les autres fournissent les laines appelées *arlésiennes* qui

sont excellentes, ont beaucoup de nerf. Les plus communes sont recherchées pour la draperie du midi et les plus belles sont expédiées dans le nord.

Entretien. Emigration des troupeaux. — Nous trouvons dans la Provence des conditions très-favorables à l'entretien des bêtes à laine. Les plaines abritées de cette province sont très-propres à nourrir les troupeaux pendant l'hiver, tandis que les Alpes fournissent une précieuse ressource, alors que les chaleurs de l'été dessèchent les contrées basses.

L'émigration des troupeaux, qui a puissamment contribué à la conservation des mérinos espagnols, est largement pratiquée dans le midi de la France. Mais ce déplacement, qui a lieu après des conventions particulières faites entre le propriétaire des pâturages et celui du troupeau, n'a pas pour notre agriculture les inconvénients que la transhumance a eue pour l'agriculture espagnole. En France, l'émigration a les avantages de la transhumance sans en avoir les inconvénients; elle est profitable pour les deux parties, et nous ne saurions partager l'opinion de ceux qui blâment ce système, sous prétexte que les propriétaires des montagnes auraient plus d'avantages à faire consommer leurs herbages par des troupeaux leur appartenant.

Sur les hautes montagnes, il n'est pas possible de récolter beaucoup de fourrages, ni par conséquent de nourrir de nombreux animaux pendant l'hiver; les propriétaires des herbages auraient donc à acheter des troupeaux au printemps et à les revendre en automne. Il arriverait souvent que des moutons se vendraient moins à la Saint-Martin qu'ils n'auraient coûté à la Saint-Jean.

Comme dans toutes les transactions libres, qui s'exécutent depuis longtemps, les chances sont parfaitement connues, et les marchés se font le plus souvent dans l'intérêt des deux parties. Les propriétaires des troupeaux sont d'autant plus traitables, que sans le secours de la montagne ils ne pouraient que difficilement entretenir des moutons et utiliser leurs herbages.

En Provence, les troupeaux partent d'Arles vers le 12 ou le 13 juin, et arrivent à la Grande-Chartreuse (Isère) le 22 ou le 23. Ils mettent moins de temps pour aller dans les départements des Alpes et de la Drôme. Ils restent sur la montagne jusqu'au 18 ou au 20 octobre. Ces époques varient.

L'estivage, tout compris, frais de berger, sel, location de la pâture, coûte par tête de 2 francs à 2 francs 50 cent. Le sel est distribué deux ou trois fois par semaine à raison de 20 à 25 livres pour 1,200 bêtes. Quand le temps est sec, on en donne moins.

L'herbage est loué tantôt à l'année, tantôt pour plusieurs années. Le locataire le fait consommer comme il l'entend, ou bien il ne peut y mettre qu'un nombre d'animaux convenu.

Le pâturage sur les Alpes pendant l'été est favorable à la santé des animaux, et peut même les guérir de la pourriture; les moutons qui émigrent sont fort estimés pour leur viande.

§ 12. — Moutons du Roussillon.

En étudiant les races ovines de la partie occidentale du grand bassin des Pyrénées, nous avons vu que par ses terres plus égouttées et son climat plus sec, le pays est plus favorable à l'industrie ovine vers l'est que du côté de l'Océan : les troupeaux se perfectionnent par la seule influence des agents hygiéniques à mesure qu'on s'avance du pays basque, du Médoc, vers le Lauraguais et l'Ariège. Mais c'est surtout dans le versant méditerranéen de notre belle vallée du sud, dans le Roussillon et le Narbonnais, que nous trouvons des conditions bien favorables à la production des belles toisons. Déjà du temps des Romains, les troupeaux de ces contrées fournissaient les plus belles laines connues. Dans les siècles derniers, le mouton du Roussillon était appelé *mérinos français* : il avait les formes et les qualités de la race mérine ; sa laine était comparée à la ségovienne et à la soriane. Les laines roussillonnaises ont encore une réputation bien établie.

On entretient dans le large bassin du sud-est et dans les montagnes qui le limitent au nord, à l'ouest et au sud, deux groupes de bêtes à laines : celui des Pyrénées-Orientales, du Roussillon, dont les troupeaux vont en grande partie passer l'été sur les Pyrénées, et celui de l'Aude, des Corbières, composé de troupeaux sédentaires.

Le Roussillon est, de toutes nos provinces, celle où se trouvent les conditions les plus favorables aux bêtes ovines. Il possède des plaines de nature très-variée, quelques-unes salubres, d'autres humides, marécageuses, c'est vrai, mais propres comme les premières à nourrir des moutons pendant l'hiver. D'ailleurs l'humidité est moins nuisible dans les plaines du Roussillon que dans d'autres parties de la France, soit à cause des brusques mouvements éprouvés par l'atmosphère, soit surtout à cause de l'émigration des troupeaux qui, dès l'arrivée des chaleurs, sont conduits sur les Pyrénées.

La mer contribue, dans quelques cantons bas, à rendre le pays malsain, mais elle produit un effet favorable sur l'ensemble du pays. Elle porte jusqu'à un certain point le remède au mal qu'elle tend à produire : par les mouvements de l'atmosphère qu'elle concourt à rendre plus fréquents, par le sel et l'iode dont s'imprègnent les plantes du rivage, et surtout par les vapeurs qui, en se répandant sur les coteaux et les montagnes, en tempèrent l'aridité, alimentent les sources et favorisent la végétation.

C'est sous l'influence de ces circonstances heureuses que s'était formée ou conservée l'ancienne race roussillonnaise, alors que les animaux domestiques étaient, beaucoup moins qu'à notre époque, modifiés par l'action de l'homme. De toutes nos races, c'était la plus remarquable au point de vue du lainage. On la faisait descendre d'importations de mérinos et de croisements avec ce type. Ses caractères démontrent en effet qu'elle en avait du sang. Elle était à corps trapu, laineux jusqu'au bout des pattes, à laine fine, tassée et chargée de suint, à tête forte, et à cornes grosses, en spirale.

Elle différait cependant selon les contrées où elle était élevée. On indiquait dans le pays comme races distinctes les bêtes de la *Salanque*, dont les toisons surpassaient en finesse celles de l'Aragon et de l'Andalousie ; les bêtes du *Vallespir*, plus communes, souvent brunes ou grises ; celles de la *Cerdagne*, de même couleur, plus fortes, mais peu laineuses, parce que les éleveurs recherchaient les animaux à ventre nu ; enfin celles du *Capsir* et du *Conflans*, en général blanches, mais à tête et à pattes rousses. Les troupeaux de la montagne, de la Cerdagne, du haut Conflans, du Vallespir, avaient une laine plus grosse, moins chargée de suint, que celle des troupeaux de la plaine, de la Salanque.

A ces anciennes races ont succédé graduellement, depuis la fin du siècle dernier, des mérinos et des métis mérinos.

Les *mérinos* actuels proviennent de la bergerie que l'État avait établie dans la Salanque et qui rendait aux éleveurs des Pyrénées-Orientales, de l'Aude, de l'Hérault, de la Haute-Garonne, les services que rend aux éleveurs des environs de Paris celle de Rambouillet : elle a facilité le croisement de l'ancienne race du pays avec le type espagnol en propageant ce dernier.

Les *métis* sont beaucoup plus répandus que les mérinos.

Ils sont de taille moyenne, souvent à jambes et à tête rousses comme l'ancienne race indigène, et pourvus de cornes. La laine, d'assez belle finesse, est très-variée : nous avons trouvé dans les vallées, comme sur la Cerdagne, de bons métis avec des courbièrengs à mèches pointues. L'ancienne race des montagnes n'a pas complétement disparu ; il s'en trouve encore quelques individus à tête busquée, marquée de taches brunes, à cornes arquées, à laine grosse.

Entretien. Émigration. — Comme dans l'Aude, les troupeaux diminuent dans les Pyrénées-Orientales sur les bonnes terres des plaines et des collines, à mesure que la culture se perfectionne. C'est dans la Salanque, du côté de Saint-Laurents, et sur les montagnes qu'on en trouve le plus.

Pendant l'hiver, les troupeaux du Roussillon sont entretenus économiquement dans les plaines, et au commencement du printemps on les conduit sur les montagnes. Les troupeaux, même des parties les plus élevées des vallées, vont dans les lieux plus élevés encore. Ceux de la Cerdagne, de la Tour de Carol, sont conduits vers les sources de l'Ariège, du côté de Porté, du val d'Andorre ; ceux de la vallée de Foix, de Tarascon, d'Ax, vont vers l'Hospitalet ; ceux de la Salanque sont conduits du côté du Vallespir, du Capsir, du Conflans. L'estivage n'offre rien de particulier : il en coûte de 1 fr. 50 à 2 fr. par tête d'estivage. On donne du sel, quelques bergers une fois par semaine, d'autres tous les dix, douze ou quinze jours ; des propriétaires m'ont dit avoir remarqué que l'engraissement est plus prompt quand ils en donnent plus souvent.

Les propriétaires de la montagne qui possèdent des troupeaux, les nourrissent en été sur leurs herbages, et en hiver ils les conduisent, les brebis principalement, dans les vallées et dans la plaine.

Pour les recevoir, les cultivateurs des vallées ont adopté

un assolement dans lequel entre, pour une grande part, la culture des plantes fourragères, — blé, maïs, haricots et prairies. Ils sèment celles-ci en septembre, plus tôt dans les endroits exposés au froid que dans les bas-fonds. Elles sont composées d'un mélange de lupin blanc, et de trèfle du Roussillon ; farouch ; d'autres fois de l'un ou de l'autre semé séparément. A l'entrée de l'hiver ces plantes sont déjà fortes ; en général, on les fait consommer sur place. Les moutons prennent le lupin avec avidité pendant l'hiver.

Ces prairies se louent de deux à trois cents francs l'hectare pour la saison. Le cultivateur fournit la bergerie, mais les soins et la garde du troupeau sont à la charge du propriétaire des animaux.

Les troupeaux des villages rapprochés de la frontière vont passer l'hiver en Espagne. Ils y sont entretenus aux mêmes conditions que dans les vallées du Roussillon.

Quelques lots de mérinos des plaines du Roussillon et du bas des vallées ont une forte taille et de lourdes toisons. Sur les coteaux du côté de Salce, ils sont petits, plus trapus. Les moyens d'amélioration, choix des reproducteurs, régime des agneaux, doivent tendre à rendre les uns et les autres plus épais, à en diminuer la tête et l'encolure. Même dans les bons troupeaux, on voit des béliers à toisons mécheuses ; il faut les faire disparaître en excluant les individus dont la laine présente, derrière la nuque et sur l'épaule, une teinte lustrée et des ondulations bien marquées.

§ 13. — Moutons des Corbières.

Le département de l'Aude possède aujourd'hui plusieurs sortes de bêtes à laine.

Celles qui sont entretenues sur les Corbières se distinguent par les caractères suivants : taille moyenne ou petite ; corps médiocrement conformé ; tête avec ou sans cornes ; laine assez fine, douce, disposée en mèches longues, pendantes, pointues, sales, brûlées par le fumier à l'extrémité,- mais brillantes, soyeuses à la base, d'où vient le nom de *mouton soyeux des Corbières* qu'on donne aux moutons qui les portent. La toison est comme en lambeaux, affaissée ; la poitrine paraît mince et le dos étroit. Du reste, la laine s'étend sur toutes les parties du corps.

Cette race, plus forte et mieux conformée dans les communes plus fertiles, se distingue de la languedocienne sur les marchés de Béziers, à sa laine soyeuse. On la reconnaît au même caractère sur les Pyrénées-Orientales. Quoique considérée comme propre aux Corbières, elle est métisse et provient de croisements de brebis communes et de béliers mérinos.

Les moutons élevés dans les bonnes fermes de la plaine, *métis* ou *mérinos*, présentent les caractères mérinos : belles mèches carrées et toisons bien fermées. Ils sont assez forts de taille : on les entretient sur des terres fertiles et on fait intervenir, pour les nourrir, les cultures fourragères. Dans l'un comme dans l'autre type, il y a beaucoup d'individus qui ont une teinte rousse ou brune sur la tête et les membres.

Le voisinage de la bergerie de Perpignan a facilité les importations de la race mérinos pure ; et indépendamment du type ordinaire, assez répandu dans les plaines de l'Aude, on a introduit dans ce département les mérinos à laine superfine. Ils y trouveraient des conditions hygiéniques favorables ; mais la vente des toisons n'est pas assez avantageuse pour compenser les soins minutieux que l'entretien des animaux nécessite.

En général, les mérinos de l'Aude sont trapus, de taille moyenne, à laine fortement chargée.

Production. Élevage. Engraissement. — A base de grès anciens ou de roches calcaires, les pâturages livrés dans les

Corbières aux bêtes à laine sont maigres, et, quoique produisant une herbe sapide, ne peuvent entretenir qu'un petit bétail. Il y a même des montagnes rocailleuses qui ne peuvent être consommées avec quelque avantage que par des bêtes non-seulement de petite taille, mais encore robustes et déjà formées. Les propriétaires de ces pacages achètent, pour les utiliser, des moutons de l'âge de deux ou trois ans.; ils préfèrent même les bêtes de trois ans à celles de deux, elles sont plus fortes pour parcourir les montagnes. Ils les entretiennent pour le fumier et la laine jusqu'à l'âge de six, sept, huit, neuf ans.

Là où le terrain est moins stérile, sur les pelouses des plateaux, sur les gazons communaux ou particuliers situés dans les vallées, et sur quelques parties du rivage de la mer, on nourrit des brebis et on produit des agneaux. Les bords des routes même ont de l'importance pour ces pays. Nous avons entendu des propriétaires instruits se plaindre de ce que l'administration départementale voulait interdire le pâturage sur les berges des grands chemins et soutenir que cette défense rendrait impossible l'élevage du mouton dans une partie du département de l'Aude.

La multiplication des bêtes à laine n'est pas régulière comme dans les départements plus septentrionaux. Le nombre des brebis livrées au bélier varie tous les ans selon l'abondance des fourrages, fortement subordonnée elle-même à l'influence du temps. Quand la récolte des fourrages n'a pas été abondante, on fait couvrir moins de brebis.

Dans le siècle dernier, les troupeaux de la Clape de Narbonne et des basses Corbières allaient estiver sur les montagnes des Cévennes et du Gévaudan ; ils étaient même conduits jusque dans l'Auvergne, sur les montagnes du Cantal et d'Aubrac.

Jusqu'à présent, l'engraissement avait eu lieu spécialement dans les plaines, mais l'on commence à engraisser dans la montagne avec les fourrages artificiels. Des cultivateurs des bords de la mer s'en plaignent; ils trouvent moins de moutons maigres à acheter et les payent plus cher.

Dans beaucoup de fermes, comme dans le Languedoc, le sang-de-rate fait quelquefois de rudes ravages; on ne peut le prévenir, quand l'émigration n'est pas possible, que par un régime uniforme et par la culture de plantes aqueuses. On éloigne les troupeaux des bords de la mer quand on craint cette maladie, tandis qu'on cherche à leur faire manger des plantes salées ponr les préserver de la pourriture.

A mesure que les cultivateurs du Midi étendent les prairies artificielles, ils nourrissent mieux les troupeaux et les améliorent.

Sans être indispensables, les croisements peuvent être utiles pour accélérer le progrès. Les béliers dishley, accouplés avec les brebis des bons troupeaux de l'Aude, donnent d'excellents résultats : « En les accouplant avec nos bêtes mérinos à toison close, bien tassée, bien fine, nous écrivait notre confrère, M. Pinaud, nous faisons d'emblée les anglomérinos, que vous nous envoyez. Il est surprenant de voir combien d'un seul coup les formes se modifient, les charpentes se transforment; ainsi les produits d'un croisement ont le corps horizontal, la côte ronde, rapprochée de la hanche, le poitrail ouvert, la hanche aussi, le quartier descendu; tandis que les mères ont le poitrail étroit, la côte plate, écartée de la hanche, le derrière serré. Quant à la laine, elle perd moins au tassé que je ne l'appréhendais : le brin est plus long, brillant et assez doux. Tous les propriétaires qui ont essayé du croisement en sont enchantés. »

Ces métis pourront contribuer par leur nombre à l'amélioration de la race dans le département, si les éleveurs soignent les troupeaux où on introduit le sang anglais et s'ils choisissent pour la reproduction des béliers à corps épais et trapu, et à lainage plutôt mérinos qu'anglais.

La Société d'agriculture de Carcassonne s'occupe avec persévérance et succès de l'amélioration des troupeaux. Depuis plusieurs années elle a distribué des béliers anglo-mérinos quelquefois gratuitement, d'autres fois pour une faible rétribution, aux cultivateurs qui veulent faire des améliorations.

ART. 4. — MOUTONS A LAINE EXTRA-FINE. RACE DE NAZ.

Les laines que l'on considérait anciennement comme les premières en finesse, sont devenues les secondes quand on a trouvé dans le commerce les qualités supérieures que nous appelons *extra-fines, superfines*. Celles-ci sont à brins d'une très-grande ténuité, 1/50 à 1/60 de millimètre de diamètre, disposés en mèches courtes ou même très-courtes, moelleuses, toujours très-douces et très-élastiques, le plus souvent carrées, quelquefois vrillées, et alors la laine manque de nerf. Les toisons sont assez étendues mais à laine peu tassée ; elles se laissent facilement pénétrer par la terre et le fumier. La grande finesse de la laine ne se rencontre jamais avec une forte quantité : 2 à 3 livres de laine en suint, c'est le rapport ordinaire d'une bête extra-fine.

Plusieurs variétés du mérinos obtenues en Allemagne et en France à la suite de soins minutieux, produisent la laine extra-fine ; elles ont toutes les caractères de la race espagnole fortement marqués : la tête grosse, busquée, pourvue de cornes, le garrot saillant, souvent la côte plate et les genoux rapprochés. Elles sont à corps petit et fournissent très-peu de viande.

Production. — Les races à laine extra-fine réclament pour prospérer des conditions hygiéniques particulières : d'abord un pays salubre, des terres bien égouttées, un air sec, surtout si l'hivernage à la bergerie ne doit pas être de longue durée ; en second lieu, une nourriture convenable, distribuée en moyenne quantité : trop abondante, elle produit chez les jeunes bêtes une santé vigoureuse, un corps replet, une peau épaisse et, comme conséquence, une laine d'une moins grande finesse ; chez les bêtes adultes, elle pousse à l'engraissement qui fait perdre à la peau de sa vitalité, à la laine de sa force et de sa souplesse ; insuffisante, elle laisse maigrir les animaux et rend la laine sèche, faible et se détachant spontanément ; en troisième lieu enfin, des soins minutieux apportés à la multiplication, une grande connaissance de la laine, l'habitude de juger une toison, de distinguer dans la perfection des nuances à peine sensibles, de voir si elle est uniforme et d'apprécier le degré de finesse du brin afin de savoir quels sont les individus les plus aptes à perpétuer les qualités que l'on veut conserver.

Une grande propreté est aussi de première nécessité pour l'entretien des troupeaux à laine extra-fine. Ils réclament ou la stabulation permanente, régime dispendieux, ou le pâturage sur des gazons d'une médiocre fertilité, sur lesquels ne se trouvent ni broussailles, ni herbes à haute tige, ni sable, ni terre meuble pouvant salir les toisons. On ne doit donc pas les soumettre au régime du parcage ou ne les y soumettre qu'après la tonte et pendant peu de temps. Des bergeries mal tenues, incomplétement aérées, le fumier, nuisent également à la douceur et à la souplesse de la laine, la rendent dure et la brûlent. Sous l'influence du gaz ammoniac elle devient cassante ; enfin les brins de foin, les graines des plantes fourragères la salissent et l'altèrent.

Quelques plateaux de la Champagne et de la Bourgogne, quelques cantons des départements de l'Aude, de l'Hérault, des Bouches-du-Rhône, seraient bien appropriés à l'entretien des moutons à laine extra-fine — il y en a été introduit qui provenaient du troupeau de Naz ou des troupeaux allemands

— mais des raisons économiques ne permettraient pas, surtout à l'époque actuelle, de les y entretenir.

Cette production ne convient qu'aux pays éloignés des grands centres de civilisation, aux contrées incultes, peu peuplées, où les terres restent inproductives et où la viande a peu de valeur. La laine extra-fine forme pour ces contrées un bon produit d'exportation : les frais de transport sont peu considérables relativement à sa valeur.

De plus en plus les moutons à laine extra-fine sont relégués dans les contrées peu habitées : élevés d'abord dans la Suède, la Prusse, la Saxe, l'Autriche, la Silésie, la Moldavie, la Hongrie, ils se sont répandus ensuite dans la Russie méridionale, dans divers États de l'Amérique du Sud, au cap de Bonne-Espérance et en Australie.

Et encore ces contrées les conserveront difficilement parce que, faute d'ouvriers, on ne donne pas aux troupeaux les soins qui seraient nécessaires pour empêcher la dégénération. Cette dernière considération rendra leur entretien difficile dans l'Algérie, malgré la disposition du nord de l'Afrique à produire de belles laines.

Une autre cause qui nuit à l'entretien des moutons à laine extra-fine, c'est la dépréciation relative qu'éprouvent ces laines. Après leur transformation en étoffes, après avoir subi la teinture, elles sont difficiles à reconnaître : les procédés de tissage sont assez perfectionnés pour que l'on fabrique avec des laines de 3 ou 4 francs le kilogramme, des étoffes qui pour l'apparence correspondent à celles que l'on fabriquait il y a un demi-siècle avec des laines deux ou trois fois plus chères.

Même à l'époque où le prix des laines était très-élevé, les producteurs de l'Europe occidentale étaient remunérés moins par la vente des toisons que par celle des béliers et brebis qui leur étaient achetés comme reproducteurs. Aujourd'hui l'une de ces sources de profit est perdue comme l'autre.

Les laines extra-fines françaises, a-t-on dit, sont mousseuses, vrillées ; les toisons prennent facilement la poussière. Considérées à ce point de vue, elles ne diffèrent pas des meilleures laines saxonnes et électorales, quand les animaux qui les ont fournies ont été élevés, entretenus de la même manière. Nous avons cessé d'en produire, non pas parce que les moutons dégénéraient, mais parce qu'il n'est pas possible d'en vendre les produits à des prix rémunérateurs.

Race de Naz. — Une des races les plus remarquables de moutons à laine extra-fine a été créée en France. Elle est appelée *race de Naz*, du nom d'une exploitation rurale de l'arrondissement de Gex, département de l'Ain, où elle a été formée et où elle a acquis un haut degré de perfection par les soins habiles de MM. Girod (de l'Ain), et Perrault de Jotemps.

Les animaux de cette race sont petits, trapus, agiles, ardents, à tête forte, à cornes grosses, en spires rapprochées, à peau fine, sans fanons, à laine en zigzags courts, nombreux et réguliers, à mèche courte, à brins d'une très-grande finesse mais peu tassés : toison légère.

Un demi-siècle de soins intelligents ont fixé les caractères de la race, et les résultats remarquables qui ont été obtenus lui ont donné une grande supériorité et une réputation universelle.

En hiver, le troupeau reçoit à la bergerie une ration de foin et de racines très-régulièrement distribuée, jamais trop forte ; et pendant l'été il pacage sur les montagnes des environs de Genève, où le sol est salubre, l'herbe de bonne nature, mais trop peu abondante pour pousser au grand développement des organes, de la peau et de la laine en particulier.

Pendant longtemps, la race de Naz a brillé dans tous les concours, et par ses béliers, et par ses toisons ; elle a fourni des types reproducteurs à toutes les parties du monde,

où on les a tantôt multipliés en les faisant reproduire entre
eux, tantôt employés à croiser des races dont on voulait affi-
ner les toisons.

ART. 5. — MOUTONS ALGÉRIENS.

Parmi les industries qui conviennent le mieux à l'Algérie,
la production des bêtes à laine doit être placée au premier
rang. Le mouton possède des qualités qui le rendent, pour
les populations arabes, supérieur aux autres animaux domestiques. En raison du peu de viande qu'il fournit, il peut
être abattu dans plusieurs circonstances où il ne serait pas
possible d'utiliser la viande d'un bœuf ; et son principal produit, la laine, peut être plus facilement exporté que la
plupart des autres produits agricoles.

Même quand ces raisons n'auront plus la même importance,
quand l'agglomération plus grande de la population per-
mettra d'utiliser de plus grands animaux de boucherie, en
même temps que l'ouverture de nouvelles routes multipliera
les débouchés, le mouton sera pour les Algériens l'animal
de rente par excellence. De tous les herbivores domestiques,
c'est le plus approprié aux climats secs ; il est le seul qui
puisse utiliser les coteaux arides et ramasser les quelques
plantes fort rares qui, pendant les fortes chaleurs, résistent
à la sécheresse.

En outre, il s'accommode de la vie errante ; il se prête
avec facilité à la transhumance ; pourvu d'une épaisse
fourrure, il souffre peu d'être privé de logement ; enfin par
le parcage, il fournit un moyen excellent de fertiliser les
terres. Le mouton deviendra pour l'Africain pacifique ce que
le cheval a été pour le belliqueux musulman.

Caractères. — Toutes les bêtes algériennes sont remarquables par la force et la solidité des membres, la largeur
des jarrets et la grosseur des tendons. La tête est un peu

grosse et l'encolure forte. On ne trouve ni de très-grandes ni de très-petites bêtes ; elles pèsent de 40 à 50 kilogr. et fournissent de 18 à 22 kilogr. de viande. Elles ont des muscles volumineux et fermes. Si elles sont engraissées assez jeunes et convenablement, elles fournissent de l'excellente viande.

Quelques-unes ont des cornes, deux, quatre ou six même, et d'autres en sont dépourvues. Ces organes se remarquent sur des bêtes à laine longue comme sur celles à laine courte et frisée. La peau est généralement unie, quelquefois cependant elle forme un petit fanon.

Beaucoup de bêtes algériennes ont des plaques brunes à la tête et aux membres. Il en est de tigrées, même de grises et surtout de brunes à teinte plus ou moins foncée.

Très-prolifiques, les brebis font souvent deux portées par an, et ont fréquemment des portées doubles. Elles fournissent en grande quantité un lait excellent qu'elles conservent très-longtemps après le part : les mamelons supplémentaires donnent quelquefois du lait.

L'Afrique septentrionale produit les diverses sortes de laines que nous avons en France—mais les troupeaux y sont beaucoup plus hétérogènes. — Les variétés à laine intermédiaire se trouvent plus communément dans l'est de la colonie, dans les cercles de Biscara, de Batna, de Tebessa, de Constantine, tandis que, du côté du centre et de l'ouest, dans les cercles d'Alger, d'Aumale, d'Oran, de Mascara, sont surtout les troupeaux les plus communs. En général, la laine dégénère à mesure que l'on se rapproche de l'ouest et du rivage.

« Dans le Sahara, il y a une espèce de moutons qui donne une laine magnifique et très-douce : c'est avec cette laine qu'on fabrique les étoffes de luxe. Ils ont la tête un peu rouge, les femelles rendent aussi beaucoup de lait, malheureusement on n'en soigne pas les appareillements.

« Les brebis les plus estimées de cette race sont celles dont on dit :

TECHOUF, CHOUFET EL HAMA
OU TEMCHY, MECHIT EL HAYTAMA.
Elle voit comme le hibou
Et marche comme la tortue.

« Leur laine leur descend jusqu'aux onglons et leur couvre la tête de telle sorte qu'on ne leur voit littéralement que les yeux. »

Ces brebis décrites dans une note de M. le général Daumas ne descendent-elles pas du mérinos? Quoi qu'il en soit, des bêtes à belle toison se retrouvent dans les trois provinces, et en assez grande quantité pour démontrer la possibilité d'en produire dans toute la colonie.

L'hétérogénéité des troupeaux arabes est produite par le commerce, qui tend à faire venir vers le rivage les races supérieures de l'intérieur des terres ; par les razzias, par le pillage, que se font subir mutuellement les tribus, et par la grande émigration annuelle des troupeaux du nord au sud et du sud au nord. Elle provient aussi de la négligence que les Arabes apportent dans le choix des reproducteurs et dans l'entretien de leurs troupeaux.

Races. — Indépendamment des bêtes ovines considérées comme propres à nos possessions africaines, et que l'on distinguera peut-être un jour en *numides* ou fines de la province de Constantine, en *algériennes* ou intermédiaires des provinces occidentales, nous trouvons en Algérie deux autres races.

La plus remarquable est celle que nous appelons *barbarine*. Elle est à laine grossière et à queue très-développée. On ne la trouve un peu répandue que du côté de Tunis, vers la Calle. C'est une variété du *mouton à large queue* qui vit en Arabie, en Syrie, en Égypte, à Tunis, et qui est remarquable par le développement extraordinaire de la queue, formée principalement d'une masse graisseuse pouvant peser de 15 à 20 kil. (Desmarest). Ce poids tiraille la croupe et la rend fortement inclinée. La race barbarine a été importée en France ; nous en avons parlé à l'occasion du mouton languedocien.

La seconde race, dite *touareg*, est entretenue vers le centre de l'Afrique, chez des tribus dont elle porte le nom ; elle est mal conformée, ensellée, à jambes longues, à oreilles pendantes ; son corps est couvert, au lieu de laine, d'un poil court, lisse et roide. Les animaux de cette race, les seuls peut-être qui puissent vivre dans le désert, contribuent à nourrir les barbares qui les entretiennent; ils n'offrent pour nous aucun intérêt.

Entretien. — L'Algérie est bien appropriée à la production des laines, et les efforts de la métropole devraient tendre surtout à y développer l'élevage du mouton; même la partie du pays qui nous paraît être tout à fait stérile pourrait y être utilisée, mais il faudrait pour tirer parti de ces ressources une population plus prévoyante que celle dont M. le général Daumas nous fait connaître les sentiments dans le passage suivant.

« Dans le Sahara, on n'élève pas de bœufs. Pourquoi? Parce que l'eau est rare, les pâturages peu abondants, le terrain pierreux et les déménagements très-fréquents.

« Mais si le désert n'est pas favorable au développement de la race bovine, c'est en revanche la véritable patrie du mouton.

« Il y trouve les arbustes salés, ainsi qu'une foule d'autres plantes odoriférantes et nutritives connues sous le nom générique de EL AACHEUB.

« On l'abreuve dans des réservoirs alimentés par les eaux pluviales ou dans des bassins établis à côté de puits que l'on entretient avec un soin tout particulier. Ces puits sont, le plus souvent, entourés d'une petite maçonnerie et mis à l'abri des sables.

« Le mouton sait supporter la soif ; on le fait boire :

« Au printemps, tous les cinq ou six jours ;

« En été, tous les deux jours ;

« En automne, tous les trois jours ;

« En hiver, tous les quatre jours.

« L'usage des flaques d'eau disséminées sur le sol lui est interdit pendant les grandes chaleurs de l'été. On a remarqué qu'à cette époque de l'année, toute eau croupie et chauffée par le soleil lui devient très-nuisible.

« Quand il y a eu sécheresse pendant les deux premiers mois du printemps et que le troisième étant pluvieux, l'herbe vient à pousser en abondance, on donne à cette herbe le nom de KHELFA (*remplacement*) ; le mouton, comme pour se dédommager de sa longue abstinence, la mange avec avidité, mais elle lui donne habituellement une maladie que l'on appelle EL GHOCHE (*la trahison*). Elle ne se déclare qu'après les chaleurs de l'été : la tête et la ganache enflent considérablement, l'animal tousse beaucoup et il meurt le plus souvent.

« Suivant les Arabes, un automne pluvieux qui amène, de bonne heure, l'herbe nouvelle dans le désert, atténue considérablement les influences pernicieuses du GHOCHE.

« Les brebis sont très-fécondes. Elles mettent habituellement bas deux fois par an, au commencement de l'automne et au commencement du printemps.

« Les grandes tribus possèdent de 2 à 300,000 moutons ; ces moutons sont divisés, pour la surveillance, en troupeaux de 400 têtes que l'on appelle GHELEM ou AASSA (*Bâton*). Les gens riches ont de 15 à 20 ghelem, les plus pauvres un demi-ghelem, un quart de ghelem.

« Dans un GHELEM il doit y avoir une trentaine de béliers et un certain nombre de mâles châtrés. Ces derniers, toujours plus gras que les autres, sont destinés au commerce ou aux besoins de l'hospitalité...

« Les Arabes ne prennent aucun soin de leurs moutons : ils n'ont ni hangars pour les mettre à l'abri de l'intempérie des saisons, ni approvisionnements de fourrages pour les préserver de la disette; aussi, dans les mauvaises années, perdent-ils quelquefois la moitié de leurs troupeaux. Quand on les blâme de cette négligence ou qu'on veut leur donner des conseils, ils vous répondent tout simplement :

« *A quoi bon tout cela ? c'est le bien de Dieu* (KHER EURBY), « *il en fait ce qu'il veut. Nos brebis nous donnent deux agneaux* « *par an et l'année prochaine nos pertes seront réparées...*

« Les moutons, c'est la fortune de l'enfant du désert. Il « les appelle EL METAMIR RAHALA, *les silos ambulants...*

« Comme le misérable habitant du Tell, nous n'avons pas « besoin de labourer, de semer, de récolter, de dépiquer « les grains, de travailler, en un mot, comme de vils escla- « ves; non, nous sommes indépendants, nous prions, nous « commerçons, nous chassons, nous voyageons, et si le « besoin de nous procurer ce qui, chez les autres, n'est « obtenu que par la sueur et le travail, se fait sentir, nous « vendons des moutons et nous avons immédiatement « armes, chevaux, femmes, bijoux, vêtements, tout ce qui « peut nous plaire ou embellir notre existence. »

« Le maître du mouton n'a pas besoin de travailler et il « ne manque jamais de rien : *Ainsi Dieu l'a voulu.* »

« Général E. DAUMAS. »

Qualités. Défauts. — Les bêtes à laine de l'Algérie sont assez robustes pour résister aux froids humides de l'hiver et aux chaleurs étouffantes de l'été comme au souffle brûlant du sirocco. Elles sont assez sobres pour vivre pendant plusieurs mois de l'année sur des terres arides, de quelques plantes dures, complètement desséchées, et assez fortes pour supporter les longs parcours qu'elles ont à faire tous les jours pour ramasser leur subsistance ; mais généralement elles sont mal conformées et leur toison trop ouverte s'imprègne trop facilement de terre, de grateron, de graines de luzerne et de fenasse. La laine est hétérogène, jarreuse : celle même qui est fine présente ce défaut à un degré très-marqué.

Amélioration. — *Croisement.* C'est exclusivement au point de vue de la laine que le croisement peut être utile. On trouve, en Afrique, toutes les qualités du lainage, — brins fins, belles mèches et toisons abondantes, — mais il est très-rare qu'elles se trouvent toutes réunies sur les mêmes individus.

Il manque aux troupeaux africains cette uniformité dans la perfection, qui est le caractère de ceux que nous élevons en France dans toutes les provinces où prospère un peu l'industrie ovine ; le grand avantage de croisements bien faits serait de la communiquer, en très-peu de temps, aux troupeaux de l'Algérie. A ce point de vue, l'introduction dans notre colonie de béliers choisis parmi les mérinos, et même parmi les métis, dans les Bouches-du-Rhône, l'Aude et les Pyrénées-Orientales, pourrait être d'une grande utilité.

Quoique nous ayons été plusieurs fois consulté sur la convenance des béliers anglais en Afrique, nous ne croyons pas nécessaire de nous étendre sur ce sujet. Ces béliers ont besoin d'un climat doux et d'une nourriture copieuse ; ils ne payeraient pas les soins qui seraient nécessaires pour les faire prospérer.

Appareillement, sélection. L'apathie des Arabes est la cause de l'infériorité des laines barbaresques : le mélange, dans le même troupeau, de brebis presque irréprochables et de béliers très-défectueux, a produit ces moutons, dont le corps est couvert en partie de laine passable et en partie de véritable crin, ou de laine et de jarre mêlés à peu près en quantité égale sur toute l'étendue de la toison. Le premier moyen à employer pour les faire disparaître, c'est de mettre ces animaux dans l'impossibilité de se reproduire. On trouve dans les tribus des mâles et des femelles qui, sans posséder toutes les qualités qu'on peut désirer, produiraient une grande amélioration, s'ils étaient seuls employés comme reproducteurs.

Régime. Un bon régime n'est pas d'un emploi aussi facile qu'une sélection raisonnée. Heureusement il n'est pas aussi nécessaire. Le régime, du moins la partie principale, l'alimentation, n'exerce qu'une action secondaire sur les qualités de la laine.

Conduite des troupeaux. Il faut changer les parcs assez souvent pour éviter le fumier; éloigner les troupeaux des terrains boueux ou couverts de poussière et des pâturages où les plantes sont hautes et pourvues de graines épineuses qui adhèrent à la laine et déprécient les toisons. Dans l'Amérique méridionale, on prévient cette dernière cause d'altération en tondant les troupeaux avant la maturité de ces graines. Cette précaution, mise en usage depuis quelques années seulement, a augmenté la valeur des toisons et aggrave le préjudice que la concurrence des éleveurs des rives de la Plata fait à nos cultivateurs.

Tous les animaux vivent ensemble et la saillie s'effectue dans toutes les saisons. L'agnelage dure de même toute l'année; il est difficile à soigner. Plus encore en Afrique qu'en France où nous avons plus de ressources, il est impossible de produire rien de bon sans apporter à la multiplication les soins que nous recommandons.

Nourriture. Une cause puissante d'infériorité des troupeaux, c'est le nombre trop considérable de bêtes à laine que possèdent les Algériens, les Arabes surtout, relativement aux ressources que fournissent les pâturages. M. le général Daumas nous en a donné le motif, et malheureusement la conduite des chefs arabes est conforme à leur raisonnement. N'ayant pas des intérêts à servir, pas de fermages à payer, ni de grands besoins à satisfaire, ils ne sentent aucun besoin d'accroître leurs ressources et d'avoir des revenus assurés.

A tous les points de vue, le calcul ou le raisonnement des Arabes est erroné. En effet, il n'est pas possible de compter sur la moindre réussite des troupeaux si le succès de l'élevage est subordonné aux chances si souvent défavorables du climat.

Supposons qu'au lieu de porter le nombre de leurs bêtes ovines à 18 ou 20,000, les tribus n'en aient que 12 ou 15,000, elles conserveraient probablement tous leurs animaux ou n'en perdraient, dans les mêmes circonstances, que de minimes quantités, en même temps qu'elles bénéficieraient tous les ans, de la vente des toisons et des animaux réformés.

Le conseil de se baser, sur ce que les herbages peuvent fournir dans les temps de sécheresse, pour régler le nombre des bêtes à laine, ne s'adresse qu'aux Arabes. Les colons doivent se guider d'après d'autres considérations : par des fourrages artificiels, surtout par la récolte des herbes que tant de parties de l'Algérie produisent en abondance pendant l'hiver, les cultivateurs dignes de ce nom doivent se mettre à même de suppléer à l'insuffisance des pâturages pendant les temps de sécheresse ; ils peuvent ainsi entretenir un nombre d'animaux beaucoup plus considérable que celui dont la nourriture est assurée par le pâturage d'été.

L'*émigration* est pratiquée en Algérie sur une grande échelle. Les troupeaux du désert viennent dans le Tell passer l'été sur les montagnes, et ceux des montagnes sont conduits dans le Sahara, pour passer l'hiver. Les déplacements s'opèrent très-régulièrement, à petites journées et de la manière la plus favorable aux troupeaux. Le pâturage est payé par les tribus les unes aux autres, ou avec du beurre, ou avec de la laine, ou avec des agneaux, selon les usages du pays.

Mais ce moyen ne saurait offrir en Algérie les avantages qu'il a en Espagne et en France ; les montagnes n'y sont pas assez élevées pour conserver leur fraîcheur et l'herbe s'y dessèche presque comme dans les plaines. L'émigration n'a d'autre avantage que celui de mettre à la disposition des troupeaux de plus vastes surfaces de pays. Les éleveurs qui tiennent à améliorer la race, à avoir des troupeaux dont le croît soit assuré, doivent surtout compter pour l'été sur les fourrages emmagasinés.

Tonte. La récolte de la laine n'a pas d'influence directe sur les qualités de ce produit, mais elle influe sur la valeur des toisons. Les Arabes tondent très-irrégulièrement ; ils emploient à cette opération un couteau ou la faucille ! ils ne peuvent la pratiquer que lorsque la laine est très-longue et la pratiquent toujours très-mal. M. Bérnis rapporte qu'on a enlevé 450 grammes de laine sur des brebis qui venaient d'être tondues par les Arabes.

Il y a donc un avantage direct à tondre à des époques convenables et avec des instruments — forces ou ciseaux — qui coupent proprement la laine ; à tondre les agneaux à quatre ou cinq mois, sauf à devancer ou à retarder l'opération selon qu'il faut se prémunir contre le mauvais temps ou contre les chaleurs.

Les *bergeries* ou des *hangars* ne sont pas indispensables en Afrique, puisqu'elles sont inconnues chez les Arabes, mais elles n'en sont pas moins très-utiles pour préserver les animaux des pluies torrentielles et des chaleurs excessives. Elles sont nécessaires pour pratiquer l'élevage du mouton avec certitude de succès et surtout pour produire des reproducteurs capables d'améliorer l'espèce.

CHAPITRE III

Races ovines étrangères propres à être importées ou à croiser les races françaises.

Nous ne nous occuperons que des races qui peuvent être utiles pour améliorer les races françaises. Au point de vue économique et commercial, la question des bêtes ovines étrangères a une grande importance ; elles se sont multipliées dans l'Australie, dans le sud de l'Afrique, et dans quelques parties de l'Amérique, de manière à produire des quantités de laine bien supérieures aux besoins des localités qui les entretiennent, mais ce que nous savons sur l'élevage et l'entretien des animaux dans ces parages offre peu d'intérêt pour la zootechnie.

ART. 1er. — MÉRINOS ÉTRANGERS.

§ 1. — Mérinos espagnols.

Origine. — L'histoire ne nous donne pas des détails assez précis sur les importations des mérinos africains en Espagne dont nous avons parlé page 57 pour nous permettre d'apprécier l'influence que ces moutons ont exercée sur la production des bêtes ovines de l'Europe méridionale ; mais nous pensons qu'on ne se tromperait pas en supposant qu'il faut surtout attribuer la perfection à laquelle le mouton espagnol était déjà parvenu au commencement du siècle dernier, au sol et au climat de l'Espagne, aux soins dont les bêtes à laine ont été l'objet et surtout au mode d'entretien auquel les troupeaux ont été soumis depuis un temps immémorial.

Chacun connaît la richesse naturelle de l'Espagne, la fertilité sans égale de ses vallées échauffées par un soleil presque africain et arrosées par des fleuves qu'alimentent les neiges perpétuelles des montagnes. Trop souvent, il est vrai, les habitants de ces terres privilégiées n'ont pas su utiliser les ressources naturelles dont ils disposaient, mais l'industrie ovine a moins souffert de leur apathie que les autres branches de l'industrie rurale. Elle a d'abord prospéré sous la domination romaine, puis pendant l'occupation des Maures, pour lesquels l'agriculture était l'occupation principale et la plus honorée; elle a prospéré ensuite sous l'influence de la *transhumance*, dans le temps même où l'Espagne était préoccupée surtout de l'or du Pérou et négligeait l'exploitation de sa plus grande richesse, de son sol.

Cette émigration s'opérait au profit d'une vaste association appelée *mesta*; elle s'opposait à tout travail lucratif sur une grande partie des terres, mais elle favorisait considérablement la multiplication des troupeaux. Par ce mode d'entretien, les bêtes ovines se trouvaient dans les conditions les plus heureuses qu'il soit possible de concevoir dans des siècles où l'on ne pratiquait pas encore la culture des plantes fourragères.

Les trois époques que nous rappelons sont mémorables : les Romains tiraient les laines qui servaient à confectionner leurs étoffes de luxe de l'Andalousie ; du temps des Maures, l'Espagne, Grenade en particulier, fabriquait les plus belles étoffes connues avec la tonte des troupeaux andalous ; enfin, pendant les derniers siècles, l'Europe ne connaissait d'autres belles laines que celles qui provenaient des moutons transhumants.

Caractères. — La race mérine espagnole présente les caractères suivants : taille moyenne, corps ramassé, tête grosse, chanfrein arqué, cornes en volute, jambes courtes, garrot saillant, dos ensellé, laine fine, frisée, courte, élastique, fortement chargée de suint, peau fine, rose, ample, et formant dans beaucoup d'individus, des fanons, des plis au cou, sur les épaules et sur les cuisses.

Entretien. — Aucun autre Etat n'est aussi bien disposé que l'Espagne pour l'industrie ovine. Ses riches vallées, ses plaines si fertiles, son climat si doux en hiver, procurent aux troupeaux, pendant la mauvaise saison, des conditions favorables à leur entretien; tandis que les hautes montagnes, quelques-unes couvertes de neige toute l'année, sont constamment fraîches, et par l'eau de pluie tombée en hiver, et par les vapeurs qu'elles condensent en été, elles fournissent ainsi des conditions favorables pour l'estivage des moutons.

Les troupeaux transhumants, *cavagnes*, hivernent dans l'Estramadure, l'Andalousie et la Nouvelle-Castille. Ils se mettent en marche dans la première quinzaine d'avril et arrivent à leur destination vers la fin de mai ou au commencement de juin. Ils séjournent sur les montagnes jusqu'à la fin de septembre, et mettent ensuite un mois ou six semaines pour retourner à leur cantonnement d'hiver. On les tond au printemps, et en route, dans des établissements appelés *esquileos*, dans chacun desquels se trouve un personnel assez nombreux pour tondre, en un jour, un troupeau de huit cents à mille têtes.

On distingue deux principales variétés de moutons espagnols, d'après leurs qualités et les montagnes sur lesquelles estivent les troupeaux. L'une passe les hivers dans le bassin de la Guadiana, aux environs de Mérida. Vers le 15 avril, elle se met en route, passe le Tage à Almarès et se dirige vers les Asturies. Une partie arrive dans le royaume de Léon, et l'autre séjourne sur les montagnes de la Vieille-Castille.

La seconde variété hiverne un peu à l'est des terres habitées par la précédente sur les confins de l'Andalousie, de la Nouvelle-Castille et de l'Estramadure, passe le Tage en partie au pont d'Arzobispo et en partie à Talavero ; elle se dirige ensuite vers le nord-est ; quelques troupeaux séjournent dans l'intendance de Soria, et les autres traversent l'Èbre et s'avancent dans la Navarre jusqu'aux Pyrénées.

La première de ces variétés est appelée *léonaise*, du royaume de Léon, où elle passe l'été. C'est la plus renommée. Elle se divise en plusieurs familles célèbres, parmi lesquelles celles de *negrette*, *negretti* a fourni des colonies qu'on conserve à l'état de pureté dans l'Europe septentrionale. La seconde est connue sous le nom de *soriane*, et compte aussi diverses sous-variétés : la *navarrine*, venant pâturer sur les Pyrénées occidentales ; la *ségovienne*, dans le royaume de Ségovie, à l'est de Léon et à l'ouest de Soria.

Indépendamment des bêtes à laine *transhumantes*, il y a en Espagne les *estantes*, ou sédentaires. Les troupeaux de ces dernières sont quelquefois formés du rebut des troupeaux transhumants, mais le plus souvent de bêtes communes, quelques-unes à laine grosse.

Avec ces conditions d'élevage si avantageuses, l'Espagne tenait le premier rang dans l'industrie ovine, quand les autres États n'employaient que leurs ressources naturelles pour nourrir leurs moutons. Mais, du moment que les éleveurs de l'Allemagne, de la France, ont soumis leurs troupeaux à un régime bien réglé, qu'ils les ont logés convenablement pendant les mauvais temps, et nourris régulièrement durant toute l'année, ils leur ont imprimé une perfection qui les rend supérieurs au type espagnol.

Les variétés exportées d'Espagne ont formé deux principaux types : celui de Naz et des races électorales, et celui de Rambouillet. Tous les deux diffèrent du mouton espagnol tel qu'il était dans le siècle dernier, en ce qu'ils ont des toisons uniformes et sans jarre. En outre, celui de Naz s'en distingue par sa laine extra-fine, et celui de Rambouillet par son énorme corpulence et ses lourdes toisons. Aujourd'hui nous n'avons rien à demander à l'Espagne, pas même pour l'Algérie.

§ 2. — Mérinos allemands.

Les races allemandes sont aussi variées que celles des autres contrées de l'Europe, mais celles dérivées du mérinos sont les seules qui nous intéressent; il en a été plusieurs fois importé pour améliorer les races françaises. Elles remontent à des introductions de mérinos faites en 1765 par la Saxe et en 1768 par la Prusse. En 1775, Marie-Thérèse introduisit en Hongrie 300 mérinos espagnols à la ferme de Merkopails, où ils se sont multipliés et de là répandus dans toutes les parties de la monarchie autrichienne, où ils sont susceptibles de prospérer.

Plusieurs parties de l'Allemagne possèdent des conditions naturelles et économiques favorables à la production des belles laines : terres qui n'ont pas une grande valeur et où de larges surfaces peuvent être livrées aux troupeaux ; sol réparti en grands domaines que les tenanciers ont intérêt à exploiter de la manière qui exige le moins de main-d'œuvre, et par conséquent en élevant de nombreux moutons ; une population rare, consommant peu de viande, d'où résulte la difficulté de vendre le bétail et l'avantage relatif de produire des laines. Il y a encore dans la Gallicie des contrées où l'on coupe les animaux réformés par morceaux pour faire cuire ensemble os et viande, et en extraire le suif. (*Notes sur l'élevage du bétail en Autriche.*)

A la vérité, le climat, dans une grande partie des contrées où ces conditions existent, est peu favorable à la production des belles laines, et les moutons indigènes qu'on y élève sans soins particuliers ont un lainage très-grossier ; mais la longueur même des hivers, en obligeant à tenir pendant longtemps les troupeaux à la bergerie, à soumettre les animaux à une très-longue stabulation, est devenue une condition favorable : l'abondance des fourrages a rendu ce régime facile à pratiquer.

Sous l'influence des habitations, la laine est fine, douce et moelleuse. Celle des troupeaux nourris en plein air, à l'action du soleil et de la poussière, a, quelle qu'en soit la finesse, quelque chose de roide qui ne lui permet pas de rivaliser, pour la confection de certains tissus, avec celle qui est produite dans les bergeries bien tenues.

Malgré ces conditions favorables, les troupeaux à laine superfine ne se trouvent en Allemagne que chez les grands propriétaires. Pour 1,500 à 2,000 bêtes de cette race on compte 7, 8, 10, mille bêtes des races communes pures ou croisées. Et encore c'est souvent par orgueil que la noblesse allemande tient des troupeaux superfins : elle veut conserver des animaux qui sont un des titres de gloire de la famille.

Les bêtes communes sont préférées, ou parce que les femelles donnent plus de lait et sont plus utiles à l'entretien du ménage, ou parce que leur peau sert à faire des habits, des housses, ou parce qu'elles sont plus rustiques et donnent de plus lourdes toisons. De nos jours même, la plupart des propriétaires de troupeaux extra-fins ne recherchent pas exclusivement comme autrefois la finesse du brin ; ils cherchent à y réunir le poids de la toison.

Caractères. — Les mérinos de l'Allemagne présentent les caractères de l'ancienne race espagnole à un degré très-marqué ; ils sont petits, trapus, à poitrail souvent étroit et rentré, à tête forte, busquée, armée de grosses cornes en spires quelquefois allongées. La peau forme généralement des fanons, des cravates, de grands plis appelés *rideaux*. La laine est très-fine, courte, peu abondante quoique recouvrant le plus souvent la totalité du corps.

On distingue la race *negretti* et la race électorale. La première provient de troupeaux importés de la sous-race negretti d'Espagne. Elle est conservée à l'état de pureté dans les États de la Prusse où elle a été importée par Frédéric le Grand, en 1786. Elle comprend des animaux très-divers par leur taille, comme par la quantité de laine qu'ils donnent.

La race *électorale*, race saxonne, descend de mérinos espagnols importés dans la Saxe par l'électeur en 1765. Rendue plus fine par le régime, elle est aujourd'hui la plus répandue et la plus connue; elle compte des colonies dans toutes les parties du monde et presque dans tous les États. Elle est formée d'animaux petits, à corps mince, donnant de 1,000 à 1,500 grammes de laine et de 8 à 12 kilogrammes de viande. La laine électorale est la plus renommée pour la souplesse, le moelleux, le velouté des draps qu'elle sert à fabriquer.

C'est surtout d'après les pays que l'on distingue les sous-races extra-fines de l'Allemagne. Les plus remarquables sont celles de la Saxe, de la Moravie, de la Silésie, de la Bohème, de la Hongrie, de la Gallicie; mais on doit moins juger des qualités et de la taille des moutons extra-fins d'après la race à laquelle ils appartiennent et le pays qu'ils habitent, que d'après les soins qu'ils reçoivent. Leurs qualités, produites exclusivement par la domesticité et à peu près indépendantes du climat, sont entièrement subordonnées à la nourriture, au logement, à la génération. Dans les troupeaux bien tenus, les animaux sont gouvernés avec les plus minutieuses précautions; toutes les mésalliances sont strictement évitées; la généalogie des individus est soigneusement inscrite depuis la formation des troupeaux.

Il ne faut pas oublier, quand on veut employer les races allemandes extra-fines à l'amélioration d'autres races, que les qualités qui les distinguent sont dues au mode d'entretien. Elles transmettent leurs caractères, c'est vrai, — on l'a vu en Afrique, en Asie, en Amérique, en Australie ; — mais ceux qui constituent les qualités du lainage se conservent ou disparaissent selon les soins que l'on donne aux animaux.

ART. 2. — MOUTONS ANGLAIS.

Nous avons examiné ailleurs (*Races bovines*, p. 150) l'influence que les lois anglaises, les grandes fortunes, le sol et le climat des îles Britanniques ont exercée sur la production des bêtes de boucherie. L'appropriation des races à cette destination, que nous produisons avec tant de peine et que nous ne conservons qu'à l'aide des soins les plus minutieux, s'opère en Angleterre spontanément, par le seul effet des forces naturelles. En vain, pour les distinguer les uns des autres, on appelle les moutons, new kent d'un côté, cotswold de l'autre, cheviot ailleurs, partout sur les collines du Glocestershire comme dans les plaines marécageuses de l'embouchure de la Tamise, on ne trouve plus aujourd'hui que le type dishley, à peine modifié par les races dont il porte le nom.

§ 1. — Race dishley ou New-Leicester.

Cette race a été créée, dans le comté de *Leicester*, à la ferme de *Dishley*, par Robert *Bakewell*. De là dérivent les trois noms par lesquels on la désigne.

Le Leicestershire a un sol fertile, un climat toujours doux et de riches herbages. C'est à l'aide de ces influences heureuses que Bakewell a transformé l'ancienne race du pays. Il a commencé ses travaux en 1755. En 1760, il mit en usage la pratique, aujourd'hui si répandue, de louer des béliers. D'après David Low, il loua les premiers à raison de 20 à 25 fr. par tête. En 1786, cette industrie, qu'il avait créée, lui rapportait 1,000 souverains (25,000 francs); quelques années plus tard, en 1789, il louait trois béliers 1,200 souverains, et son industrie lui rapportait 170,000 fr. Avant la saison de la lutte, il montrait les reproducteurs disponibles. Les éleveurs, après avoir choisi, faisaient leurs offres, qui étaient acceptées ou refusées. Les animaux n'étaient jamais marchandés.

On ignore les moyens qu'employa Bakewell pour améliorer son troupeau. Il agissait avec une discrétion extrême et ne mettait pas toujours, d'après ce qu'on rapporte, une excessive bonne foi dans ses confidences, ni même dans ses relations d'affaires. On croit qu'il employa quelquefois les croisements et souvent la consanguinité. L'observation lui avait appris qu'il existe un rapport constant entre certaines formes et la facilité à se bien nourrir; aussi recherchait-il les animaux qui lui convenaient le mieux par leur conformation, quelle qu'en fût l'origine.

En même temps qu'il agissait par les croisements ou les appareillements, il ne négligeait pas le régime. Il plaçait son troupeau dans les conditions les plus favorables au développement du tissu graisseux, dans des herbages fertiles et plutôt humides que secs. Négligeant complétement les qualités qui tiennent au lainage et au poids des animaux, il ne s'attachait qu'à des bêtes précoces et donnant une grande quantité de viande en proportion du poids du corps.

Plus d'une fois il dépassa son but : au lieu de bêtes molles, lymphatiques, graisseuses, mais suffisamment robustes, il obtint des bêtes débiles, hydropiques, pourries ou disposées à le devenir. C'est peut-être ce qui contribua à faire dire qu'il était d'un égoïsme étroit et sordide, qu'il

ne vendait que des animaux affectés de la pourriture, incapables de donner de bons produits.

Caractères. — Le mouton dishley (fig. 3) est remarquable
par son corps ramassé, assez court, aussi épais de droite à
gauche que de haut en bas, ce qui le fait paraître cylindrique; par sa côte ronde; son garrot épais et peu sorti;
sa région sternale épaisse, aplatie; son abdomen peu développé; son poitrail ouvert; ses lombes larges; son cou
court, grêle, et complétement caché avant la tonte; par sa
tête petite, sans cornes, à chanfrein droit et paraissant di-

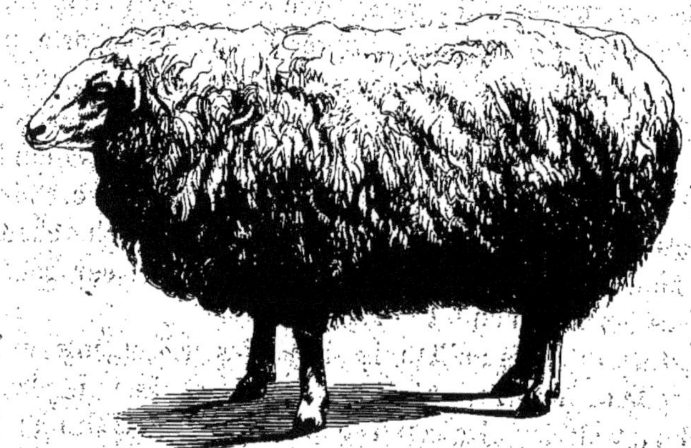

Fig. 3. — Mouton dishley.

rectement attachée au tronc lorsque le corps est couvert de
laine. Le squelette est ample, et cependant léger, car les os
sont minces, ce qui rend la poitrine et le bassin spacieux,
et offre une large surface aux muscles qui fournissent la
meilleure viande. Cette ampleur du squelette, avec la petitesse des os, forme une des plus précieuses qualités de ce
bélier; il en résulte que les viscères placés dans la poitrine
peuvent bien fonctionner, et qu'il existe de vastes emplace-
cements, sur le dos et les lombes, pour recevoir de grandes

quantités de chair et de graisse. Comme signe de la légèreté
des os, il faut noter le peu de volume des cartilages : les
oreilles sont, proportionnellement à la taille, étroites,
courtes et très-minces ; le flanc est court et l'abdomen peu
développé. Les membres sont fins, mais longs, quoiqu'ils
paraissent courts avant la tonte, à cause de la longueur de
la laine ; les genoux et les jarrets sont très-écartés l'un de
l'autre.

La laine est longue, grosse et rude ou soyeuse, et tombe
en mèches pointues et pendantes ; elle est peu tassée, et les
membres, le ventre, le scrotum et la tête en sont dépourvus ;
les toisons ne pèsent pas en proportion de la taille des animaux et de la longueur des brins ; vers l'âge de quatre ans,
le poids en diminue, et la laine perd de ses qualités.

On remarque sur la face, autour des yeux et sur les
oreilles, des taches foncées, brunâtres. C'est un caractère
qui, joint à la petitesse de la tête, à la finesse des oreilles,
fait reconnaître le sang dishley dans les métis dishley mérinos, et dans les races new-kent, cotswold, améliorées
dans le courant de ce siècle.

Bakewell tenait peu à la taille et n'a pas cherché à créer
de grands animaux ; depuis cet éleveur célèbre, la race a
pris plus de développement. Les femelles sont moins fortes
à proportion que les mâles, et présentent à un haut degré
cette tête petite, ces oreilles fines, que nous avons dit être
un caractère de la race.

La viande laisse à désirer quant aux qualités. Elle est
souvent trop grasse et la graisse est plus abondante à l'ex-
térieur qu'à l'intérieur du corps ; ce défaut tient à la précocité, à la manière dont les animaux sont nourris.

Lent et paresseux, le mouton dishley est peu propre à
marcher. Il ne résiste pas à de fortes chaleurs ni aux longs
parcours ; il faut qu'il ait toujours à sa disposition une
nourriture facile à prendre. Il mange et se couche ; ne fai-

sant pas de déperditions, il engraisse avec rapidité et beaucoup relativement à ce qu'il consomme. Mais ce n'est que par une nourriture de très-bonne nature, donnée en abondance dans le jeune âge, qu'on lui communique ces formes larges, ce corps cylindrique, cet abdomen peu développé qui le distinguent. Des aliments de qualité médiocre lui suffisent après son complet développement.

Il faut, pour conserver la fécondité des bêtes dishley, les entretenir sans les engraisser et les ménager au moment de la lutte. Les béliers s'épuisent, se fatiguent, en faisant la monte en liberté. Les brebis entrent en chaleur fort tard, même quand elles ont été importées en France : l'agnelage est donc retardé. Ce retard, qui contrarie les habitudes de nos fermes, se fait plus ou moins remarquer dans les métisses dishley mérinos.

Nous n'aurions aucun avantage à entretenir sur une grande échelle la race dishley. Le climat, le sol, les herbages des contrées où l'élevage du mouton a une grande importance, lui conviennent fort peu ; il nous faut des bêtes plus en rapport avec notre climat. Nous devons nous borner à l'employer pour croiser quelques-unes de nos races.

En Angleterre, le bélier dishley a servi de type améliorateur pour croiser les races des comtés de Kent, de Glocester, de Lincoln, d'Oxford, de Northumberland. Il a même croisé les races des rives méridionales de la mer du Nord et des bords de la Baltique : les béliers exposés (en 1855) comme venant de la Hollande et du Texel avaient des caractères du dishley à un degré très-prononcé.

§ 2. — Race new-kent ou kent perfectionnée.

On la trouve dans le comté de Kent, où elle a été formée par le croisement de la race du pays avec le bélier new-leicester. C'est l'ancienne race améliorée ; de là dérive son nom de *new-kent*. On l'appelle encore *race des Marais de Romney perfectionnée*, *race du Romney-Marsh*.

Situé au sud de l'Angleterre, le marais où la race new-kent a été produite est formé d'une riche alluvion qui, la plus grande partie de l'année, fait pousser une herbe aussi bonne qu'abondante. L'air, toujours tempéré, y est constamment humide. Ce pays, d'une quinzaine de lieues de long sur quatre de large, côtoie le détroit du pas de Calais sur les comtés de Kent et de Sussex.

Sous ces influences hygiéniques, il s'était produit une race de bêtes à laine fort nombreuse, eu égard à l'étendue du pays : elle était remarquable par son corps volumineux, sa tête longue, busquée, ses oreilles larges, épaisses et pendantes, ses membres gros et forts, son flanc long et son ventre énorme. La toison assez lourde, à laine longue, était plus douce que ne semblaient le comporter le sol et le climat. Chaque bête en dépouillait jusqu'à 6, 7 demi-kilogrammes. Ces animaux étaient d'une précocité moyenne, mais fort recherchés par les bouchers en raison de la quantité de suif intérieur.

Les éleveurs du Romney-Marsh résistèrent longtemps à l'enthousiasme qui régnait en Angleterre dans le siècle dernier, pour la race de Bakewell. Cependant, au commencement de ce siècle, ils en introduisirent dans leurs troupeaux quelques béliers, pour les croiser avec leurs brebis. En même temps qu'ils agissaient par métissage, ils portèrent plus de soin au choix des reproducteurs de leur race, et, leur sol comme leur climat aidant, ils créèrent en peu de temps une race *à certains égards* supérieure au type améliorateur : plus forte de taille, d'un entretien plus facile, plus rustique, enfin à laine plus douce.

Les béliers new-kent avaient été particulièrement conseillés préférablement au dishley, à cause de leur taille, de leur toison et de leur rusticité relative, pour croiser nos races dans les contrées où l'on tient à élever de grands animaux et où les races indigènes, étant à laine grosse, auraient besoin de s'allier à des races à laine douce. Aujourd'hui, les caractères, les défauts et les qualités qui distinguent le mouton new-leicester du new-kent ont à peu près disparu, et les deux types peuvent être indistinctement employés l'un pour l'autre.

§ 3. — Race cotswold.

Le mouton cotswold a joui pendant quelque temps de la faveur qu'avait eue antérieurement le new-kent. On l'a préconisé comme pouvant produire des métis propres à la boucherie moins exigeants que ceux du dishley.

Originaire des coteaux appelés *collines à parc*, situés à l'est du comté de Glocester, le mouton cotswold a été profondément modifié dans ces derniers temps. La race était mal conformée, à squelette lourd et à laine douce et courte : les anciens auteurs comparaient les laines produites sur ces collines calcaires aux laines d'Espagne. Mais à mesure que les pâturages communaux ont été supprimés, que le sol a été mieux cultivé, la race a grandi et la laine s'est allongée.

Aujourd'hui le mouton cotswold diffère à peine du leicester, avec lequel il a été croisé. Il est cependant en général plus fort de taille et il a des oreilles moins fines, ce qui suppose un squelette plus lourd. Sa laine est plus douce, sa toison plus tassée et son corps plus laineux. Par la nature de ses tissus et la disposition de ses chairs, il ressemble aux races anglaises dont nous venons de parler ; la viande en est plus estimée, ce qui s'explique par la nature du terrain où il est produit et par la qualité des herbages.

Le mouton cotswold, dont on a beaucoup parlé sur le continent après la grande Exposition de 1855, avait déjà été importé par le baron de Staël à Coppet, sur les bords du lac Léman en 1824. Il était trouvé, nous apprend le professeur Grognier, supérieur à la race dishley. Depuis cette époque, il avait été à peu près complétement abandonné.

On a surtout préconisé le bélier cotswold comme plus rustique et plus fort que le dishley : on l'a même recommandé à cause de sa sobriété. Ce n'est pas avec cette qualité que des béliers parviennent au poids de 90 à 100 kilogrammes à l'âge de quatorze ou quinze mois ! Comme le newkent, il peut remplacer le dishley, dont il a les qualités et les défauts : il n'a pas d'autre mérite et il n'y a aucun motif pour lui donner la préférence.

§ 4. — Race cheviot.

Même le cheviot, ce mouton qui avait des os gros, un corps long, une poitrine étroite comme tous les animaux mal nourris, qui était à moitié sauvage et assez rustique pour vivre sur les montagnes à 700 ou 800 mètres au-dessus du niveau de la mer, ce qui est énorme à cause de la latitude de l'Écosse; même le cheviot, assez vigoureux pour hiverner dans ces régions inhospitalières, sous des abris formés par des arbres ou simplement dans des enclos en pierre sèche, assez sobre pour vivre de quelques herbes fanées, s'est présenté à nos concours transformé en bélier dishley ! et aussi parfait aussi potelé que ce dernier !

L'ancienne race s'était formée sur les montagnes qui séparent l'Écosse de l'Angleterre. Les vrais cheviots sont petits, d'une grande rusticité ; ils passent les hivers dans la neige, recevant à peine un peu de mauvais foin. Les jeunes animaux seuls ainsi que les mères sont placés dans des lieux abrités où ils trouvent un peu plus d'herbe et où, quand le temps est mauvais, on leur fait des distributions de foin et de turneps.

Comme les autres races anglaises, celle de ces montagnes a été, au moins dans les parties moins froides du pays, croisée avec celle de Leicester. Les métis prennent les qualités de cette race. Ils ne se distinguent ni du kent ni du cotswold ; ils perdent avec leur rusticité leur sobriété, la finesse de leur laine, les qualités de leur viande et jusqu'aux nuances brunes de la tête et des membres qui les faisaient reconnaître. Dans nos expositions, il n'est plus possible de distinguer les moutons cheviots de ceux de Leicester.

§ 5. — Race southdown.

Origine. — La race southdown appartient aux races de montagne, aux races à laine courte. Elle se trouve dans le comté de Sussex, sur des collines calcaires appelées *dunes du Sud*, d'où dérive le nom de *Southdown* par lequel on la désigne.

Ces dunes ont une largeur de 6 à 8 kilomètres sur une longueur de 80 à 90 ; par leur sol un peu élevé, leur air doux et sec, leurs plantes courtes mais sapides, elles sont favorables à la santé des animaux. Des plaines richement cultivées qui les entourent permettent d'ajouter un supplément à la nourriture des nombreux troupeaux qu'on y entretient. Habilement exploitées à la fin du siècle dernier, ces conditions ont amélioré l'ancienne race du pays et formé le *New-Southdown*.

Le progrès d'où est résulté le southdown que nous connaissons a commencé à l'époque de la révolution américaine, mais ce ne fut qu'au moment des guerres de l'Angleterre avec la république française que la perfection de la race reçut une grande impulsion : étant dans l'impossibilité d'acheter leurs laines fines sur les marchés où ils s'approvisionnaient habituellement, les Anglais disposèrent leurs manufactures pour utiliser les laines du pays ; les toisons du mouton southdown acquirent de cette circonstance une grande valeur.

Ellmann est un de ceux qui ont le plus fait pour le perfectionner. Ses premiers travaux remontent à 1780, à l'époque où il prit possession de la ferme de Glynde, située dans les environs de Lewis. Il occupa cette ferme pendant un demi-siècle.

Cet éleveur célèbre poursuivit son système de perfectionnement gradué avec zèle, persévérance et beaucoup de sagacité. Ne poussant à l'extrême aucun principe, il modifiait son plan selon les circonstances. On ne sait rien de positif, de précis, sur ses opérations, quoiqu'il communiqu t avec complaisance les détails de sa pratique, et qu'il fût, dit son historien, exempt des préjugés illibéraux de son contemporain et compatriote Bakewell. Ellmann, dont le caractère brillait par une grande sincérité et une indépendante simplicité, termina sa longue et honorable carrière, regretté de tous ceux qui avaient apprécié ses rares vertus sociales en 1832, à l'âge de quatre-vingts ans.

Caractères. — Le bélier southdown perfectionné (fig. 4) est de forte taille, à corps bien fait, à garrot épais, à ligne dorso-lombaire bien soutenue, à côte ronde, à poitrail large et saillant. La tête, dépourvue de cornes, est de grosseur moyenne et à chanfrein très-légèrement busqué ; elle est toujours brune. Les oreilles sont de grandeur moyenne ou courtes. Les membres sont forts, droits, assez bien plantés, et de couleur brune comme la tête.

Nous ne connaissons pas de moutons dont les formes soient plus harmonieuses ; il porte la tête haute, a le regard plein d'assurance, la démarche fière et le pas relevé. On dit qu'il est fort et robuste, qu'il peut faire de longs parcours, supporter les intempéries, résister aux fatigues, et qu'il s'acclimate mieux que les autres races anglaises propres à la boucherie.

Quoique à tête et à jambes noires ou brunes, le mouton

southdown est blanc ; sa laine, est considérée en Angleterre comme courte, parce qu'elle l'est en effet, relativement à celle des races que nous venons d'étudier. Elle est le plus souvent presque grosse, rude, creuse, et manque de nerf. La toison médiocrement fermée est légère, quoique volumineuse et aussi chargée que celle des autres races à laine de même longueur.

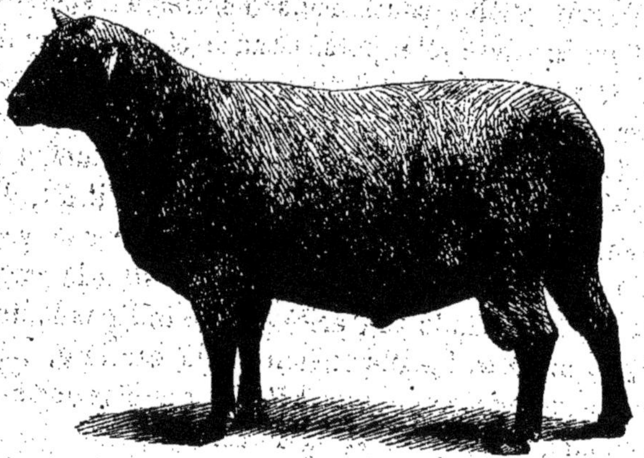

Fig. 4. — Bélier southdown.

Qualités. — Il passe en Angleterre pour donner une viande à fibres courtes et très-savoureuse. Elle se vend plus cher que celle de la plupart des autres races. Comme les moutons southdown se distinguent par la tête et les membres noirs, les bouchers qui en tuent laissent adhérer ces parties aux quartiers de viande qu'ils exposent devant leurs étalages.

On a préconisé le mouton southdown comme réunissant aux qualités des races de boucherie la sobriété, la force et la rusticité qui distinguent les races de montagne : il peut supporter, disent les Anglais, le froid et les chaleurs, et faire les plus longues courses.

Cela est possible pour les collines du sud de l'Angleterre et pour les fermes où il a été créé ; mais il ne saurait résister *aux intempéries* qui règnent dans l'intérieur du continent, ni parcourir nos landes, ni s'entretenir sur des bruyères.

Il n'est rustique et sobre que pour vivre sous un climat doux et sur des montagnes semblables à celles qui l'ont produit, où l'herbe est de bonne nature, et à côté desquelles se trouvent des plaines fertiles pour fournir un bon supplément de nourriture quand cela est nécessaire. Les domaines où s'est formée la race sont situés sur des collines, et possèdent des terres bien cultivées qui fournissent, dit D. Low, en *quantité suffisante*, un supplément de nourriture artificielle. « Les efforts faits par les éleveurs du comté de Sussex pour améliorer la race, rapporte ailleurs le professeur d'Édimbourg, en portant l'alimentation des animaux *au delà de ce qui leur était nécessaire*, ont très-bien réussi jusqu'à ce jour. »

C'est donc par une nourriture portée au delà du nécessaire que les éleveurs de ce comté ont communiqué à leurs moutons la supériorité qui les distingue. Et il serait bien peu sensé de croire que, sans cette condition, on a pu produire une race de boucherie aussi parfaite de formes que celle qui nous occupe; que sans un excès de nourriture on peut former des béliers pesant 70, 80 kilogr. à l'âge de 12 à 15 mois! Nous serions, dans tous les cas, fort imprévoyants si nous pensions que cette race conservera ses qualités dans la Sologne, la Champagne, le Berry, la Creuse, les coteaux du Rouergue, de la Bourgogne, sans recevoir des soins particuliers que ne peuvent pas donner à leurs troupeaux les quatre-vingt-dix-neuf centièmes des éleveurs français.

Après avoir joui en France d'une grande faveur comme type améliorateur, la race southdown était complétement tombée dans le discrédit, quand elle a été recommandée de nouveau par un agronome touriste français, frappé de la régularité de ses formes. Elle a été, en outre, remise à la mode par les magnifiques béliers exposés dans nos concours par M. Jonas Webb. La race a été donnée depuis comme pouvant seule améliorer nos races au point de vue de la boucherie. On la préconise comme pouvant former une race rustique, sobre et précoce, c'est-à-dire une race impossible!

Les métis que donne le southdown avec les brebis solognotes, berrichonnes, limousines, mérinos, ne sont pas supérieurs à ceux que donnent, avec les mêmes brebis, les autres béliers anglais. Des éleveurs de notre connaissance dans la Nièvre, le Berry, la Marche, le Poitou, ont renoncé au croisement, parce que les produits ont une toison sèche et légère ; qu'ils héritent du père d'une teinte brune qui les déprécie ; qu'ils sont exigeants en nourriture et n'acquièrent les qualités de la race paternelle que lorsqu'ils sont très-bien nourris ; qu'ils sont plus exposés à la pourriture que les moutons indigènes ; qu'ils ne peuvent pas supporter les parcours éloignés et souffrent du mauvais temps. Même entre les deux mers, disent les Annales de la Société d'agriculture de Bordeaux, le southdown est contrarié par la locomotion longue que nécessite la satisfaction de ses appétits, de ses besoins.

ART. 3. — EMPLOI DES RACES OVINES ANGLAISES POUR CROISER LES RACES FRANÇAISES.

§ I. — Améliorations que l'on peut attendre de ce croisement.

Jusqu'ici nous n'avons eu intérêt, ni à entretenir les races ovines anglaises perfectionnées, ni à en produire de semblables. Malgré les magnifiques succès obtenus par quelques éleveurs, la production des béliers et des brebis dishley, new-kent, southdown, est restée exceptionnelle. Dans l'état actuel de notre agriculture, ces races sont trop exigeantes en nourriture, trop faibles pour parcourir nos pâturages et trop délicates pour notre climat. Mais nous avons intérêt à les employer pour faire des croisements : il leur a été communiqué une perfection dont nous devons profiter.

Leur utilité à ce point de vue est surtout subordonnée à la taille, aux formes et au lainage des brebis avec lesquelles on veut les croiser.

Conformation et taille. — Au point de vue de leur aptitude à être améliorées par les béliers anglais, nos races doivent être divisées en deux catégories d'après leur taille.

Avec nos *grandes races*, le croisement donne des métis à squelette plus léger, à poitrine plus épaisse, à tête plus fine, à encolure plus grêle, mieux conformés, en un mot, pour la boucherie que les races indigènes. Ces résultats ont été constatés sur la race mérine dans tout le nord de la France, et sur la race flamande, l'artésienne, la normande, etc.

Avec les fortes races du Midi, les résultats sont les mêmes, mais ils ont été moins souvent constatés. On n'a pas le même avantage à faire ces croisements dans la Provence, le Languedoc, que dans l'Ile-de-France. Car il ne suffit pas de faire naître des métis, il faut surtout pouvoir les nourrir convenablement. C'est difficile dans les contrées où le climat est sec et les terres peu herbeuses.

On a essayé plusieurs fois de croiser nos *petites races* de la Sologne, du Berry, de la Nièvre, de la Bretagne avec les béliers anglais. L'opération a quelquefois réussi, mais est-elle rationnelle ? Les produits croisés ont bien, dans le jeune âge surtout, la conformation générale de ceux dont nous venons de parler : la tête fine, le dos bien soutenu ; ils sont plus forts que les bêtes indigènes ; mais ils se développent mal : la mère ne les nourrit pas suffisamment, et ils ne trouvent pas, après le sevrage, une assez bonne nourriture à la pâture ; pendant la sécheresse ils deviennent faibles, maigrissent et perdent leur laine.

Toison. — Les béliers anglais ne déprécient pas sensiblement les toisons des races indigènes à laine commune, et améliorent celles des races à laine grosse. Il n'en est pas de même quand on les emploie au croisement de la race mérine et des variétés métisses, dont la laine a une grande valeur. Il diminue la finesse de la laine, rend la mèche pointue, la toison ouverte, et le corps moins laineux. A la vérité, le brin s'allonge, mais cet avantage ne fait pas compensation. Toutefois la dépréciation des toisons n'est que passagère. En donnant aux premiers métis demi-sang dont la laine laisse généralement à désirer plus de sang mérinos, on obtient des toisons aussi belles qu'on peut le désirer. A cet égard l'expérience est faite.

Précocité, aptitude à prendre la graisse, santé. — Beaucoup de cultivateurs pratiquent le croisement avec les béliers anglais pour produire des bêtes précoces, faciles à entretenir et s'engraissant facilement ; d'autres pour obtenir des moutons pouvant vivre dans les lieux humides et pacager pendant les temps pluvieux sans contracter la pourriture.

Ces qualités, précocité, santé robuste, ne peuvent être que le résultat d'une bonne nourriture, du repos et d'aliments appropriés aux besoins des animaux. C'est en vain qu'on ira comme nous le faisons depuis un demi-siècle, du bélier dishley au bélier new-kent et de ce dernier au southdown ou au cotswold. On ne réussira pas mieux avec l'un qu'avec l'autre, si l'on ne compte que sur le croisement. La *précocité* se développe toujours quand on distribue dans le jeune âge d'abondantes rations de grains ou de tourteaux. C'est exclusivement du mode d'élevage, d'une castration complète, d'une bonne nourriture et du repos que provient cette qualité : nous voyons aujourd'hui, à tous les marchés de la Villette, des moutons gras de toutes nos races, qui n'ont pas encore perdu leurs premières pinces. Les métis mérinos sont vendus aussi jeunes que le permettent les convenances de notre économie rurale. Ce n'est jamais leur tempérament qui est une cause de retard.

Il en est de même de *l'aptitude à prendre la graisse*. On la produit en nourrissant abondamment dans le jeune âge et en retenant les troupeaux à la bergerie pendant les temps froids et les fortes chaleurs. Le cultivateur dont les terres sont éloignées des bâtiments de la ferme, celui qui fait parcourir à ses moutons des chemins poussiéreux, exposés aux fortes chaleurs, n'aura jamais des animaux lymphatiques, s'engraissant rapidement proportionnellement à la nourriture consommée. Il paye en nourriture le trajet que parcourent ses troupeaux.

De ce que le bélier anglais à laine longue a été produit dans des contrées humides, on l'a cru beaucoup moins exposé à la pourriture que les races à laine courte. On l'a plusieurs fois importé dans des fermes, espérant améliorer les races indigènes au point de vue de la *santé*. Sa réputation à cet égard provient en partie de ce qu'il est souvent livré à la boucherie avant que les maladies aient pu se déclarer, ou de ce que les éleveurs, pour développer et utiliser sa précocité, le nourrissent avec des aliments de bonne qualité. Dans tous les cas, les éleveurs français qui ont cru préserver leurs troupeaux de la pourriture en employant ce reproducteur, ont été trompés. Les métis provenant des béliers anglais deviendraient même, quand les pâturages sont maigres et les parcours pénibles, plus facilement cachectiques que les petits moutons indigènes. La cachexie n'est pas seulement produite par l'humidité, elle l'est aussi par la misère, les privations et la fatigue. De plusieurs moutons exposés ensemble à l'humidité, les plus faibles, ceux qui relativement à leur taille sont les plus mal nourris, deviennent malades les premiers, quelle que soit la race à laquelle ils appartiennent.

§ 2. — Aptitude des diverses races anglaises à produire ces améliorations.

Si nous avions une race de boucherie à introduire en France pour la multiplier à l'état de pureté, nous aurions peut-être à comparer, au point de vue de la rusticité, les diverses races anglaises ; mais, comme elles ne peuvent nous être utiles que pour des croisements, nous n'avons à en examiner les qualités qu'au point de vue des sous-races qu'elles peuvent former.

Toutes ces races produisent, nous venons de le dire, à peu près le même genre d'amélioration. Cependant elles ont été bien diversement appréciées.

La new-kent, par exemple, donne, a-t-on dit, les métis les plus forts de taille et surtout les meilleurs de laine. A ce titre, elle a été préférée à la race dishley dans nos départements septentrionaux. C'est par les mêmes motifs que de nos jours on a recommandé le bélier cotswold : descendu de la brebis à laine douce du Glocester, il aurait conservé en partie le lainage de sa mère. On disait, d'un autre côté, que les métis du dishley sont les mieux conformés et les plus disposés à prendre la graisse, tandis que ceux du southdown sont les plus sobres et les plus rustiques.

L'expérience a prouvé que ces différences ont été exagérées. Il n'y en a pas de constantes. Dans le centre de la France, les métis les plus gros de laine, et ceux qui ont paru les plus remarquables pour la boucherie, proviennent du bélier new-kent !

Dans l'emploi des béliers anglais au croisement de nos races, on a eu exclusivement en vue la production de la viande. On a employé des béliers dishley souvent trop rudes de laine. De là est venue le mauvaise réputation de ces reproducteurs au point de vue des toisons. En les choisissant bien, nous en obtenons aujourd'hui des métis aussi bons de laine que ceux des autres races. Ils sont préférables parce qu'ils sont de race plus ancienne ; parce qu'ils donnent des métis au moins aussi bien conformés que ceux de n'importe quelle race de boucherie ; que bien choisis ils égalent les kent, les cotswold pour la valeur de la laine, et que les qualités de la viande sont subordonnées à la manière dont on engraisse les animaux beaucoup plus qu'à leur race.

Il n'y a donc aucune raison positive qui doive faire préférer une des races que nous comparons à l'autre. Aussi nous dirons aux éleveurs : Si vous avez à acheter un bélier anglais pour améliorer votre troupeau, faites peu d'attention au nom qu'il porte. Choisissez-le bien épais, bien ouvert et à laine aussi tassée que possible. Si parmi plusieurs individus ayant tous également les caractères que vous devez rechercher, vous avez à faire un choix, donnez la préférence au moins cher, serait-il le moins à la mode, et employez l'économie que vous aurez faite sur l'achat de votre réproducteur, en distributions d'avoine à vos agneaux.

C'est parce qu'on a voulu souvent réaliser par le métissage des améliorations qui ne peuvent être produites que par le régime, qu'on a été mécontent, qui du dishley, qui du southdown, qui du new-kent. Et pendant qu'un éleveur échouait dans l'emploi de l'un de ces reproducteurs, un autre, plus avisé et plus soigneux, en obtenait de bons résultats. De là des prôneurs et des détracteurs également consciencieux et parlant d'après l'expérience. En définitive, la faveur est allée alternativement et sans motifs de l'une de ces races à l'autre.

Il faut n'acheter un bélier anglais que pour tenter une amélioration susceptible d'être produite par le croisement, et bien soigner les métis. Si l'on remplit ces conditions, toutes les races réussissent ; sinon, toutes échouent.

§ 3. — Résultats des croisements. Métis anglo-français.

Nous pouvons donc croiser, et nous avons croisé, presque toutes nos races ovines avec les races anglaises. Les métis obtenus sont désignés par les noms qui indiquent les deux races qui ont contribué à les produire : *dishley-berrichon, new-kent-berrichon, southdown-berrichon; dishley-flamand, dishley-solognot, dishley-poitevin, dishley-cauchois,* etc.

Ces métis ont des caractères qui varient selon les races dont ils proviennent et selon qu'ils ont plus ou moins de sang de l'une ou de l'autre race. Une description de ces variétés, des principales seulement, nous entraînerait trop loin et serait sans utilité, parce qu'elle ne pourrait se rapporter à aucun type fixe. Nous nous bornerons à donner les caractères des métis provenant de la race dishley et de la race mérinos. Ils sont appelés *dishley-mérinos :* c'est le type des métis anglo-français.

Nous avons vu que, par le croisement, on peut arriver à produire des animaux ressemblant complétement à ceux des races que l'on croise. Les degrés de métissage entre les races françaises et les races anglaises peuvent donc être infinis. Nous en décrirons trois : le *demi-sang,* le *trois quarts de sang mérinos* et le *trois quarts de sang dishley.*

Dishley-mérinos demi-sang. *Caractères.* — Ce métis tient le milieu par ses caractères entre les deux types dont il provient. On reconnaît le sang du père au lainage plus commun que celui du mérinos, à la tête, aux membres et au scrotum nus en grande partie, et celui de la mère, à la tête plus busquée que celle du dishley, souvent pourvue de cornes, au garrot plus sorti, au poitrail plus étroit. En résumé, il réunit en partie le lainage de la race mérine aux formes de la race anglaise.

Il supporte mieux que son père le pâturage éloigné de la

bergerie et résiste mieux à nos hivers comme à nos étés;
cependant il respire difficilement; il est essoufflé, quand
il est exposé aux hautes températures de nos départements
méridionaux.

Il n'a pas toujours, ainsi que nous venons de le supposer,
des caractères moyens entre ceux du père et ceux de la mère.
Le métis ressemble quelquefois beaucoup plus au père qu'à
la mère, ou à la mère qu'au père. Il n'est pas rare d'en voir
qui, par les formes, ressemblent à l'un des ancêtres, et par
la laine à l'autre.

Quand on a intérêt à s'en tenir aux qualités intermédiaires,
— c'est ce qu'on a fait jusqu'ici là où le sol est favorable à la
production des belles laines, — on réforme les individus
qui ont trop de ressemblance avec le père ou avec la mère,
et après quelques générations, quatre ou cinq, cinq ou six,
plus ou moins, on a des moutons sans cornes, sans fanons,
bien coiffés, à bonne laine et d'une belle conformation.

Dishley-mérinos trois quarts-mérinos. — On les obtient en faisant couvrir des brebis demi-sang par des béliers
mérinos.

Caractères. — Les métis qui ont beaucoup plus de sang
mérinos que de sang anglais ne diffèrent de la race mérine
que par un garrot moins sorti, un corps plus épais; mais la
tête est souvent busquée et souvent aussi l'encolure est plus
ou moins garnie de fanons. La laine est fine et recouvre en
grande partie la tête et les membres. La mèche est courte,
carrée, et la toison fermée.

Après un nombre plus ou moins considérable de générations, on arrive, si on choisit bien les reproducteurs et si on
opère sur un troupeau assez considérable, à avoir des métis
qui, tout en conservant le lainage mérinos, se rapprochent
par les formes des races de boucherie.

Dans les localités où le mérinos prospère bien, où l'on a
intérêt à produire de belles laines, où la nourriture permet

d'entretenir de forts animaux sans qu'on puisse cependant songer, à cause du climat, à élever des bêtes de boucherie bien caractérisées, on peut avoir intérêt à entretenir des métis n'ayant qu'un quart de sang dishley. Il en a été cependant encore peu produit. Là où ils conviendraient, les cultivateurs ont jusqu'à ce jour donné la préférence aux troupeaux à laine fine.

Dishley-mérinos trois-quarts dishley. — Pour produire ces métis, on donne des béliers anglais à des brebis demi-sang. S'il y avait intérêt à entretenir des moutons ayant, à un plus haut degré que ces trois quarts de sang les caractères des races de boucherie, on ferait encore couvrir les métisses par un bélier anglais pur sang. Les éleveurs français ont quelquefois exposé des métis qu'on ne distinguait pas de la race paternelle; cela s'est vu surtout pour la race south-down. Il fallait s'en rapporter à la bonne foi du propriétaire pour les admettre dans la classe des métis. Les quelques éleveurs qui ont ainsi poussé le croisement ont eu peu d'imitateurs, malgré la perfection des animaux qu'ils avaient produits.

Caractères. — Les métis trois quarts anglais ont le corps épais, les jarrets écartés l'un de l'autre, le poitrail large, le garrot bas, l'encolure fine, le chanfrein droit, les oreilles minces. La laine est longue et souvent d'un aspect soyeux; elle ne recouvre qu'incomplétement la tête et les membres. Ils ressemblent au mouton anglais par les formes, par le tempérament et même par le lainage, quoique la laine soit plus douce et la toison moins ouverte. Ceux qui proviennent du southdown sont faciles à reconnaître surtout à la couleur du père.

Production. — Avec des brebis de la Flandre, de l'Artois, de la Normandie, on peut obtenir au premier croisement des métis qui, quoique demi-sang, ont une grande ressemblance avec les races anglaises. Les métis des trois degrés de métissage varient donc selon les races qui ont contribué à les produire. Mais il nous suffit de prévenir que nous avons supposé des types tels que sont le plus sou-vent les demi-sang et les trois quarts de sang.

En commençant son opération, l'éleveur a intérêt à acheter un bélier dishley ou un bélier métis dishley-mérinos selon la position dans laquelle il se trouve.

Celui qui n'a qu'un petit troupeau de brebis a de l'avan-tage à commencer par des métis déjà fixés. D'abord, il essaye en petit, et ensuite, il agit presque avec certitude. Tandis qu'en cherchant à former sa nouvelle race de toutes pièces, il s'expose à voir ses métis revenir, sans qu'il puisse s'y opposer, à l'un des types primitifs.

Il y a encore intérêt à commencer par un bélier demi-sang quand on a des brebis à laine grosse. Les métis pro-venant d'un bélier anglais ne seraient probablement pas inférieurs pour la toison à la race indigène ; mais avec un reproducteur demi-sang, on obtient avec certitude une grande amélioration.

Enfin il y a avantage à agir de même quand on ne veut pas s'exposer à avoir des laines communes. Même avec de bonnes brebis mérinos, les béliers anglais donnent souvent, au premier croisement, des laines fort ordinaires, roides, des toisons ouvertes. On les évite avec certitude en com-mençant l'opération par un bélier demi-sang anglo-méri-nos. On obtient à la première génération, des métis trois quarts mérinos toujours bons de laine.

Mais celui qui a un fort troupeau, qui a des brebis d'une belle finesse, peut avoir intérêt à acheter un pur sang dishley. Il s'expose, c'est vrai, à récolter quelques mauvai-ses toisons, mais il a la chance d'en avoir beaucoup de bonnes et d'obtenir plusieurs excellents reproducteurs parmi lesquels il pourra ensuite prendre ceux qui appa-reilleront le mieux ses brebis. Les métisses qu'il obtiendra pourront d'ailleurs, en se reproduisant soit avec des métis, leurs frères, soit avec des mérinos, contribuer à former la race. Très-généralement il n'aura que de bons produits, s'il a choisi un bélier anglais à laine douce, longue, pour des brebis à laine courte ; et un bélier à laine moins longue, moins brillante, mais toujours douce autant que possible, si ses brebis sont à toisons mécheuses.

La diversité dans les animaux est une cause de dépréciation pour la tonte. Les éleveurs qui ont eu de mauvaises laines ne doivent pas cependant se décourager après la première génération ; en appareillant convenablement les métis, en faisant reproduire ensemble, par la consanguinité au besoin, les individus qui présentent les qualités les plus appropriées à leur exploitation, ils ne tarderont pas à voir se fixer les caractères qu'ils recherchent.

Une fois arrivés au degré de métissage que l'on désire, quel qu'il soit, il ne faut pas cesser de bien choisir les reproducteurs, de soigner les appareillements. Les métis provenant de deux races aussi différentes l'une de l'autre, que la race dishley et la race mérine, ont peu de constance, *jouent* aux premières générations, c'est-à-dire qu'ils présentent à un haut degré, tantôt les caractères de la race paternelle, tantôt ceux de la race maternelle.

C'est en persévérant dans le métissage sans vues systématiques, en dirigeant l'opération avec méthode, en s'arrêtant pendant quelques générations au premier ou au deuxième degré de sang, en retournant au besoin, tantôt à une race, tantôt à l'autre, que l'on produit avec le plus de rapidité le degré d'amélioration que l'on désire.

Les métis anglo-mérinos constituent selon le degré de métissage des types bien appropriés à beaucoup de localités, à toutes celles où on nourrit convenablement. On peut bien produire des moutons semblables à ces métis sans l'emploi des races anglaises. Nous avons des métis mérinos, c'est-à-dire des métis *franco*-espagnols qui ne laissent rien à désirer, ni quant à la légèreté du squelette, ni quant à la toison. Mais comment les a-t-on obtenus? Par hasard, souvent. Dans tous les cas, on ne peut en produire de semblables que par des tâtonnements continués pendant plusieurs générations, tandis que les plus beaux dishley mérinos sont produits d'emblée avec certitude, et au degré de perfection que l'on désire, ou pour la viande, ou pour la laine.

CHAPITRE IV

De l'entretien des bêtes à laine.

SECTION PREMIÈRE

CONDUITE DES TROUPEAUX

§ Ier. — Des troupeaux et de la manière de les constituer.

La division des propriétés en France permet rarement de réunir un grand nombre de moutons dans la même ferme; cependant ces animaux ne donnent de bénéfices que si le troupeau est assez nombreux pour occuper au moins un gardien intelligent; alors le gage de cet homme, réparti sur tous les animaux qu'il a soignés, ne charge pas sensiblement le compte de chacun.

Toutefois, il ne convient pas que le troupeau soit trop considérable. Pour le former, il ne faut pas prendre en considération la possibilité de le garder, car, à cet égard, plus le troupeau est nombreux, plus la garde en est proportionnellement facile; mais il faut prendre en considération les soins qu'exigent les individus : il est à désirer que le berger connaisse particulièrement toutes les bêtes confiées à sa garde; qu'il se rappelle les faits relatifs à la santé, à la lutte, à la gestation, à la mise bas de chaque brebis. Il importe, sinon qu'il donne lui-même tous les soins que les animaux réclament, du moins qu'il les ordonne et qu'il veille à ce que les aides exécutent ses ordres.

Le troupeau doit donc varier en nombre selon la capacité du gardien, selon le sexe et le mode d'entretien des animaux.

M. Demole, qui a fait ses observations dans la Russie méridionale, croit qu'un troupeau ne doit pas être de plus de
1,000 portières. En Hongrie, on compte qu'il faut un
berger pour 400 moutons. Nous avons vu que dans l'Algérie, d'après ce que rapporte M. le général Daumas, les tribus qui ont 300 ou 400,000 moutons, les divisent en
troupeaux de 400 têtes. A l'autre extrémité de l'Afrique, au
cap de Bonne-Espérance, selon M. Blancheton, un berger
peut suffire à 800 ou à 1,000 bêtes.

Dans l'Amérique méridionale, sur les rives de la Plata, où
le même propriétaire possède 200 à 300,000 bêtes à laine,
on les répartit par troupeaux de 2 à 3,000 têtes.

Dans ces conditions, on ne soigne pas les animaux
comme il faut le faire dans nos pays pour tirer profit de
l'entretien d'un troupeau. Il arrive souvent que, dans des
troupeaux si nombreux, les agneaux ne trouvent pas leur
mère, et quand les maladies sévissent, elles y font de grands
ravages.

Les troupeaux formés pour aller estiver sur les montagnes
peuvent être nombreux, parce que les brebis n'agnèlent
qu'après la descente ; en Espagne, les moutons transhumants
sont divisés en troupeaux de 1,000 bêtes sous la conduite
d'un berger et de trois ou quatre aides. Les troupeaux qui
vont estiver sur les Alpes sont de 12 à 1,300 bêtes. C'est
l'entrepreneur de l'émigration, auquel appartiennent les
ânes et les chèvres de la caravane, qui en dirige le gouvernement. Il loue le pâturage, achète le sel, en ordonne
l'administration et il paye les aides dont il peut avoir besoin ; il ne pourrait pas sans inconvénients réunir un plus
grand nombre d'animaux, car il lui faudrait des pâturages
trop étendus et les bêtes se fatigueraient, sans se rassasier,
en les parcourant les uns après les autres.

Il y a différentes manières de faire valoir les troupeaux.
Le propriétaire peut les faire soigner sous ses ordres di-

rects dans la ferme qu'il exploite, ou les placer à cheptel. Nous n'avons pas à traiter de l'avantage qu'il y a à faire valoir soi-même son bien, ni à examiner les conventions qui doivent régler les cheptels ; nous conseillerons seulement aux personnes qui veulent placer des moutons chez un cultivateur, de ne choisir ni le cheptel simple, ni le cheptel à moitié, mais de profiter de la latitude laissée par les articles 1802, 1803 du Code, et de régler le contrat selon les localités et le caractère, l'intelligence et la moralité du preneur. Il faut, dans tous les cas, intéresser celui qui garde les animaux à les soigner, non-seulement par l'appât du gain, mais aussi par la crainte des pertes. On ne saurait trop éviter les conséquences des articles 1810 et 1827 du Code, qui disent : « Si le cheptel périt en entier sans la faute du preneur, la perte en est pour le bailleur. S'il n'en périt qu'une partie, la perte est supportée en commun. » N'est-il pas à craindre, avec ces dispositions, que si le preneur est malhonnête, il ruine à dessein la totalité d'un troupeau, dont une grande partie a péri par accident, afin de ne pas avoir à supporter une partie de la perte ?

M. d'Esterno a cité un cultivateur qui, après une inondation de la Loire, a jeté dans le fleuve les animaux que le débordement n'avait pas fait mourir. Le preneur doit toujours être tenu à supporter une partie de la perte, afin qu'il soit intéressé à soigner tous les animaux jusqu'au dernier.

Quant aux soins à prendre pour gouverner un troupeau, nous allons les indiquer en énumérant les fonctions du berger. Disons cependant ici que lorsqu'on introduira des bêtes étrangères dans une ferme, il faut prendre certaines précautions : d'abord leur faire faire une assez longue quarantaine, pour prévenir l'extension des maladies contagieuses, si l'on a des doutes sur l'état sanitaire du pays d'où elles proviennent ; ensuite les mettre le soir dans le troupeau afin que les animaux se sentent pendant la nuit et se trouvent ensemble sans s'effrayer réciproquement. On évitera même d'introduire dans un troupeau un bétail bien différent de celui qui le constitue. Il suffit d'une bête noire amenée au milieu de bêtes blanches pour causer des avortements, faire jeter tout le troupeau dans les récoltes et dans les fossés.

§ 2. — Du berger.

Des professions diverses qui ont pour but les travaux de la campagne, celle de berger est, dans quelques parties de la France, la moins considérée. Si un jeune homme, parvenu à l'âge de 17 ou 18 ans, et assez fort pour conduire une charrue, veut encore consentir à garder des moutons, il passe pour un paresseux. Ce sont des enfants, le plus souvent incapables de se conduire eux-mêmes, qui gouvernent nos troupeaux. Ils ne recherchent jamais les besoins des animaux et ne leur donnent aucun soin; tantôt ils les pressent, tantôt ils les retiennent sur un terrain communal pour pouvoir jouer avec leurs camarades; d'autres fois ils excitent les chiens à se battre entre eux, ou les poussent contre les passants et effrayent les troupeaux, ce qui peut devenir la cause d'accidents plus ou moins graves, d'avortements même. Ainsi sont gardées nos bêtes à laine chez tous nos petits cultivateurs.

Des bergers incapables sont cependant aussi nuisibles aux récoltes qu'aux animaux; il n'y a pas, dans une exploitation rurale, une fonction qui exige plus de qualités et de savoir que celle de berger. Sa conduite influe beaucoup sur les bénéfices de la ferme. Tous les autres valets peuvent être surveillés; on peut contrôler leur conduite; voir s'ils ont fait les travaux dont ils ont été chargés; mais comment aller surveiller un berger? comment savoir s'il a porté assez de soins à éloigner des troupeaux les causes de maladie, à faire couvrir les femelles, à soigner l'agnelage et à faire teter les agneaux ?

Fonctions du berger. — Il faut que le berger apprécie ce qui peut convenir ou nuire à son troupeau, et qu'il donne à temps aux animaux les soins qu'ils réclament ; chargé de diriger des êtres faibles qui, ayant des facultés très-bornées, retombent sans cesse dans les fautes que l'instinct, les besoins, les portent à commettre, il doit avoir sans cesse l'œil sur tous ses animaux pour remarquer ceux qui souffrent ; savoir traiter les maladies les plus simples et donner les premiers soins pour celles qui sont graves. Les vétérinaires ne sont ordinairement appelés, pour les bêtes à laine, que dans les cas d'épizootie, et c'est le berger qui traite les tympanites, qui remet les fractures, qui soigne les brebis dans le part laborieux, qui opère le piétin et traite la gale. Un berger capable prévient beaucoup de maladies en préparant et en distribuant la nourriture convenablement et à propos, en faisant pâturer et parquer suivant les principes de l'hygiène. Il doit tenir note de la naissance des agneaux, les marquer, surtout s'il dirige un troupeau de perfectionnement ; ne jamais prêter les béliers à des voisins et diriger l'appareillement et la lutte.

S'il est chargé d'un troupeau communal, d'un troupeau appartenant à plusieurs cultivateurs, il répartira équitablement les engrais, en faisant coucher le troupeau sur les terres de chaque sociétaire pendant un temps relatif au nombre de bêtes de ce sociétaire ; il devra en outre répartir convenablement les engrais par un bon aménagement des pâturages, les animaux ne devant pas être mieux nourris quand ils parquent sur les terres d'un propriétaire que lorsqu'ils parquent sur celles d'un autre.

Il est très-important qu'un berger connaisse les plantes nuisibles, et qu'il éloigne les animaux des lieux où il s'en trouve. Pourquoi ne serait-il pas chargé d'arracher les mauvaises herbes, de détruire les taupinières, et, dans quelques cas, de diriger les irrigations et de soigner les clôtures?

Il y a peu de propriétaires en France qui n'aient pas vu leur troupeau prospérer entre les mains d'un berger, et dépérir entre celles d'un autre; mais c'est surtout dans les contrées où les moutons sont particulièrement exposés à quelques maladies, et où le régime de ces animaux doit être bien réglé, que l'action du gardien se fait sentir. Ainsi, dans la Beauce, où les bêtes à laine sont si exposées à la maladie de sang, les bergers ont, dit M. Delafond, la plus grande influence sur le développement de cette affection. Nous avons eu plusieurs fois occasion de faire la même observation relativement à la pourriture.

Qualités d'un berger. — Pour remplir ces importantes et difficiles fonctions, il faut des hommes intelligents, actifs, laborieux, observateurs même, des hommes doux, naturellement bons et patients, vigilants, forts, jouissant d'une bonne santé et surtout qui aient du goût pour leur profession.

Lorsqu'un propriétaire a un bon berger, il ne peut jamais faire de trop grands sacrifices pour le conserver; mais s'il n'en a pas, doit-il rechercher un berger expérimenté? Oui, s'il est incapable de diriger lui-même son troupeau, de connaître l'âge des animaux, d'en apprécier la conformation, de distinguer les qualités d'une toison, de choisir les reproducteurs, de diriger les appareillements, de régler le régime et de savoir les pâturages qui peuvent nuire au troupeau; non, s'il peut et s'il veut surveiller ces différentes opérations, car un berger expérimenté a ses méthodes à lui qui lui ont réussi précédemment, mais qui peuvent ne pas convenir à la nouvelle situation dans laquelle il a à opérer. Sera-t-il assez intelligent pour comprendre les changements qu'il doit apporter dans ses habitudes, et surtout ne se prévaudra-t-il pas de son expérience? Nous avons vu beaucoup de propriétaires ne pas s'accorder long-temps avec des bergers qui cependant avaient déjà bien dirigé des troupeaux.

Le propriétaire qui veut avoir un troupeau ou pour amé-liorer l'espèce, ou pour spéculer sur l'entretien des bêtes à laine, fait toujours mieux d'étudier lui-même les règles de l'hygiène, de l'amélioration des races, de consulter quelques fermiers expérimentés et de visiter des bergeries bien te-nues, d'arrêter son plan et de tracer dans son esprit la marche qu'il veut suivre, de commencer sur une petite échelle et d'étendre ses opérations à mesure qu'il acquiert de l'expérience.

Il peut ensuite choisir un homme offrant par son âge, sa capacité et sa conduite, toutes les garanties nécessaires ; si cet homme a été appelé à soigner des animaux, s'il a vécu dans une ferme où l'on entretient des troupeaux, on ne peut rencontrer mieux, mais ces conditions ne sont pas indis-pensables. Quand Victor Yvart a fondé à Maisons-Alfort la bergerie qui, dit-on, a fait sa fortune, il a pris pour berger un maçon.

Engagement. — Dans quelques pays, les fermiers don-nent au berger la faculté d'avoir, dans le troupeau qu'il soigne, des brebis appelées *hivernes* ; cette pratique est mauvaise ; le berger vole à son maître du pain, du sel et du grain pour ses propres animaux ; il leur donne la ration des chiens ; il néglige le cheptel du maître pour soigner le sien.

Il faut surtout ne pas intéresser les bergers à la perte des animaux en leur accordant une partie des dépouilles des bêtes mortes. Il peut être convenable d'associer le berger aux bénéfices du troupeau ; mais ce doit être en lui donnant une part dans les prix de vente des agneaux, de la laine et des moutons gras.

Le berger doit être bien habillé, et peut-être est-il convenable qu'il reçoive une partie de son gage en étoffes, afin qu'il ne cherche pas à économiser mal à propos sur ses vêtements ; s'il n'est pas convenablement couvert, s'il a froid, si la moindre averse le mouille, il manquera de courage pour soigner ses animaux.

Une *limousine* est précieuse pour le berger ; on fait avec de la paille de grands capuchons, des espèces de guérites que les bergers placent sur leur tête et qui les préservent des plus fortes pluies.

On lui fournira aussi sa *houlette*, un *couteau-bistouri* pour nettoyer les pieds des moutons, pour couper l'onglon au besoin ; un *racloir*, une *lancette*, des *ciseaux*, de l'*onguent* pour la gale, une *panetière* et une petite *poche à sel*. La houlette lui est remise pour enlever des mottes de terre, afin qu'il ne soit jamais tenté de lancer des cailloux contre les animaux maraudeurs.

Doit-on faire filer, tricoter, les bergers et les bergères? En général, le gardien d'un troupeau a assez d'occupation s'il soigne ses animaux convenablement, s'il donne quelque attention au pâturage ; mais si une quenouille, des aiguilles devaient l'empêcher de s'amuser, et le retenir attentif auprès de son troupeau, il vaudrait mieux l'occuper que de l'abandonner à la paresse. Il n'y a donc pas de mal à faire filer les enfants qu'on charge de la garde de troupeaux, dans les pays de petite culture.

§ 3. — Des chiens.

Deux espèces de chiens sont employés à la garde des troupeaux : les uns sont destinés à écarter le loup et l'ours, les autres à aider le berger dans la conduite des animaux.

On choisit pour chasser le loup des chiens *mâtins*, de forte taille, capables de le poursuivre, et au besoin de l'attaquer. Ils ne sont pas également nécessaires dans tous les pays.

Pour que les chiens soient *bons pour le loup*, il faut que, étant jeunes, ils soient dressés par des individus de leur espèce. Après deux ou trois poursuites, ils montrent beaucoup d'ardeur à remplir leur mission; arrivent-ils dans un bois, ils en parcourent tous les détours; entendent-ils crier : *Au loup!* ils se rendent aussitôt du côté d'où vient la voix. Les chiennes sont, en général, meilleures que les mâles; ces derniers sont indulgents pour les louves.

Les chiens armés de colliers en métal ou en cuir très-épais, et hérissés de pointes de fer, se défendent mieux. C'est par le cou que le loup cherche toujours à les prendre, et qu'il les tue s'il peut les saisir. En hiver, quand le pays est couvert de neige, les loups font la guerre aux chiens; ils viennent les attendre jusqu'à la porte des fermes.

Le chien destiné à aider le berger dans la garde et la conduite des troupeaux est appelé *chien de berger, chien de Brie, La Brie, Briard*, du nom de la province où l'on trouve les meilleurs. Tous les chiens qui sont vifs, alertes, intelligents, sont bons; mais on doit rechercher de préférence ceux qui descendent de parents bien exercés; ils sont plus faciles à dresser.

Un bon chien dressé est plus utile qu'un aide : il va, revient, fait le tour du troupeau, accélère ou ralentit la marche au moindre signe, à un son de la voix, à un mouvement de la main; il préserve les récoltes, fait avancer les bêtes retardataires, tient le troupeau réuni, empêche les animaux de sortir des chemins et des pâturages, va chercher les moutons fuyards, ramène les vagabonds. Si le chien est bon, le berger peut lui confier la garde d'un côté du pâturage pendant qu'il surveille l'autre côté. Le chien évite beaucoup de courses à son maître, et prévient même les accidents qu'occasionnent les gardiens paresseux en lançant des cailloux contre les bêtes qui s'écartent. Si les pâturages sont peu étendus, enclavés dans des terres en culture, le troupeau un peu nombreux, il faut employer plusieurs chiens.

Les chiens mal dressés mordent les animaux, les pressent, occasionnent des accidents et des avortements. Un mauvais chien nuit directement en pressant, mordant les animaux, et indirectement en les effrayant, en allant et venant brusquement et sans motifs à travers le troupeau.

On ne saurait donc donner trop de soins à dresser les chiens de berger, à les accoutumer à faire sentinelle, à tenir le troupeau convenablement ramassé, à ne pas effrayer les moutons et surtout à ne pas les mordre. Pour les dresser, il faut les prendre jeunes et employer beaucoup de persévérance, des caresses, des friandises, et au besoin des châtiments. Il faut surtout leur donner l'exemple d'un chien déjà dressé. Les premières fois qu'on les commet contre un mouton, il faut être à côté d'eux et les surveiller attentivement ; s'ils ont l'air de vouloir mordre, on les saisit et on les corrige ; on laisse pendre une ficelle à leur cou afin de pouvoir les arrêter plus promptement. Au moyen de cette corde, on peut même les corriger, leur faire sentir qu'ils ont mal fait.

Si l'on a des chiens actifs, intelligents, mais un peu méchants, qui mordent les bêtes, et qu'on ne puisse pas les corriger, il faut les museler ou mieux leur casser les dents canines et même au besoin les incisives.

Dans l'intérêt de la santé des animaux, il faut surveiller les chiens qui sont employés à la garde des troupeaux. Ceux qui sont affectés de maladies vermineuses peuvent donner le tournis aux moutons (voy. *Soins relatifs aux maladies*).

§ 4. — Des sonnettes.

Les sonnettes qu'on place au cou des moutons ont pour but de faciliter la garde des troupeaux. Dans quelques pays, elles appartiennent aux bergers qui, pour se faire honneur, en mettent un trop grand nombre, et les choisissent trop fortes. Quoique ces instruments fassent entendre, chacun isolément, un son peu agréable, ils forment, si le troupeau marche lentement, une harmonie qu'on écoute avec plaisir. Malheureusement les sonnettes qui sont lourdes fatiguent les animaux.

Les propriétaires doivent les acheter eux-mêmes, et les choisir petites et légères, pourvu qu'elles aient un son assez fort, veiller à ce qu'on les fasse porter aux bêtes les plus fortes, et à ce qu'on les change de temps en temps. On les met de préférence aux moutons et aux brebis *turques, bréhaines,* c'est-à-dire à celles qui, n'étant pas devenues en chaleur ou n'ayant pas retenu, n'ont pas été fécondées. Il faut en mettre le moins possible ; il peut suffire à la rigueur, si le troupeau est peu nombreux et s'il va pâturer sur des terres nues, d'en mettre à une des bêtes qui vont d'habitude en tête du troupeau et à une de celles qui restent en arrière.

Dans les pays boisés, les sonnettes guident le troupeau : les moutons s'habituent à suivre les bêtes qui les portent ; elles servent de rappel dans les bois aux brebis qui s'é-garent ; le berger s'aperçoit à leur son si une partie du trou-peau reste en arrière, si les animaux sont effrayés : elles avertissent de la présence du loup, et sont précieuses pour la nuit dans les parcs, comme le jour dans les taillis et les genêtières.

SECTION II

BERGERIES ET LEURS ACCESSOIRES

Le mouton peut résister à toutes les températures de notre climat; il est pourvu d'une fourrure touffue qui le rend peu impressionnable à l'action du froid.

Les Anglais n'ont pas de bergeries pour leurs troupeaux; ils les font coucher dans des parcs établis dans les herbages, sur des champs de turneps; si le temps est mauvais, ils mettent les brebis et les agneaux sous des espèces de hangars. On sait combien, avec ce régime, leurs animaux sont robustes.

Daubenton avait voulu suivre cet exemple et supprimer les bergeries. Trompé par son berger qui, pour le flatter, ne lui disait pas la vérité sur les inconvénients du parcage en plein air, il les considérait même comme nuisibles. Mais l'expérience a prouvé qu'elles sont nécessaires, au moins pour abriter les mères et les agneaux, non-seulement en France, mais même en Angleterre, malgré la douceur du climat. D'ailleurs, elles facilitent la distribution des fourrages, font produire des engrais et adoucissent les toisons.

Mais de ce que les moutons ont besoin d'abris, il ne faut pas en conclure qu'ils se trouvent bien dans des habitations constamment fermées. D'un tempérament mou, ils ont besoin d'un air sec et pur. Des étables mal tenues sont aussi nuisibles que les intempéries.

Pour être dans de bonnes conditions, les bergeries doivent être toujours propres et bien aérées; chaudes et un peu humides pour les bêtes à l'engrais et pour les brebis nourrices et les agneaux.

Elles exercent sur la laine une influence salutaire ou nuisible selon qu'elles sont bien ou mal tenues : la laine devient douce, fine, moelleuse dans un air chaud et un peu humide; ferme, dure dans un air sec et froid; cassante dans un air impur, chargé de gaz ammoniac.

Des faits nombreux prouvent que les toisons s'améliorent quand on remplace de mauvaises bergeries par des bergeries bien tenues.

Emplacement. — L'assiette des bergeries doit être choisie avec soin; autant que possible, il faut les placer sur une pente douce, légèrement inclinée à l'est et au midi. Rien n'est plus nuisible aux moutons que les sols humides et l'air chargé de vapeurs. Si l'on ne peut pas disposer d'un terrain sec, dit Tessier, on doit le rendre tel en remplaçant l'argile ou la terre franche de la surface par du gravier ou du mâchefer.

Construction. — Les bergeries les plus convenables sont celles que l'on peut fermer à volonté. On place le toit sur des poteaux ou sur des pilastres, et on garnit l'espace qui sépare ces supports d'une muraille à hauteur d'appui sur laquelle on dispose, ou des galandages, ou des paillassons, ou des cloisons en planches selon le climat et les ressources de la ferme.

M. Bella a fait construire à Grignon deux rangs de pilastres en maçonnerie brute qui, concurremment avec deux rangs de poteaux en bois, supportent la charpente. Les espaces de 2^m,80 de largeur restant entre les pilastres sont remplis, jusqu'à 1^m,50 de hauteur, par de petits murs dans lesquels sont pratiquées des portes; le reste de la hauteur jusqu'au sommet des pilastres est occupé par de simples châssis qu'on recouvre de paillassons; ceux du nord en hiver, ceux du midi en été. Les deux extrémités de la bergerie sont fermées par des murs pleins qui forment pignons, dans lesquels sont pratiquées deux portes charretières pour le passage des voitures qui rentrent les fourrages et qui enlèvent le fumier. Le plafond est élevé de 3^m,55 au-dessus du sol.

La bergerie est divisée intérieurement en compartiments par des râteliers doubles occupant les espaces compris entre les poteaux de chaque travée.

Aucune espèce de bâtiment ne varie peut-être autant par la nature des matériaux qui le constituent et les dispositions intérieures que les bergeries; elles sont en pierre, en pisé, en torchis, souvent en planches sur nos montagnes. Dans la Russie méridionale, on les construit en palissades, que l'on enduit de terre glaise et de fiente; ou en poutres liées au sommet et couvertes de paille ou de roseaux.

Dimensions. — Les dimensions des bergeries doivent varier selon la taille des animaux. Une surface carrée de 1 mètre de côté pourrait à la rigueur suffire pour une brebis ou pour un bélier, et c'est l'espace moyen qu'il est le plus raisonnable de conseiller.

Compartiments. — Chaque cultivateur les fait disposer selon ses convenances. Nous croyons cependant devoir reproduire la description que M. Riverain donne de sa bergerie.

Ce bâtiment, d'une longueur de 31 mètres sur 10 de largeur, est divisé en huit compartiments pouvant contenir chacun 60 bêtes. Chaque compartiment a une porte de 2^m,50 de largeur qui permet d'entrer les charrettes pour enlever le fumier et apporter la nourriture. Des râteliers doubles servent de séparations. Au milieu de ces séparations, deux poteaux qui soutiennent les poutres forment coulisse à une porte à claire-voie de 1 mètre de largeur, qu'on élève ou qu'on abaisse à volonté. Cette disposition permet d'affourrager les brebis sans les mettre dehors. Voici comment. Un compartiment reste libre à une des extrémités de la bergerie; l'heure du repas arrivée, on affourage dans ce compartiment et on y fait entrer ensuite les brebis du compartiment voisin. Ce compartiment vidé, on y distribue la nourriture et on le livre aux brebis qui se trouvent dans le suivant ; ainsi de suite. Le dernier compartiment reste vide jusqu'au repas suivant.

Dans la plupart des bergeries, le berger prépare des triquets avec des claies mobiles à mesure qu'ils sont nécessaires au moment de l'agnelage. Mais il est utile dans les grands établissements d'en avoir quelques-uns construits avec des séparations fixées au mur et au sol. On les construit en planches ou en maçonnerie. Les animaux qui y sont logés sont dans l'obscurité et complétement isolés. Dans le courant de l'année on y met les bêtes malades, et au moment de l'agnelage les brebis qui ne veulent pas se laisser teter. Elles y adoptent plus sûrement les nourrissons que lorsqu'elles sont dans des triquets à claire-voie.

Portes et fenêtres. — Les portes des bergeries doivent s'ouvrir en dehors, car les moutons ont l'habitude de se coucher dans tous les coins, et ils empêcheraient de pousser les portes si elles s'ouvraient en dedans.

Elles doivent être à deux battants et coupées à hauteur d'appui, afin qu'elles servent de fenêtres en été. Souvent on les remplace par une claie. A la bergerie de Grignon, le seuil des portes est élevé de 0^m,50 au-dessus du sol, et il est établi de chaque côté un plan incliné, sur lequel ne passent à la fois que les animaux qui peuvent aisément traverser la porte. Si les animaux veulent se presser pour sortir ou pour entrer, ceux qui sont sur les bords du pont sont obligés d'en descendre, et il n'arrive jamais entre les huisseries que ceux qui peuvent passer sans difficulté.

Une bergerie en murailles, close, doit être pourvue d'ouvertures à différents niveaux afin qu'on puisse aérer suffisamment. On ouvre celles qui sont près du sol pour laisser entrer l'air froid et les autres pour livrer passage à celui qui est altéré ; il doit y en avoir au nord qu'on ouvre l'été, et au sud pour aérer en hiver. Quand la construction est à claire-voie, on règle l'aérage avec des vantaux ou des paillassons.

Crèches et râteliers. — Les crèches et les râteliers sont tout aussi utiles pour les bêtes à laine que pour les autres animaux. Déposer sur la litière le foin destiné aux moutons, c'est faire une économie que la perte des fourrages fait payer bien cher.

Les râteliers sont simples ou doubles ; ils adhèrent à la crèche ou sont fixés isolément au mur.

La figure 6 représente un râtelier simple fixé au mur M, au-dessus de la crèche B ; celle-ci, supportée par de la maçon-nerie, est élevée de 0^m,45 au-dessus du sol ; elle a 0^m,10 de profondeur et 0^m,20 de largeur. Le râtelier E, dont les bar-reaux sont espacés l'un de l'autre de 0^m,10, est fixé par ses deux extrémités ; il est éloigné du mur de 0^m,45 par son bord supérieur, et de 0^m,35 par son bord inférieur. Celui-ci en est séparé par un plan incliné D, en planches, qui fait

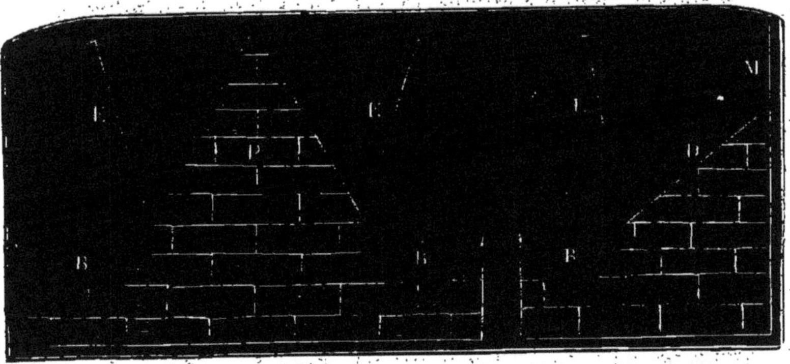

Fig. 5. — Râtelier double.   Fig. 6. — Râtelier simple.

couler dans la crèche les feuilles et les graines qui se dé-tachent du fourrage.

La figure 5 représente un râtelier double fixé sur la crèche.

Le tout est sur maçonnerie ou sur un madrier de 1ᵐ,10 de largeur; les crèches B ont 0ᵐ,22 de largeur et 0ᵐ,11 de profondeur. Les deux râteliers, disposés comme dans le râtelier simple, sont séparés par une cloison en plâtre P ou en planches, haute de 1ᵐ,50 à 2 mètres, plus ou moins. Cette séparation permet, quand le râtelier divise la bergerie en compartiments, de donner aux animaux de chaque compartiment une nourriture différente.

Les râteliers doubles peuvent être suspendus au plancher au moyen d'une corde ou d'une chaîne, ce qui permet de les abaisser ou de les élever à volonté, selon la taille des animaux et à mesure que la couche de fumier augmente d'épaisseur. Cette disposition a un désavantage : quand les animaux passent à côté du râtelier ils l'éloignent de la verticale, et quand ils ont cessé de le pousser, il retombe, et quelquefois avec une vitesse assez grande pour blesser les bêtes qu'il frappe, pour faire avorter les brebis; si on l'adopte on doit, au moyen de piquets implantés dans le sol, immobiliser le râtelier.

Nous conseillons aussi de mettre sur maçonnerie les crèches et les râteliers, afin qu'il ne reste pas, au-dessous de la crèche, un espace vide dans lequel pourraient s'engager les agneaux et y périr.

Les barreaux, longs de 0ᵐ,45 à 0ᵐ,50, seront assez espacés l'un de l'autre pour que les animaux puissent tirer facilement le fourrage; mais surtout ils seront à peu près verticaux, ou légèrement inclinés, afin que le fourrage, en tombant, ne salisse pas les toisons.

Nous avons vu, dans le Charolais, devant le râtelier, et assez élevé pour que les moutons puissent passer dessous, un trottoir en planches sur lequel marchait le berger pour affourager. Cette disposition facilite la distribution des fourrages pendant que les animaux sont dans la bergerie; mais elle est bien compliquée pour le résultat obtenu.

Beaucoup de bergeries ont des râteliers sans crèches ; d'autres, des crèches sans râteliers ; les uns et les autres sont nécessaires. Les râteliers le sont même là où l'on nourrit les troupeaux avec des denrées qui ne peuvent être déposées que dans des crèches — menues pailles, résidus... — ne fût-ce que pour recevoir le soir la paille avec laquelle on doit faire la litière du lendemain.

Litière. — On fait le plus souvent la litière des moutons avec de la paille longue, peu brisée, afin que les toisons ne soient pas souillées par ses débris. Les feuilles comme les fougères adhèrent trop facilement à la laine. Si l'on veut porter de la terre, ou du sable, ou du gazon, dans les bergeries, et cela peut être utile, il faut la ramasser en temps sec, et quand elle est répandue dans la bergerie, la recouvrir d'une couche de paille avant d'y faire coucher le troupeau.

Fumier. — Beaucoup de cultivateurs n'enlèvent le fumier de leurs bergeries que tous les trois ou tous les six mois, quelquefois seulement tous les ans ; d'un autre côté, Rozier recommande de nettoyer les bergeries, d'en balayer le sol tous les huit jours dans toutes les saisons. Si les bergeries sont bien placées, convenablement aérées, et qu'on renouvelle la litière assez souvent, le fumier peut, sans danger pour la santé des animaux, y rester plus longtemps : il suffit de l'enlever quand il devient gênant par son épaisseur, et quand des causes particulières d'insalubrité le nécessitent, comme lorsque après l'agnelage la putréfaction des délivres répand une mauvaise odeur.

Moyens d'assainir les bergeries. — Une bergerie mal tenue nuit, et par le fumier qui pourrit la corne et produit le piétin, et par l'impureté de l'air, qui altère la laine et produit des maladies.

Une bergerie en planches, en pisé, ou en mousse, mais grande et bien aérée, est préférable à une bergerie en maçonnerie, mais petite et défectueuse. Dans beaucoup de fermes, il suffirait de faire des ouvertures ou d'établir des cheminées d'appel et d'y placer des ventouses, des vasistas, pour purifier l'air suffisamment.

Si les bergeries sont insalubres, on fera durer davantage le régime du parc, et on sortira les animaux tous les jours, même pendant le mauvais temps.

Parc domestique. — Pour faire éviter aux troupeaux l'air impur et la chaleur des lieux clos, on les fait quelquefois coucher en plein air, dans un espace entouré de claies, de planches, d'une palissade, ou d'un mur en pisé, en pierre sèche ou en maçonnerie ; on appelle cet espace *parc domestique.* On peut placer ce parc dans la cour de la ferme ou dans un verger voisin de l'habitation. Dans le temps, un éleveur de la Beauce, M. Bailleau, avait obtenu de la commune , à Illiers, la permission d'établir un parc sous les tilleuls d'un terrain communal.

On construit quelquefois des bergeries près des pâturages, lorsqu'on a des terres éloignées des habitations ; on évite ainsi aux animaux les fatigues et on diminue les frais de transport du fumier.

SECTION III

PARC ET PARCAGE

Le parcage est une pratique qui consiste à placer les troupeaux dans des enceintes nommées *parcs*, dans le but de les fertiliser avec les excrétions des animaux.

Construction des parcs. — Les parcs sont en filets, en cordes, le plus souvent en claies. Les filets sont à larges mailles en très-grosse ficelle ; ils ont $1^m,40$ ou $1^m,50$ d'élévation, et une longueur proportionnelle au nombre d'animaux qu'ils doivent renfermer. Une corde passée dans les mailles à chaque bord sert à les fixer à des piquets implantés dans le sol. Ces filets en corde de sparte ou de chanvre sont légers et faciles à déplacer.

Les claies sont en planchettes minces ou en baguettes de bois flexible, de coudrier, croisées sur des montants.

On laisse aux claies de coudrier trois ouvertures, une à chaque extrémité, pour recevoir les crosses, et une au milieu, dans laquelle le berger passe le bras ou la crosse quand il change le parc de place. Ces claies servent d'abris aux animaux, mais elles offrent beaucoup de prise au vent qui les renverse quelquefois; un autre inconvénient, c'est que les animaux en cherchant à se mettre à l'abri, se rapprochent tous d'un côté et la terre est inégalement fumée.

Les claies ont 1^m,50 de hauteur plus ou moins, et ordinairement 3 mètres de longueur (9 pieds). On les fixe au sol au moyen de crosses; on a soin de les faire chevaucher un peu afin que la même crosse contribue à en fixer deux.

On donne au parc la forme d'un carré long, même beaucoup plus long que large, afin que les animaux s'agglomèrent moins dans les coins; s'ils s'agglomèrent à une extrémité, il est facile, quand ils y sont restés assez longtemps, de les faire avancer vers l'extrémité opposée.

Si le parc ne doit pas durer toute la nuit, on le fait double. On fait le carré assez long pour loger un nombre d'animaux double de celui que l'on a, et on le divise en deux parties égales par des claies placées au milieu. Dans la nuit, le berger enlève une des claies de la séparation et pousse le troupeau d'un compartiment dans l'autre.

Étendue, durée du parc. — Le parc n'aura jamais que l'étendue nécessaire : trop grand, le terrain n'est pas uniformément fumé; trop petit, les bêtes seraient gênées, et il faudrait le changer trop souvent. On compte qu'il faut de 28 à 30 claies pour faire parquer 100 moutons, ce qui peut limiter, selon la manière dont elles sont disposées, une surface de 3 à 400 mètres.

De même que l'étendue du parc, la durée du parcage doit être subordonnée aux animaux, aux aliments qu'ils consomment et à l'état du sol. Au printemps, lorsque les plantes sont abondantes, et dans toutes les saisons, si les animaux sont bien nourris, on changera les claies plus souvent que dans les temps où les pâturages sont arides, et où l'on donne peu d'aliments ; si le sol est fertile, le parcage aura peu de durée.

Quand les nuits sont longues, on fait deux parcages qui durent, celui du soir depuis la tombée de la nuit jusque vers les quatre heures du matin, et le second jusqu'à dix, onze heures, jusqu'au moment où le troupeau va au pâturage.

Chaque propriétaire règle la durée du parc d'après les besoins de ses terres. Il fait quelquefois *donner un double coup de parc* : il fait parquer deux fois la même place.

Époque du parcage. — La saison du parcage commence plus tôt dans le Midi que dans le Nord. Elle dure ordinairement depuis les mois d'avril, de mai ou de juin, jusqu'à l'automne ; on doit cesser de faire parquer aussitôt que les pluies froides arrivent, et même aussitôt que l'herbe est rare dans les pâturages ; car les animaux qui passent la nuit à l'air frais ont besoin de plus de nourriture que ceux qu'on tient dans les bergeries ; ils souffrent davantage de la pénurie d'aliments ; ensuite, s'ils sont mal nourris, ils rendent peu de fumier, et la terre où ils couchent est mal engraissée. On cesse plus tôt dans les sols humides que dans les terres légères.

Effets du parcage. — 1° *Sur les terres.* On dit que les engrais laissés par les animaux se perdent en partie dans l'atmosphère, ou sont entraînés par la pluie ; qu'il est préférable de réunir les animaux dans une étable où l'on peut concentrer convenablement toutes les excrétions ; que le parcage, comme tous les engrais dont l'effet est prompt et de peu de durée, rend les céréales riches en paille, mais pauvres en grains; que la fumure qu'il fournit aux récoltes étant épuisée au moment où les grains se forment, ceux-ci sont maigres et en petite quantité.

Les effets du parcage, si le sol est bien préparé, durent souvent pendant plusieurs années. Les animaux ne laissent pas seulement sur le sol l'urine et les excréments solides ; ils le fument par toutes leurs excrétions. Si le sol est perméable, s'il a été bien ameubli avant l'opération, si on fixe les engrais en donnant un labour après le parc, on obtient des récoltes très-belles, et en paille, et en grain.

Le parcage a l'avantage d'économiser la litière, de réserver la paille pour nourrir et faire coucher le bétail en hiver ; il simplifie les travaux en économisant les frais de transport, quelquefois considérables, du fumier.

Il agit sur la puissance du sol comme sur sa fertilité ; il tasse les terres légères, et les améliore.

Terres qu'il convient de faire parquer. Le parc doit être établi sur des sols sains, et éloigné même des lieux humides, des marais ; autant que possible, il faut le rapprocher des pâturages pour faire éviter au troupeau les longues courses, et pour prévenir la perte du fumier ; s'il était à côté des bergeries, on pourrait faire rentrer les animaux en cas d'orage ; mais d'ordinaire on fait parquer de préférence sur les terres éloignées où le transport du fumier est dispendieux ; sur celles dont les abords sont difficiles, qui sont situées sur les montagnes. Il faut préalablement préparer le sol, le labourer pour qu'il soit facile d'y fixer les claies, et le herser pour le rendre perméable aux excrétions des animaux.

Il y a souvent avantage à faire parquer sur des récoltes ; lors même que les animaux broutent quelques feuilles, les plantes s'en trouvent bien ; en automne, on fait quelquefois coucher les bêtes à laine sur les semailles des céréales. On a pour but de donner de la consistance au sol, et on peut ainsi cultiver du froment sur des terres trop légères pour en produire. En faisant le parc plus ou moins étendu pour un nombre donné d'animaux, on proportionne le tassement de la terre et la fumure aux besoins des récoltes.

Le parc établi sur les prairies nuit à la qualité des fourrages, mais en fait pousser beaucoup. Les Anglais font parquer sur des champs de turneps, les animaux pâturent tout en engraissant la terre.

2° *Sur les animaux. Précautions.* Le parcage fait à propos est favorable à la santé : en été, il préserve les moutons de la chaleur étouffante des bergeries ; il favorise la guérison des maladies qui tiennent à la malpropreté, du piétin, de la gale.

Mais si le parcage est mal dirigé, si on y soumet les animaux qui viennent d'être tondus, si on fait rester les troupeaux au mauvais temps, si on les laisse exposés aux rayons du soleil sur une terre brûlante, il peut occasionner diverses maladies, donner lieu à des affections nerveuses, à des catarrhes et à des congestions sanguines ; si l'air est humide et les plantes aqueuses, il peut produire la pourriture. Les moutons enfermés dans un parc souffrent d'un état de l'atmosphère qui n'aurait pas de mauvaise influence sur ceux qui seraient en mouvement, soit dans un pâturage, soit sur une route.

Pour prévenir et diminuer les mauvais effets du parcage, on le commencera par un beau temps ; on le suspendra pendant la pluie, quand on sera menacé d'un orage, et on le cessera en automne aussitôt que le temps sera humide.

Le parcage au grand air et sur une terre meuble rend les laines fortes mais grosses et dures ; il nuit surtout aux laines mècheuses et aux laines superfines. En Saxe et en Autriche, le parcage de nuit n'est pas usité pour les moutons qui produisent cette dernière sorte. Tandis qu'en Angleterre où l'on tient plus à la viande qu'à la laine, on fait parquer toute l'année. C'est en général après la tonte de l'année que l'on commence le parcage.

Avantages relatifs au nombre d'animaux. — Le parcage nécessite des frais, exige un parc avec tous ses accessoires, un berger fort, intelligent et des chiens. Ces dépenses sont peu importantes pour un grand troupeau, car il faut alors relativement peu de claies. Ainsi quarante-huit claies de 3 mètres chacune formeraient un parc de 1,296 mètres, soit pour recevoir 324 moutons, tandis que vingt-quatre claies ne limitent que 324 mètres, soit l'espace réservé pour 81 moutons, et douze claies, 81 mètres, soit pour 20 moutons seulement. A moins de circonstances exceptionnelles, les cultivateurs qui ont de petits lots de moutons ne peuvent faire parquer qu'en s'associant : on fait parquer dans les terres de chacun des associés un nombre de jours proportionnel à celui des bêtes qu'il a dans le troupeau commun.

Précautions pour écarter les loups. — Le berger ne doit jamais quitter le parc ; on lui construit une cabane dans laquelle il couche et où il dépose les objets nécessaires aux soins du troupeau. Cette cabane est ou non portée sur des roues. Il est bien d'avoir une loge pour faire coucher les chiens, afin que ces animaux restent dans l'endroit où l'on croit leur présence nécessaire.

Si le parc est en claies, il offre déjà de la résistance aux animaux carnassiers. On a conseillé, pour les éloigner, des lanternes composées de verres diversement colorés et suspendues à des cordes. Lorsque le vent agite ces fanaux, ils dispersent dans l'espace des nuances diverses quelquefois brillantes, qui effrayent les bêtes sauvages. On peut aussi tendre à une certaine distance du parc, du côté qui n'est pas gardé, des filets, des trappes ; les loups s'y prennent, se débattent, et avertissent ainsi de leur présence ; mais un berger vigilant, un bon chien, suffisent presque toujours ; et si les loups se sont quelquefois introduits dans des parcs, s'ils y ont fait de grands ravages, c'est lorsque les troupeaux

étaient mal gardés. Un fusil peut être utile ; il suffit que le
berger tire un ou deux coups dans la nuit pour écarter les
loups, qui du reste deviennent de plus en plus rares.

SECTION IV

NOURRITURE ET BOISSONS

La nourriture agit sur la *santé* et sur la laine par la qualité des aliments qui la composent et par le poids des rations.

Trop nourris, les moutons sont exposés aux congestions
sanguines, et trop peu nourris ou nourris avec des aliments
aqueux, aux affections atoniques, à la pourriture. Les troupeaux qui sont une saison dans la disette et la saison suivante dans l'abondance sont exposés aux maladies ; ceux qui
ont été mal nourris en hiver sont souvent décîmés par la
maladie de sang au printemps.

C'est aussi de la nourriture que dépendent les qualités de
la *laine* et le poids de la toison. Abondante, elle rend la
laine forte, élastique, moite, mais grosse ; insuffisante, elle
la rend sèche, grêle, cassante, irrégulière.

Quand dans le courant de l'année les troupeaux manquent de nourriture pendant un mois, six semaines et plus,
on peut, au moment de la tonte, reconnaître la laine qui a
poussé pendant ce temps ; elle est mince et moins tenace.

En parlant de l'engraissement, nous verrons que la nourriture a plus d'influence sur les qualités de la viande que la
race à laquelle les moutons appartiennent.

Les bêtes à laine vivent de l'herbe qu'elles broutent ou des
fourrages qu'on leur distribue au râtelier ; souvent aussi
elles vont chercher une partie de leur nourriture pendant
le jour et reçoivent un supplément le soir et le matin à la

bergerie. Nous étudierons le régime du pâturage, le régime de la stabulation et le régime mixte.

§ 1er. — De la nourriture au pâturage.

Le régime du pâturage est généralement avantageux. C'est le plus économique. Les moutons ramassent et transforment en laine et en viande des produits végétaux répandus sur les terres en trop petite quantité pour qu'on puisse les récolter. Il dure toute l'année, dans la plus grande partie de la France ; cependant le nombre des agriculteurs qui ne conduisent pas les troupeaux dans les herbages, lorsque le temps est mauvais, augmente tous les jours.

Pâturages qui conviennent aux bêtes à laine. — Les moutons ne prospèrent, ne jouissent d'une bonne santé que sur des terres saines ; dans les lieux humides, ils contractent la pourriture. En été, on les conduit le matin sur les sols exposés au couchant et le soir sur ceux qui reçoivent le soleil levant. Les côteaux tournés au midi sont bons pour l'hiver.

Nous avons des races pour utiliser tous nos pâturages, même les plus mauvais. Les petits moutons de nos pays pauvres sont précieux pour ramasser les plantes qui viennent dans les landes, les bruyères, les bois, les coteaux arides ; ils y jouissent d'une bonne santé malgré les disettes qu'ils supportent, et quoiqu'ils fassent tous les jours de grandes courses.

La dépaissance ne doit pas cependant être une fatigue absorbant les produits fournis par les aliments ; il faut que les animaux puissent prendre sans peine le repas nécessaire à leur entretien.

Quand on a des pâturages peu fertiles et d'autres de bonne qualité, on peut, dans la même exploitation, multiplier, élever et engraisser des bêtes à laine ; si l'on n'a que des terres vagues, on doit se borner à multiplier et à élever; si tous les herbages sont très-bons, et surtout s'ils sont humides, on doit exclusivement engraisser.

Les *prés* sont livrés aux bêtes à laine en automne, quand les grands ruminants ne peuvent plus y vivre ; le mouton prend dans ces herbages de la force pour passer l'hiver ; mais il ne doit pas y rester trop longtemps, manger l'herbe trop ras de terre. Comme il a les lèvres minces, et les dents bien disposées pour couper l'herbe, il ronge les plantes jusqu'à la racine, et nuit à la récolte qui doit suivre. Les prés naturels servent quelquefois, au printemps, pour engraisser des troupeaux ; c'est au détriment de la ré- colte, et d'ailleurs ils prédisposent à la pourriture dans cette saison : il ne faudrait pas garder longtemps les bêtes qu'on y a engraissées. En été, les bêtes à laine ne doivent être conduites dans les prés arrosés qu'avec précaution ; les plantes qui, sous l'influence de la chaleur et de l'arro- sage, poussent dans l'espace de deux ou trois jours, affai- blissent les animaux et donnent la pourriture en très-peu de temps.

Certaines plantes qui croissent dans les lieux humides ont la réputation de produire la pourriture. Nous verrons que cette maladie est due moins aux propriétés particulières de certaines espèces végétales qu'à la nature du sol sur lequel ces espèces végètent. Toutes les plantes des lieux humides sont mauvaises pour le mouton.

Les *prairies artificielles* à base de légumineuses, occasion- nent souvent des indigestions aux moutons qui les broutent; les sainfoinières font exception et sont d'une grande utilité en automne ; elles remettent les troupeaux qui ont souffert en été, et préparent les brebis à bien nourrir leurs agneaux.

Les *chaumes* sont généralement réservés pour les bêtes à laine ; l'herbe de ces pâturages, les épis qui ont échappé au moissonneur, remettent les brebis qui ont nourri, et les mettent en état de recevoir le mâle. Ces pâturages fournissent une excellente ressource, mais il faut les faire consommer avec précaution ; ils sont nuisibles dans les pays où on laisse beaucoup de grain sur la terre ; les moutons y contractent le sang-de-rate.

Les *pâturages artificiels*, qu'il est si facile d'assortir aux besoins des animaux et à la nature du sol, sont très-utiles pour nourrir les troupeaux. En Allemagne, en Saxe, en Angleterre, des pâturages vivaces ayant cette destination entrent dans toutes les rotations de culture.

Les meilleures plantes sont le *sainfoin* pour l'automne ; le *trèfle rampant* et la *minette*, l'*ivraie vivace* pour toute l'année ; la *vesce*, les *gesses*, les *pois* et la *moutarde blanche* pour l'été. Les prairies de graminées — *orge*, *avoine*, *seigle* — sont encore utiles pour cette saison. On fait consommer la vesce, les pois, sur place, tantôt en livrant tous les jours une partie de la pâture au troupeau avant de le rentrer au parc, tantôt en fauchant le fourrage et en le faisant consommer dans des râteliers qu'on porte sur la prairie.

En Espagne, comme sur le versant septentrional des Pyrénées, on cultive pour nourrir en hiver les troupeaux de ces montagnes, le *lupin blanc*. Cette plante est favorable à la santé. On la mêle au farouch ou à d'autres légumineuses, et même à des graminées annuelles.

Certaines plantes, le *pastel*, la *pimprenelle*, le *colza*, ont été recommandées à cause de leur précocité, pour la nourriture des agneaux et des nourrices après l'hiver. Pour l'été, un champ de *topinambours* peut être d'une grande utilité. Les brebis y trouvent de l'ombre, et les feuilles fournissent une nourriture bonne pour la saison.

Le *persil* excite l'appétit, et mêlé aux plantes fourragères il facilite la digestion et donne à la viande un goût excellent. Par ses propriétés diurétiques bien connues, il peut prévenir, guérir même les hydropisies, la pourriture, en activant la sécrétion des reins et en déterminant l'absorption de la sérosité répandue dans le corps.

Les *plantes* un peu *amères* conviennent aussi au tempérament lymphatique du mouton à titre de condiment alimentaire.

Pour assurer la réussite des troupeaux, il faut établir des herbages appropriés à toutes les saisons : en semer de précoces pour le printemps, conserver ceux qui sont sur un terrain frais mais salubre pour les mois d'août et de septembre, faire consommer en hiver ceux qui sont très-humides. On réservera les meilleurs pour la fin de la belle saison, afin que les troupeaux soient en bonne santé et vigoureux au commencement de l'hiver. Il est difficile de mettre en état une bête qui, au commencement de la mauvaise saison, est maigre et sans vigueur.

Précautions à prendre quand on fait paître des moutons. — Les bêtes à laine sont marcheuses ; elles ne restent jamais en repos dans un pâturage ; elles mangent sans cesser de marcher, et ne s'arrêtent que pour se coucher, quand elles ont pris leur repas et à l'ombre quand il fait très-chaud. Mais si elles aiment à marcher, elles sont mal disposées pour courir. Le berger ne doit donc ni presser son troupeau, ni le faire arrêter.

Les *pâturages humides* sont dangereux pour les bêtes à laine ; si leur humidité provient d'une inondation, les plantes couvertes de vase produisent le dégoût et même l'altération du sang ; s'ils sont situés sur des sols marécageux, c'est lorsque l'été a diminué l'eau des marais, et a échauffé le terrain, qu'ils doivent surtout être évités : leur insalubrité diminue aussitôt que les fortes pluies de l'automne et le froid qui vient après ont assaini le pays. Les bergers savent que les lieux marécageux sont malsains lorsque l'eau qu'on y rencontre est irisée, diversement colorée ;

c'est en effet une preuve qu'elle ne se renouvelle pas, qu'elle est corrompue.

Les brouillards augmentent les effets nuisibles des pâturages humides, que dans tous les temps on fera consommer avec précaution. On y conduira les animaux de préférence pendant les temps froids, et après leur avoir distribué au râtelier une petite ration de fourrage sec, ou après les avoir fait paître sur un bon sol : les animaux qui ont reçu le matin un peu de fourrage sec, résistent longtemps aux causes débilitantes qui produisent la pourriture.

En été, une pluie passagère et peu forte n'empêchera pas de sortir le troupeau. Une petite radée est même utile dans cette saison; elle rafraîchit l'air, abat la poussière, lave les plantes et les fait croître : les moutons qui les prennent sont rafraîchis et boivent moins.

Les bêtes contractent des indigestions si elles prennent les aliments avec avidité et en trop forte quantité après avoir souffert de la faim. Des expériences nous ont prouvé que cet état des animaux est une cause de la météorisation plus puissante que l'humidité, que la pluie répandue sur les plantes, considérée cependant comme la cause principale de cette affection.

Toutes les plantes vigoureuses peuvent produire le météorisme; mais c'est le *trèfle commun* et la *luzerne* qui le déterminent le plus souvent, surtout pris sur pied, et quand le temps est sec. Dans le Midi, on ne peut pas faire consommer ces plantes sans de graves dangers, à moins qu'on ne prenne beaucoup de précautions. On ne doit laisser les troupeaux sur les prairies artificielles quand les plantes sont vigoureuses que peu de temps, ne leur en livrer que des carrés peu étendus, sauf à leur en livrer un second quand l'herbe du premier est consommée. Ces précautions sont nécessaires pour tous les pâturages substantiels, et même au printemps, pour les pairies naturelles; pour le colza, la vesce, comme pour les céréales, que l'on fait écourter.

On a peu d'avantages à faire consommer sur place les plantes vigoureuses; elles font beaucoup moins de profit qu'étant mangées au râtelier.

Influence de la rosée. Les agronomes de tous les temps se sont vivement préoccupés de l'influence de la rosée sur les bêtes à laine. On sait aujourd'hui qu'elle n'a pas de propriétés malfaisantes particulières, mais qu'elle peut produire la pourriture par l'humidité qui la constitue. On cherchera donc à la faire éviter au mouton, et plus dans le Nord et dans les lieux humides que là où le sol est salubre et les plantes de bonne qualité. En été, les troupeaux souffrent moins de sortir à la pointe du jour, et de rentrer aussitôt que le soleil devient fort pour ressortir vers les quatre ou cinq heures jusqu'à la tombée de la nuit, que de rester au pâturage alors que le soleil est ardent; la forte chaleur est surtout nuisible quand les moutons ont été exposés à la fraîcheur du matin : sous l'influence de ces alternatives, se développent des péritonites et des hydropisies.

Avec un peu d'activité, de zèle pour suivre les pratiques usitées dans le pays qu'ils habitent, les bergers conservent leurs troupeaux en santé malgré l'abondance des rosées; mais quand l'année est pluvieuse, ils ont besoin pour prévenir la pourriture, d'une grande expérience et de beaucoup de bon sens. Combien de fois ne voit-on pas, de deux troupeaux, bien portants dans les années ordinaires, l'un devenir malade et l'autre rester en bon état après une saison pluvieuse, quoique entretenus dans deux fermes ayant un sol de même nature et également exposé ? Et cette différence provient seulement de la pratique des bergers : l'un connaît l'influence des divers pâturages, conduit ses moutons ou dans une plaine ou sur un plateau selon le temps; il évite ici le brouillard, là une abondante rosée, ailleurs la pluie, et cependant il ne laisse pas jeûner ses animaux; il sait distribuer le sel à propos, et quand il en a donné, il éloigne son troupeau des réservoirs dont les eaux sont malsaines, chargées de germes malfaisants, et lui procure de la bonne eau.

Durée du pâturage. — En automne et au printemps, le pâturage dure la plus grande partie du jour. Mais dans l'été, quand les journées sont chaudes, on ne doit faire pâturer que le matin et le soir.

Boissons. — Si les bêtes à laine pâturent dans un sol gras, si l'air est humide, les plantes aqueuses, s'il pleut de temps en temps, elles peuvent se passer de boire; mais l'eau leur est nécessaire si le temps est chaud, que les chemins soient couverts de poussière et les végétaux secs. Afin que les animaux ne soient pas disposés à prendre de la mauvaise eau s'ils en rencontrent, on doit les faire passer de temps en temps à côté d'un abreuvoir, d'un ruisseau, sans les laisser s'arrêter; ceux qui ont soif boivent, mais ne prennent que le liquide qui leur est nécessaire.

Dans les vastes plaines où les boissons sont rares, on tient à côté du parc de grands vases, et tous les jours une voiture chargée d'un tonneau apporte l'eau pour les remplir. Ces vases sont en fonte et l'eau y devient rouillée : le troupeau boit en rentrant au parc.

Émigration des troupeaux. — L'émigration, sous tous les rapports favorable aux animaux, l'est particulièrement au mouton. On l'emploie et comme préservatif de certaines maladies, et comme mode économique d'entretien des troupeaux.

Elle constitue le meilleur moyen de prévenir la cachexie aqueuse et de guérir cette terrible maladie; c'est aussi le remède le plus efficace, quand il est employé à temps, pour préserver les troupeaux du sang-de-rate. Pour guérir la pourriture, il faut faire passer les troupeaux des sols humides qui la produisent dans des sols volcaniques ou calcaires et fertiles; pour détruire la disposition au sang-de-rate, on les conduit des terres calcaires, des pâturages qui reposent sur les faluns, dans des lieux siliceux, arrosés, non chaulés, où le sol est plus frais.

Tous les printemps, les troupeaux du Rouergue, du Languedoc, de la Provence, sont conduits, sur les Alpes, les montagnes d'Auvergne et les Cévennes, et ceux du Roussillon sur les Pyrénées; tandis que, en hiver, ceux des Pyrénées sont conduits dans le Roussillon, les vallées du Béarn et les plaines de la Gascogne. Dans ces circonstances on a seulement pour but de procurer aux troupeaux de la nourriture, de leur faire quitter pendant l'été des localités où la pousse de l'herbe est arrêtée par la grande chaleur, et pendant l'hiver des montagnes couvertes de neige. De nos jours, les moutons de Quercy et du Rouergue qui sont conduits en Auvergne et jusque sur les montagnes du Dauphiné, sont l'objet de plusieurs transactions commerciales et ne reviennent jamais dans le pays où ils sont nés.

On fait voyager les troupeaux sans difficulté; les moutons aiment à marcher; dans les pâturages ils ne s'arrêtent jamais, et, quoique n'allant pas bien vite, ils peuvent, sans se gêner, parcourir 20, 24 kilomètres par jour. Dans l'espace de 8 à 10 jours, du 15 au 24 juin, ils vont d'Arles (Bouches-du-Rhône) au sommet des montagnes de la Grande-Chartreuse (Isère). En Espagne, les troupeaux transhumants vont de l'Estramadure dans le royaume de Léon et dans la Navarre, dans l'espace de 40 ou 45 jours, en parcourant de 22 à 35 kilomètres par jour.

Après l'arrivée des troupeaux transhumants à leur destination, le berger doit, avant de laisser répandre le troupeau sur la montagne, visiter les pâturages, s'informer s'il y a des loups, voire s'il y a des précipices; il doit encore bien étudier la disposition topographique du lieu, afin de connaître les chemins les plus courts, les plus sûrs et les plus faciles pour aller d'un lieu à un autre.

Lorsqu'un troupeau nouvellement acheté est parvenu au terme du voyage, il peut être prudent, s'il doit être réuni à un autre troupeau, de le mettre en quarantaine, quoiqu'on ait dû prendre en route des précautions pour éviter les maladies contagieuses.

Quantité d'herbe consommée par les moutons. — Mis devant une crèche, conduits dans un bon pâturage où ils peuvent prendre des aliments avec facilité et à discrétion, les moutons en consomment des quantités proportionnelles à leur poids; mais quand l'herbe est rare ou courte, de grands animaux peuvent souffrir de la faim, là où des animaux de petite taille se nourrissent bien. Nous avons plusieurs fois constaté à l'École d'Alfort, que tous les moutons, les grands comme les petits, libres pendant deux ou trois heures dans un pré, prennent une quantité d'herbe en rapport avec leur taille, de 5 à 5,50 pour 100 de leur poids, quand ils peuvent manger à discrétion; tandis que lorsque l'herbe était rare dans le pâturage, les petits en prenaient la même quantité, et les grands seulement de 2,50 à 3 pour 100 de leur poids.

L'expérience faite sur des moutons nourris au râtelier confirme les résultats que nous venons de rapporter.

Deux poitevins, pesant 97 kilogrammes, ont mangé, dans l'espace de une heure et demie :

Regain 0,400
Betteraves. 4,000

Deux berrichons, pesant 47,500, ont mangé :

Regain. 0,300
Betteraves. 2,000

Les premiers ont pris 4,536 pour 100 de leur poids,
Et les seconds 4,842 —

§ 2. — De la nourriture à la bergerie.

Le mouton se trouve bien du régime de la stabulation permanente. Les producteurs de béliers nourrissent leurs agneaux à la bergerie. Les béliers vendus à l'École d'Alfort sont entretenus de cette manière. Beaucoup de cultivateurs du Midi ont, cinq, six brebis qui ne quittent jamais leur loge. Elles sont alimentées très-économiquement avec l'herbe récoltée dans la journée en sarclant les jardins ou les vignes, avec les fanes des céréales et des légumineuses cultivées pour l'usage de la maison. Tout leur produit, agneau, lait, laine et fumier, est bénéfice.

Cette manière d'entretenir les bêtes à laine, qu'il serait à désirer de voir propager là où il n'y a pas de pâturages, préserve les animaux de la pourriture, les garantit contre les œstres et contre le tournis; elle rend la laine douce sans l'affaiblir si les animaux sont tenus proprement; mais des raisons économiques l'excluent de la grande culture ou la limitent à quelques cas particuliers : à l'élevage de reproducteurs, à la production de laines extra-fines, dans les pays où la mauvaise saison est de longue durée.

Quant à l'inconvénient des bergeries, — air stagnant, buée du fumier — qu'on a voulu opposer aux avantages que nous venons d'énumérer, il n'a pas d'importance. Il est facile de l'éviter en aérant régulièrement et en laissant à côté des bergeries des cours où les animaux peuvent prendre l'air.

I. EXAMEN DES DIVERS FOURRAGES PROPRES A NOURRIR LE MOUTON.

Dans les exploitations où il faut nourrir à la bergerie de grands troupeaux, la production de la nourriture doit être un sujet de sérieuses préoccupations.

Nourriture d'hiver. — On réserve pour nourrir les troupeaux les *regains*, celui des légumineuses surtout, les *foins* fauchés un peu avant la maturité, les *pailles* d'avoine, de millet, de lentilles, de vesces, de gesses... Comme les regains, ces pailles forment dans beaucoup d'exploitations la base de la nourriture des moutons. Il faut toujours se préoccuper de la quantité de grains qu'elles peuvent contenir et y avoir égard en fixant les rations. On a vu le sang-de-rate se développer sur des troupeaux nourris avec de la *paille de blé* mal battue. Cela arrive lorsque le battage est fait à la main par des hommes qui travaillant à la tâche, sont intéressés à aller rapidement. Le travail se fait mieux avec la machine à battre. La différence est si grande, que l'on a vu la pourriture se montrer, depuis l'emploi de cette machine, dans des bergeries où antérieurement les moutons étaient exposés au sang-de-rate.

Même complétement battue, la paille des céréales que l'on fait passer par le râtelier avant de l'épandre en litière sur le sol, forme une précieuse ressource. Les moutons y trouvent une distraction pendant les longues nuits et un supplément à leur ration du jour.

Les *feuilles sèches* sont utiles dans les montagnes pour l'entretien des moutons ; celles de frêne, d'orme, de cerisier, d'érable, de vigne, d'olivier même, nourrissent bien.

Il est conforme aux règles de l'économie comme à celles de l'hygiène de faire consommer, même en grande quantité, des *fourrages frais* : des betteraves, des carottes, des rutabagas, des topinambours, pendant l'hiver ; les troupeaux qui en reçoivent sont en général moins exposés aux maladies.

Les *résidus* des distilleries, des fabriques de sucre, de fécule, d'amidon, forment une nourriture économique qui, mêlée à la paille hachée, aux foins, peut être bonne ; elle revient à bas prix, fait consommer des fourrages secs médiocres. Toutefois les résidus très-aqueux doivent être donnés avec modération aux élèves.

Les fourrages aqueux, frais, corrigent les effets échauffants du foin et des graines chez les moutons abondamment nourris; on doit les donner en plus forte quantité aux brebis nourrices qu'aux autres animaux : ils peuvent former le tiers de la ration. En général, il y a avantage à en faire consommer de fortes quantités. Mais lorsque les excréments deviennent mous, quand les bêtes *bousent*, la ration des racines est trop forte.

L'*avoine*, l'*orge*, les *pois*, les *féveroles*, les *vesces*, les *gesses*, les *tourteaux* sont les uns ou les autres nécessaires pour faire de bons agneaux et de bonnes bêtes de boucherie. On en distribue aussi, comme supplément de nourriture, à petites doses, aux brebis pleines et à celles qui nourrissent, surtout lorsque le foin, la paille ne sont pas de bonne qualité. Il peut être nécessaire de donner de ces bons aliments si le troupeau est nourri avec des choux, des racines aqueuses, des résidus macérés. Les bêtes qui perdent la laine en réclament impérieusement.

Les graines sont souvent remplacées par des *gerbées*. C'est tantôt le pois, tantôt l'avoine que l'on donne *en grappes*. Avant de fixer la ration il est essentiel de peser la quantité de grains ou de graines qui se trouve dans les gerbes, afin de rationner aussi convenablement que possible.

Le *son* est souvent mêlé à l'avoine et donné sous forme de provendes. On en fait usage quand on veut pousser en nourriture et que l'on croit les animaux échauffés. Il n'y a intérêt à en faire consommer que lorsqu'il est à bas prix. Il y a même souvent plus d'avantage à augmenter la ration de racines qu'à donner du son.

Régime d'été. — Ce sont toujours les aliments verts qui doivent former la base de la nourriture d'été, et la nécessité de produire ces fourrages doit influer sur le choix de l'assolement. On disposera les cultures pour commencer le plus tôt possible au printemps l'usage de la nourriture verte, et pour ne l'abandonner en automne que fort tard.

Le seigle est la première plante de grande culture qu'à la sortie de l'hiver on peut donner au troupeau ; ensuite un mélange de seigle et de vesce d'hiver. Le mélange de vesce et d'avoine, ou d'orge, ou de froment, vient en troisième ligne. Ces fourrages sont excellents quand les gousses de la légumineuse sont déjà formées ; plus tôt ils sont trop aqueux.

Au moment où ces prairies annuelles sont terminées, on a la luzerne, le trèfle et le sainfoin. Il est souvent avantageux de commencer à faucher la luzerne encore tendre afin d'avoir du regain quand la première coupe est terminée ; les vesces et les pois d'été donnent, dans le climat de Paris, entre les premières et les secondes coupes de luzerne.

On aura soin d'éviter de faucher le vert mouillé, et en le rentrant on l'étendra sous un hangar afin qu'il ne s'échauffe pas. Si les plantes sont aqueuse, vigoureuses, il faut les laisser sur la pièce de terre douze, vingt-quatre, ou trente-six heures après les avoir coupées, afin qu'elles se fanent. Ainsi traitées, les herbes prodnisent moins facilement des indigestions, donnent moins de ventre, et nourrissent mieux.

On ajoutera à ces fourrages du grain si l'on tient à bien nourrir, et en plus grande quantité si les plantes sont jeunes que si elles sont fermes.

II. — RATIONS.

Quand on renouvelle rarement les troupeaux, on n'a pas intérêt à les nourrir copieusement. Cependant il ne faut pas oublier que les moutons croissent jusqu'à l'âge où l'on vend même les moins précoces, et que les femelles conservées après leur complet développement sont en état de gestation ou nourrices ; que les uns et les autres réclament une certaine ration de production ; qu'en outre la laine ne cesse jamais de croître, et qu'elle ne possède toutes ses qualités que lorsqu'elle provient d'animaux entretenus en état d'embonpoint et en bonne santé.

Les quelques expériences suivantes peuvent guider dans la détermination des rations d'animaux que l'on voudrait seulement entretenir. A l'article Élevage des béliers et à l'article Engraissement nous donnerons des exemples de rations d'animaux que l'on veut engraisser ou dont on veut hâter le développement.

Un mouton du poids de 31 kilogrammes a été nourri avec :

Luzerne	Albumi-noïdes.	Carbone	Poids à la dernière date
Du 18 au 27 oct. 770 gr.	92 gr.	167 gr.	32.kil.500
Du 27 oct. au 15 nov. 770	92	167	32. 500
Du 15 au 23 nov. 578 et 400 betteraves.	74.6	139	32
Du 23 nov. au 2 déc. 578 et 481 »	75.2	141.4	32
Du 2 au 9 déc. 578 et 481 carottes.	76.2	148.4	32. 500
Du 9 au 16 déc. 578 et 481 topinambours.	79	159.4	33
Du 16 au 23 déc. 578 et 481 »	79	159.4	33

En prenant la moyenne des pesées des moutons et des quantités d'albuminoïdes et de carbone consommées, on obtient 2^{gr},5 albumnoïdes, et 5 grammes carbone pour l'entretien de 1 kilogramme de poids vivant.

Deux brebis pleines, l'une de race angevine du poids de 49 kilogrammes, et l'autre métisse anglo-mérinos pesant 42 kilogr., 500 avaient été réunies le 18 octobre, et jusqu'au 25, elles avaient consommé 1,800 grammes de luzerne par jour. A cette dernière date, la première pesait 49,500 et la deuxième ne pesait plus que 40 kilogrammes. Elles furent séparées et rationnées alors d'après leur poids.

La première recevait :

Luzerne	Albuminoïdes	Carbone	Poids à la dernière date
Du 25 oct. au 15 déc. 1000 gr.	120 gr.	217 gr.	48 kil.
Du 15 nov. au 2 déc. 800 et 625 betteraves.	105	195	48
Du 2 au 10 déc. 800 et 625 carottes.	105.3	225	48
Du 10 au 30 déc. 800 et 625 topinambours.	109	259	52

En ne tenant compte que de la moyenne des pesées et de celle des albuminoïdes et du carbone consommés on a :

2ᵍʳ,2 albuminoïdes et 4ᵍʳ,4 carbone par kilogramme de poids vivant.

La deuxième recevait :

Luzerne	Albuminoïdes	Carbone	Poids à la dernière date
Du 25 oct. au 15 nov. 800 gr.	96 gr.	173 gr.	42 kil.
Du 15 nov. au 2 déc. 600 et 500 betteraves.	79	147	42
Du 2 au 10 déc. 600 et 500 carottes bl.	79.5	154	42
Du 10 au 30 · 600 et 500 topinambours.	82.5	165	45

Soit en moyenne :

2ᵍʳ, albuminoïdes et 3ᵍʳ,9 carbone par kilogramme de poids vivant.

Le résultat des pesées du 30 décembre prouve qu'une légère augmentation de matière alibile, celle par exemple résultant de la supériorité du topinambour sur les autres racines, produit beaucoup sur des animaux maigrement nourris.

Deux brebis pesant ensemble 97ᵏⁱˡ,500 ont donné une augmentation de poids de 500 grammes par semaine en consommant :

		Albuminoïdes	Carbone
Luzerne,	1ᵏ,850	222 gr.	401 gr.
Betteraves.	2ᵏ,375	31	81
		253	482

Soit 2ᵍʳ,6 albuminoïdes et 5ᵍʳ, carbone par kilogramme de poids vivant.

Il n'est pas si facile de déterminer la quantité de fourrages verts qui doit être distribuée aux bêtes à laine. Nous avons nourri en été 14 moutons appartenant, les uns à nos plus

fortes et les autres à nos plus petites races, avec 30 kilogr.
de regain coupé 24 heures avant d'être distribué : il *avait*
perdu près de 50 pour 100 de son poids en se fanant.
Au printemps, les plantes sont plus aqueuses : une brebis
de 55 à 60 kilogrammes consomme de 5 à 6 kilogrammes
de vesce ou de vesce et de seigle.

Distribution des rations. — On doit, autant que possible, distribuer les fourrages pendant que le troupeau est
dehors. On les place plus uniformément dans le râtelier, on
ne salit pas les toisons, et les animaux se foulent moins que
lorsqu'ils suivent la personne chargée de faire la distribution.

§ 3. — De la nourriture par un régime mixte.

Généralement, la manière la plus rationnelle d'entretenir
les troupeaux, c'est de les soumettre à un régime mixte, de
donner au râtelier, vers la fin de la belle saison, un supplément de nourriture qu'on augmente à mesure que l'herbe
diminue dans les pâturages ; et de nourrir complétement à
la bergerie l'hiver, lorsque le temps est mauvais, la terre
couverte de neige, et quand la pluie est continue.

Des fourrages secs sont donnés avec avantage aux troupeaux qui pâturent pendant les temps pluvieux, à ceux qui
prennent de l'herbe couverte de rosée ou qui vivent dans un
sol naturellement fort humide. On les administre alors quoique l'herbe ne manque pas au pâturage. Pour les troupeaux
précieux, pour les jeunes animaux, il peut même, dans certains cas, être utile de donner des grains : une ration jour-
nalière d'avoine ou de tourteaux et de bon foin forme le
meilleur préservatif contre la pourriture et peut-être le
seul qui soit efficace.

Si les animaux doivent sortir toutes les fois que le temps
sera beau, il n'est pas possible de régler les rations au

commencement de l'hiver, puisqu'on peut avoir à donner beaucoup au râtelier pendant une semaine, et très-peu pendant la semaine suivante ; mais on doit toujours supposer que le temps sera mauvais, et faire des provisions en conséquence ; il vaut mieux avoir quelques quintaux de foin, quelques tombereaux de racines de reste, pouvoir en augmenter les rations, et faire beaucoup de fumier, que d'être obligé de laisser souffrir les troupeaux, d'en perdre une partie, et de faire consommer prématurément les fourrages de l'année suivante.

Dans le premier mois de l'hivernage, il faut donner aux troupeaux les meilleurs fourrages dont on dispose, afin qu'ils sentent moins la perte des pâturages, et qu'ils soient en état de résister au mauvais temps. Il faut faire consommer la plus mauvaise nourriture lorsque le froid est intense et que les animaux sont vigoureux ; aussitôt que le temps devient doux et que l'herbe pousse, le bétail recherche le vert ; il faut alors pouvoir lui donner de bons aliments.

§ 4. — Des boissons et des condiments.

Boissons. — Les eaux impures, croupies, contenant des germes de plantes et d'animaux, sont très-nuisibles aux moutons qui s'en abreuvent. Il faut tenir à leur disposition à la bergerie de la bonne eau à discrétion afin qu'ils ne boivent pas l'eau des mares et des flaques qu'ils rencontrent.

On la leur distribue dans des auges ou dans des baquets ronds. Pour des motifs d'économie et d'hygiène nous avons remplacé à Alfort les baquets de bois par des vases de fonte.

Ces petits *abreuvoirs* sont placés le plus souvent dans des coins de la bergerie. Il est préférable de les suspendre à des poutres au moyen de cordes ou de chaînes : on les descend pour faire boire et on les remonte ensuite, ou mieux on les laisse à la portée des animaux en ayant soin de les élever à mesure que la couche du fumier devient plus épaisse. Avec ce système d'abreuvoir, les agneaux ne tombent pas dans l'eau, ce qui arrive quelquefois quand les vases qui la contiennent se trouvent en partie enterrés dans la litière. Mais il faut fixer les vases suspendus soit en les plaçant contre un mur, soit en les assujettissant entre des piquets implantés dans le sol, afin qu'ils ne puissent pas balancer quand ils sont poussés par les animaux. On ne doit pas négliger de les vider et de les nettoyer de temps en temps.

Un mouton de taille ordinaire peut boire de 1 à 3 litres d'eau par jour. 14 moutons de différentes races et de taille très-diverse en ont pris, du 9 au 16 juillet 1852, de 46 à 48 litres par 24 heures; ils étaient nourris avec du regain de luzerne à moitié fané, la chaleur était forte.

Cinquante agneaux ou agnelles nourris avec le même fourrage, mais recevant en outre un mélange d'avoine, 25 litres, et de son, 8 litres, buvaient par jour de 128 à 140 litres d'eau. Ces 50 agneaux, après avoir passé la nuit sans boire, buvaient dans la matinée 47 litres.

Quatre béliers nourris au sec exclusivement ont pris par jour, du 24 au 31 mai 1851, tantôt 14, tantôt 14 litres 50 d'eau. Un jour ils en ont bu 16 litres.

Il n'y a jamais d'inconvénients à laisser boire les moutons à discrétion. Ils ne boivent au delà de ce qui leur est nécessaire que lorsqu'ils ont enduré la soif.

Condiments. — Le *sel* était considéré anciennement comme indispensable à l'entretien des bêtes à laine. De nos jours, on croit moins à la nécessité de son emploi. Est-ce en raison de la culture mieux entendue des terres, de l'emploi plus général des amendements, de la qualité meilleure des fourrages?

Nous en avons plusieurs fois donné à titre d'expérience à

des agneaux béliers, du reste très-bien nourris, élevés à la bergerie de l'École d'Alfort ; nous n'avons jamais remarqué des différences sensibles entre les lots qui en prenaient et ceux qui n'en prenaient pas.

Le sel est favorable lorsque les animaux vivent sur des terres siliceuses ou alumineuses éloignées de la mer et des sources salées ; lorsqu'ils sont nourris avec des fourrages altérés ou de médiocre qualité. Nous avons observé ses bons effets sur un lot de bêtes appartenant à diverses races et nourries avec des débris de fourrages ramassés dans le grenier et des feuillards ; les bêtes qui en prenaient à raison de 4 grammes par jour s'entretenaient mieux, avaient plus de vigueur, que des bêtes semblables réunies en un lot auquel il n'en était pas distribué ; mais quand, sans changer la ration, le sel a été donné à la dose de 8 grammes par tête, ses effets n'ont plus été favorables.

Le sel agit comme préservatif de la pourriture pendant les temps humides, quand les troupeaux sont nourris avec des fourrages aqueux ou ligneux, mais donnés en forte quantité : il excite l'appétit et facilite la digestion. Dans cette circonstance, on peut en distribuer à discrétion, en mettant à la disposition des animaux, soit des blocs de sel gemme, soit des gâteaux salés composés avec de la terre glaise ou avec un corps résineux.

Il y a des inconvénients à en administrer dans les localités, en général situées sur de bons terrains, où les troupeaux sont exposés aux maladies pléthoriques, au sang-de-rate.

Le *gland* peut être employé pour nourrir les moutons. Ce fruit est fortifiant et très-approprié au tempérament de ces animaux. On le donne incomplètement écrasé et il pousse à la production de la graisse. Moulu et mêlé aux résidus peu nutritifs, aux racines cuites ou hachées, il agit comme condiment tonique. Assez commun dans quelques parties de l'Algérie, il sera utilement employé quand on voudra soigner convenablement les troupeaux. Le *marron d'Inde* peut remplir les mêmes indications.

SECTION V

SOINS DIVERS

§ Ier. — Tonte et lavage à dos.

On appelle *tonte* l'action de tondre les bêtes à laine ; on donne le même nom au produit de l'opération.

Époque. — On pratique ordinairement la tonte générale au printemps, aussitôt que les intempéries ne sont plus à craindre, et lorsque la laine, devenue inutile pour préserver les animaux du froid, commence à les gêner par son poids.

Le temps de la tonte doit varier selon les climats, selon le régime des moutons et leur race. On la pratique vers le 24 juin dans une grande partie de la France, plus tôt dans le Midi que dans le Nord. Les bêtes habituées aux climats tempérés peuvent être tondues avant l'époque qu'il faut choisir pour celles des pays chauds.

Dans les Hautes-Pyrénées et dans le Béarn, on conduit les troupeaux sur la montagne sans les tondre, afin qu'ils soient moins exposés au froid : on ne les débarrasse de leur laine que vers le milieu ou la fin de septembre.

Le moment de la tonte est quelquefois déterminé par le besoin de préserver les toisons de certaines causes d'altération. C'est ainsi qu'en France on tond le mouton avant le temps du parcage, et que dans les pays incultes où les animaux pâturent dans des lieux couverts de plantes à hautes tiges dont les graines ou les feuilles s'attachent à la laine, on les tond avant la maturité de ces plantes.

On a voulu tondre les mérinos deux fois l'an, pour rendre, a-t-on dit, la laine plus fine et pour en augmenter la quantité. Si on a un peu de laine de plus en faisant deux tontes, on l'a plus courte et les frais de main-d'œuvre sont doublés ; il est plus conforme à l'hygiène, et même plus avantageux sous le rapport de l'économie, de ne tondre qu'une fois. De nombreuses expériences faites à Rambouillet ont prouvé, d'un autre côté, qu'il est avantageux de tondre les moutons tous les ans. Si on laisse la toison longtemps, elle n'augmente, proportionnellement au temps qu'elle reste sur les animaux, que pendant la première année ; mais ensuite, soit parce que les brins se détachent, soit parce qu'ils se dessèchent au sommet, l'augmentation du poids est peu considérable. De sorte qu'il est bien reconnu que les tontes *bisannuelles*, comme les tontes *semestrielles*, sont désavantageuses.

Tonte accidentelle. On tond les animaux hors de saison quand ils doivent se mettre en voyage pour longtemps, quand on veut les soumettre à l'engrais de pouture, quand ils sont affectés de la gale. L'opération, dans ce dernier cas, peut avoir pour but de prévenir la chute et la perte de la laine et de faciliter la guérison de la maladie. Il faut tondre partiellement, seulement les parties malades, et si l'on est dans une mauvaise saison, on doit prévenir les refroidissements en tenant les animaux renfermés.

Effets de la tonte. Dans le Nord, où la température est modérée, on voit rarement des accidents être la suite de la tonte ; mais dans nos montagnes du Midi, où les variations de température sont très-brusques, la tonte est assez souvent la cause de pneumonies, de bronchites et d'affections du système nerveux, de la tremblante selon Roche Lubin. On doit toujours tâcher de la pratiquer pendant un temps chaud, et prendre des précautions pour ne pas exposer au froid, à la pluie, des animaux privés subitement d'une fourrure qui avait rendu la peau tendre et sensible.

Tonte partielle. On la pratique principalement sur les agneaux. On coupe la laine sous le ventre, sous le cou et à la face interne des membres afin de préserver les jeunes animaux des insectes qui se tiennent généralement dans les parties du corps où la peau est fine. Mais pourquoi ne tondrait-on pas la totalité du corps? Si on pratique l'opération à un moment convenable, elle est toujours favorable à la santé. Les agneaux débarrassés de leur toison se portent mieux, se développent plus rapidement. La tonte a, en outre, l'avantage de rendre la laine plus fine.

Manière de pratiquer la tonte. — La pratique de la tonte est fort simple : on met le mouton dans l'impossibilité de remuer en lui attachant les quatre membres, et on l'étend ensuite sur un sol uni, ou sur une planche solide portée sur des tréteaux. On coupe la laine avec des ciseaux, des forces, et aussi ras que possible.

Les traces des coups de ciseaux ne doivent pas paraître; il faut aussi prendre des précautions pour ne pas blesser la peau. Les blessures attirent les insectes et font souffrir inutilement les animaux.

Les instruments, forces ou ciseaux, doivent être très-tranchants; s'ils ne coupent pas convenablement, ils prennent des brins de laine entre les lames, tiraillent la peau, font remuer les animaux, et peuvent être cause de blessures.

Les forces sont formées de deux lames réunies par un ressort qui sert à les écarter : celles dites de *Bohême*, qui ont les lames courbées, facilitent l'opération et préviennent les blessures. Le dos en est brisé, de sorte qu'on peut serrer, rapprocher à volonté les deux taillants, selon la dureté et l'épaisseur de la toison.

Lavage à dos. — Avant de pratiquer la tonte, on lave quelquefois les animaux, soit dans un réservoir, soit dans une eau courante.

Pour laver à dos, deux hommes prennent successivement

chaque mouton et s'avancent dans l'eau jusqu'à ce que le mouton ne touche plus avec ses pieds le fond du réservoir. Là ils tournent l'animal en malaxant fortement la laine, surtout dans les parties de la toison les plus chargées d'ordures. L'opération dure 10, 12 ou 15 minutes, quelquefois davantage. Elle doit être continuée jusqu'à ce que la laine de toutes les parties du corps laisse égoutter, quand elle est pressée, de l'eau claire et limpide.

Pour abréger l'opération, sans la rendre plus pénible, on construit deux petits parcs sur le bord de l'eau et l'on met dans un 15 ou 20 bêtes ; on prend ensuite ces bêtes successivement, on les mouille d'une manière complète, et à mesure qu'elles ont été passées dans l'eau, on les remet dans l'autre parc. On reprend alors chaque bête pour la laver, en commençant par celles qui ont été mouillées les premières. Le fumier, les impuretés, étant ramollies, sont entraînées par l'eau avec facilité.

Le lavage à dos n'est pas difficile, mais les ouvriers n'aiment pas à le pratiquer, à cause de l'obligation dans laquelle ils sont de rester dans l'eau pendant toute l'opération.

D'après David Low, pour abréger le lavage lorsque le troupeau est considérable, on lui fait traverser le réservoir deux ou trois fois à la nage. Ce moyen est insuffisant. Il ne peut servir que pour pratiquer le mouillage préparatoire.

On a proposé, pour le lavage à dos, l'emploi d'une baignoire assez grande pour que le mouton puisse bien s'y baigner, et assez profonde pour qu'on puisse le retourner sans le faire sortir de l'eau. Cette baignoire est pourvue de deux fonds éloignés l'un de l'autre de 0^m,08 à 0^m,10 ; le fond supérieur est percé de trous, et le fond inférieur reçoit le sable et la terre qui se détachent des animaux. Pour employer ce mode de lavage il faudrait avoir deux baignoires semblables.

Dans la première on laverait entièrement les moutons; dans la seconde on ne ferait que les rincer. On choisit pour le lavage à dos une belle journée, et après l'opération on place les bêtes au soleil, sur un gazon, hors de la poussière, et ensuite dans une bergerie bien aérée, sèche et garnie d'une litière propre. On continue ces soins jusqu'à la tonte, qui ne doit avoir lieu que quelques jours après, quand les animaux sont secs et que le suint est *remonté*.

Avantages. Le lavage à dos est un lavage incomplet; il n'entraine que les corps les plus gros, les moins adhérents. On dit même avoir remarqué qu'il rend le nettoiement définitif difficile en privant la laine d'une partie de son suint; de sorte que la toison qui a été lavée à dos se laverait ensuite difficilement. On lui reproche encore de rendre la laine sèche et dure; de ne pas être toujours sans inconvénients sur des animaux qui craignent beaucoup l'humidité, de les refroidir et de les entourer d'une couche d'eau longue à s'évaporer à cause de l'épaisseur des toisons.

L'expérience prouve que les moutons ne souffrent pas d'être lavés si on les entoure de précautions convenables, et que la laine, débarrassée du suint sur le dos du mouton, peut encore être nettoyée autant que le réclament les usages qu'elle remplit : il suffit de pratiquer l'opération quelques jours avant la tonte, afin que le suint ait le temps de remonter. Les acheteurs pouvant mieux apprécier les qualités de la laine nettoyée la payent plus cher. Sous le rapport commercial, il y a avantage à pratiquer le lavage à dos; il est de première importance pour les éleveurs qui ont des troupeaux tenus proprement, dont la laine n'est pas chargée, comme pour ceux des pays où les toisons sont en général malpropres et qui ont une laine moins terreuse que celle de leurs voisins.

Suée des moutons. Il est des agriculteurs qui, au lieu de nettoyer la laine, cherchent à l'imprégner de matières étrangères. A cet effet quelques jours avant la tonte, ils placent leurs troupeaux dans une bergerie dont les ouvertures sont fermées et où se trouve une forte couche de fumier chaud ; en sortant les moutons de cette espèce d'étuve, et pendant qu'ils sont encore mouillés par la vapeur, on les expose à la poussière. Cette opération est d'abord nuisible aux animaux, ensuite elle est inutile, car les marchands qui achètent tous les jours, apprécient parfaitement, en examinant les toisons, le degré de netteté de la laine ; ils prévoient ce qu'elle perdra par le lavage, et la payent en conséquence.

§ 2. — Amputation des cornes et de la queue.

On pratique l'**amputation de la queue** sur les agneaux âgés de quinze jours à trois semaines. On se sert pour cette opération d'une paire de ciseaux ou bien d'un couteau : on replie la queue ; on passe le couteau dans l'anse et on coupe en tirant. Cette opération a pour but de débarrasser les animaux d'un organe qui se charge de boue, de fumier, de fiente, et qui ne fournit que de la mauvaise laine. La queue peut aussi, lorsque le pis est très-développé et saillant, l'irriter pendant la marche ; elle gêne d'ailleurs pendant la copulation.

On ne coupe la queue ordinairement qu'à 0^m,05 ou à 0^m,06 de sa base ; on laisse un tronçon assez long pour couvrir l'anus et la vulve et préserver ces parties des insectes.

Amputation des cornes. — On ampute les cornes des moutons à quelques centimètres de la base quand ils ont été châtrés après le développement de ces organes. On les coupe aussi quelquefois aux béliers. On coupe l'extrémité lorsqu'elles prennent une mauvaise direction et blessent la tête, et une partie seulement de leur épaisseur quand elles forment une spirale trop raccourcie : on enlève la partie du tour de spire qui comprime la tête. Enfin on opère l'ablation de la totalité des cornes pour débarrasser les animaux d'organes inutiles et souvent dangereux, qui occasionnent des accidents, soit lorsque les animaux se battent, soit lorsqu'ils se pressent pour sortir de la bergerie et pour s'approcher du râtelier.

L'amputation des cornes se fait le plus souvent avec une scie. Quelques auteurs conseillent de renverser les moutons, d'appuyer la corne sur un morceau de bois, et de l'enlever avec un maillet et un ciseau. Ce procédé détermine des commotions cérébrales.

§ 3. — Marque et généalogie des bêtes à laine.

Les marques ont pour but de faire reconnaître les animaux. C'est un signe de propriété. D'autres fois, elles sont destinées à faire distinguer les uns des autres les divers individus d'un troupeau. On les pratique en coupant avec des ciseaux des mèches de laine, en appliquant sur la toison des matières colorantes, en faisant aux oreilles des fentes et des trous, ou en gravant au moyen d'un fer chaud des numéros sur les cornes.

La *marque avec les ciseaux* est celle qu'emploient ordinairement les bouchers, les marchands; ils donnent un ou deux coups de ciseaux sur la partie du corps, ordinairement sur une partie de la tête, qu'ils ont adoptée.

Cette marque est facile à effacer, mais ses traces, si on l'enlevait, subsisteraient pendant un certain temps.

On marque souvent avec des *couleurs* que l'on applique sur le corps. On se sert, à cet effet, d'un morceau d'ocre que l'on mouille avec de la salive, ou d'une terre colorée qu'on a délayée dans l'eau. Ces marques sont aisées à appliquer, mais elles s'enlèvent facilement. On les emploie sur les marchés et on les applique sur la tête ou sur le dos.

Avec du rouge d'Angleterre délayé dans l'huile, on fait des marques qui ont plus de fixité : on plonge dans la couleur délayée des lettres ou des chiffres de fer ou de bois que l'on applique ensuite sur la laine.

On marque aussi avec le goudron, avec des résines, quelquefois avec de la cire à cacheter : une plaque de cire, une estampille appliquée après la tonte sur les parties du corps où la laine pousse peu, permet pendant toute l'année de distinguer les animaux.

On fait les *marques indélébiles aux oreilles* pour y imprimer, soit la marque du troupeau du propriétaire, soit le numéro d'ordre de l'individu marqué. Chaque propriétaire a son signe ; c'est ordinairement une coche, un trou, une fente pratiquée, soit à la base, soit au sommet ou au milieu de l'organe. Tous les animaux du troupeau portent la même marque.

Pour distinguer les uns des autres les individus d'un troupeau, on fait ordinairement des coches ou des trous aux oreilles. On donne à ces signes des valeurs convenues. Ils représentent, selon leur position, des unités, des dizaines, des centaines, des mille ; de cette manière, on peut numéroter toutes les bêtes d'un grand troupeau.

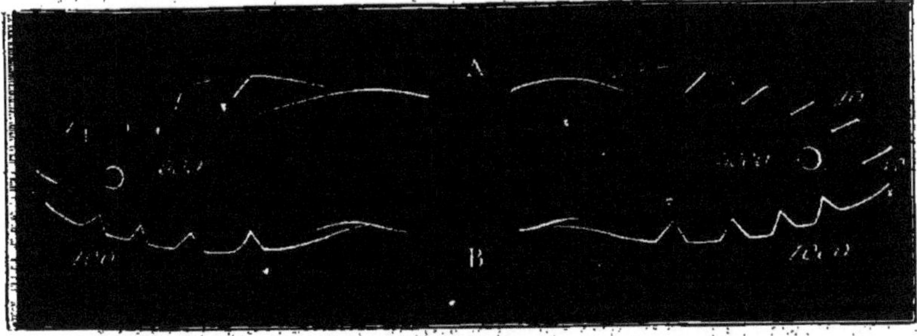

Fig. 7. — Oreilles marquées.

La figure 7 représente les marques usitées pour le troupeau de l'École d'Alfort. Le côté A indique le devant de la tête, et le côté B la nuque. Les unités 1 correspondent au bord antérieur de l'oreille gauche, les dizaines 10 au même bord de l'oreille droite, les centaines au bord postérieur de l'oreille gauche, et les mille au même bord de l'oreille droite. La coche qui est à l'extrémité de l'oreille gauche représente 5, et celle qui est à l'extrémité de l'oreille droite 50, le trou de l'oreille gauche 500, et celui de l'oreille droite 5,000.

Ces différentes marques, deux trous et dix-huit coches, peuvent servir à distinguer 9,999 individus. Ainsi nous compterions 5,000 (trou de l'oreille droite) + 4 mille (quatre coches du bord postérieur de la même oreille) = 9,000 + 500 = 9,500 + 4 centaines = 9,900 + 50 = 9,950 + 4 dizaines = 9,990 + 5 = 9,995 + quatre unités = 9,999. Chaque signe de l'oreille droite vaut dix fois le signe correspondant de l'oreille gauche.

On pratique cette marque avec des instruments particuliers. On fait les entailles avec des pinces qui portent sur une de leurs branches une plaque de cuivre, et sur l'autre une lame tranchante disposée en triangle isocèle ayant l'angle aigu de 60° environ. Cet angle est dirigé vers l'extrémité libre de la branche. Pour se servir de l'instrument, on place l'oreille entre les pinces, en ayant soin que la pointe du triangle soit dirigée vers le centre de l'organe. Pour marquer avec rapidité et n'avoir pas à tâtonner, il faut faire implanter sur la branche de l'instrument qui porte la plaque de cuivre, deux pointes destinées à limiter la partie de l'oreille qui doit être prise entre les pinces : on avance l'oreille sur la plaque, jusqu'à ce que le bord de l'organe touche les deux pointes ; on presse alors avec force en tirant légèrement. A la place de pinces on pourrait se servir de ciseaux à lames courtes et bien tranchantes vers la pointe : on fait la coche en deux coups de ciseaux. Pour trouer l'oreille, on se sert d'un emporte-pièces implanté *sur la* branche d'une pince, qui est pourvue sur l'autre branche d'une plaque de cuivre.

La marque ne doit être faite que lorsque les animaux ont quatre ou cinq mois. Les coches qui occupent la base de l'oreille disparaissent si on les fait avant que les oreilles aient acquis en grande partie leur croissance.

Sur les animaux pourvus de cornes, on peut faire à l'une des oreilles la marque du troupeau, et graver des numéros sur les cornes *avec un fer chaud;* dans ce cas, on emploie les chiffres ordinaires. Les cultivateurs soigneux marquent sur une corne ou sur une oreille l'année de la naissance des animaux.

On a employé aussi le *tatouage* pour marquer les moutons. On pratique l'opération à l'aide d'un instrument ressemblant à des pinces. Une des mâchoires de ces pinces porte une rainure dans laquelle on place des chiffres renversés, que l'on dispose de manière qu'ils représentent le numéro que l'on veut imprimer; l'autre mâchoire porte une plaque de corne ou de cuivre contre laquelle l'oreille est pressée.

Quand l'appareil est disposé, on place l'oreille du mouton entre les pinces, en appuyant la partie où l'on veut faire la marque contre les chiffres, et l'on presse suffisamment. Le relief des chiffres pénètre légèrement dans la peau sans faire saigner. Quand on a retiré la pince, on met sur la partie de la peau qui a été entamée, du noir d'os délayé dans de l'esprit-de-vin, et on frotte. Le noir pénètre dans les incisions ou les trous faits par les chiffres, et y reste indéfiniment. A la place du noir d'ivoire, on peut employer toute autre poudre insoluble, bleue, rouge, blanche ou noire. On choisit la couleur qui contraste le plus avec celle de la peau.

Malheureusement, ce moyen de marquer les animaux, qui serait très-commode, ne réussit pas toujours. Il arrive souvent que les chiffres n'entament pas l'oreille : dans ce cas, il n'y a pas de marque ; d'autres fois, ils l'attaquent trop fortement : il y a hémorrhagie, quelquefois suppuration, et la couleur disparaît.

Autant que possible, il faut commencer le *numérotage* du troupeau par le nᵒ 1 et le suivre de manière que tous les animaux de chaque année aient les numéros successifs ; quand on suit cette méthode, on se rappelle plus facilement à quelle série de numéros correspondent les naissances d'une année, et l'on reconnaît mieux les individus. On peut recommencer la série générale aussitôt que les animaux qui occupaient les premières séries ont disparu du trou-

peau ; mais il faut toujours attendre assez longtemps, pour ne pas être exposé à donner à un animal qui vient de naître un numéro déjà porté par un autre animal du troupeau.

On peut faire marcher parallèlement les mâles et les femelles, autant que leur nombre relatif le permet ; commencer à la fois par le nᵒ 1 et suivre pour chaque sexe, ou commencer les femelles par le nᵒ 1 et les mâles par le nᵒ 1,000 ; mais il ne faut pas faire entrer dans la même série des mâles et des femelles, intercaler les uns parmi les autres.

Choix d'une marque. La marque qui constitue le *caractère du troupeau*, qui représente en quelque sorte l'*acte de propriété*, doit être indélébile. Il en est de même de celle

ÉTAT DU TROUPEAU DE. . . . DU 1ᵉʳ JUIN 1855 AU 30 JUIN 1856.

NUMÉROS	RACE	DATE DE LA NAISSANCE	LIEU DE LA NAISSANCE	NUMÉRO DU PÈRE	NUMÉRO DE LA MÈRE	EMPLOYÉ COMME BÉLIER EN	NOMBRE DE BREBIS COUVERTES	DESCENDANTS Mâles	DESCENDANTS Femelles	DATE DE LA SAILLIE	NUMÉRO DU BÉLIER	DATE DE L'AGNELAGE
640	A.M.	11 janv. 1846	Alfort.	1039	138					9 sept.	86	7 fév.
760	A.M.S.	20 janv. 1850	»	1263	629					21 août.	30	15 janv.
794	A.M.S.	30 janv. 1851	»	1283	7					25 août.	30	19 janv.
30	A.M.S.	23 janv. 1853	»	1413	643	Août et sept.	18	8	7			
81	A.M.S.	16 janv. 1855	»	1569	753							
85	A.M.S.	28 janv. 1855	»	30	742	Août et sept.	2	1	1			
86	A.M.S.	25 janv. 1855	»	30	749	Août et sept.	21	8	14			

DESCENDANTS Mâles Nᵒˢ	DESCENDANTS Femelles Nᵒˢ	DATE DU LAVAGE À DOS	DATE DE LA TONTE	POIDS DE LA TONTE	POIDS DU CORPS LORS DE LA TONTE	DATE DE LA VENTE	DATE DE L'ABATAGE	POIDS VIF	POIDS DE VIANDE NETTE	OBSERVATIONS
	31	non lavée	juin	3 400	60					Elle a fait 2 agnelles, 1 a été tuée.
121		»	»	4 600	47					
125		»	»	4 100	47					Elle a fait 2 mâles, 1 a été tué.
		»	»	7 000	104	5 mai				Parmi les brebis qu'il a couvertes, 2 ont fait 2 jumeaux.
		»	»	1 170	38		avril	82	41	
		»	»	1 340	53	juin				Exposé aux Champs-Elysées en juin et vendu à la suite de cette exposition, pesait 83 kilog. non tondu.
		»	»	1 520	38	5 mai				Sur 21 brebis couvertes, 16 ont porté, 6 ont fait 2 agneaux. Il pesait 60 kilog. en laine au moment de la vente.

qui fait connaître l'époque de la *naissance*, le *numéro* de chaque animal.

On fait seulement une tâche avec de l'ocre, avec de la cire à cacheter verte, rouge, pour reconnaître les animaux qui ont été *malades*, qui ont été affectés d'une épizootie ; ceux que l'on a achetés à une certaine foire ou que l'on a choisis pour être vendus les premiers ; les *femelles* qui ont été couvertes par un mâle dont on veut étudier les produits d'une manière particulière ; celles qui ont été saillies deux fois, ou qui l'ont été au commencement ou à la fin de la saison ; les agneaux que l'on a triés pour les garder comme reproducteurs ; ceux que l'on veut châtrer ou vendre comme agneaux de lait.

Dans les troupeaux où l'on améliore par *métissage*, on emploie divers systèmes de marques pour distinguer les individus de race commune des métis. On peut couper le bout de l'oreille droite aux premiers métis, le bout de l'oreille gauche aux deuxièmes, et des deux oreilles aux troisièmes.

Si l'on veut introduire une race étrangère par progression, on marque les individus *pur sang* en leur amputant la queue. Cette opération n'est pas dans ce cas pratiquée sur les individus indigènes ni sur les métis.

Généalogie. Pour travailler avec fruit à l'amélioration de la race, il faut noter toutes les circonstances relatives aux animaux, l'époque de leur naissance, leur généalogie, les produits qu'ils ont donnés en laine et comme reproducteurs. Le meilleur moyen d'avoir ces données, quand on possède un troupeau un peu considérable, c'est la *tenue* d'un *registre* sur lequel sont inscrits tous les animaux.

Dans ce but, on prépare, pour un troupeau destiné à la reproduction, un registre comme le représente le modèle page 190. Chaque animal y occupe une place correspondant au numéro qu'il porte à l'oreille ; de cette manière, on sait,

quand cela est nécessaire, tout ce qu'il importe de connaître pour l'employer comme reproducteur.

Dans le registre destiné aux élèves, on laisse en blanc les
dernières colonnes pour y inscrire les pesées ; car s'il importe de ne pas tourmenter les animaux souvent, il est
utile de les peser, de loin en loin, pour connaître l'effet
des rations qu'on leur distribue.

On fait faire une tête de registre pour les mâles et une
pour les femelles, ou l'on fait servir la même pour les deux
sexes. Dans ce cas, on laisse vides les colonnes qui sont exclusivement destinées aux mâles quand on inscrit des femelles (voy. n°s 640, 760, 794, p. 190), et *vice versa*.

Ce modèle est conforme au tableau que nous avons
dressé pour le troupeau de l'École d'Alfort, à la fin de 1843.
On pourrait laisser à la case de chaque animal plusieurs
lignes où l'on inscrirait annuellement les faits relatifs à cet
animal : la tonte, la monte...; mais il est plus simple de
faire tous les ans une nouvelle liste, sur des feuilles d'un
grand registre, ou sur des cahiers. On renouvelle le registre au moment où les agneaux sont marqués. Dans le troupeau de l'École d'Alfort, l'année commence le 1er juin.

§ 4. — Castration.

Pratiquée sur les *femelles*, la castration fait des *moutonnes*,
des *châtrices*. C'est une opération barbare, parce qu'elle est
inutile. Nous n'en parlerons pas.

Sur les *mâles* ses effets sont très-marqués. Les mâles
châtrés perdent les formes qui caractérisent leur sexe, sont
mous, paisibles, disposés à se bien nourrir. Leur viande
perd la saveur désagréable de la chair de bélier. La laine
devient plus douce ; elle ressemble à celle des brebis.

Époque. — Les effets de la castration sont d'autant plus
marqués que les animaux sont châtrés plus jeunes. Les

agneaux qui ont été châtrés à la mamelle ont la tête fine, sans cornes ou avec de très-petits *cornillons* ; ils sont mous et s'engraissent rapidement. Les bouchers les trouvent plus *naturés*, moins verts, et les préfèrent.

D'après ces considérations, il faudrait châtrer les agneaux aussitôt que les testicules sont descendus, vers l'âge de huit ou quinze jours, mais ce n'est pas ce qu'on fait générale-ment : les éleveurs trouvent que les agneaux châtrés si jeu-nes ressemblent trop à des brebis, qu'ils ont un air trop féminin, et sont peu recherchés par les engraisseurs ; ils les font châtrer plus tard, en automne, à l'âge de huit à dix mois, quand la tête est en partie développée. D'ailleurs, di-sent-ils, les jeunes béliers sont plus forts, plus vigoureux que des moutons, mangent davantage et se développent plus rapidement. Cela est vrai, et cependant le cultivateur qui engraisse ses animaux doit les faire châtrer avant le se-vrage.

Procédés. — On châtre les agneaux par l'arrachement des testicules, par le fouettage, par le bistournage et par l'ablation des testicules et du scrotum au moyen de casseaux à vis.

C'est *par arrachement* qu'on châtre les agneaux âgés de huit à quinze jours. A cet effet, on pratique, au fond des bourses, une ouverture assez grande pour laisser passer les deux testicules ; on fait ensuite sortir une de ces glandes et on l'arrache avec les dents, pendant qu'avec les mains on retient le scrotum contre l'abdomen. On tire ensuite l'autre testicule et on l'enlève de même. On peut arracher les deux testicules à la fois. Au lieu de tirer directement les glandes, il est avantageux de tordre le cordon pour rendre l'extirpation plus facile; l'opération terminée, on rapproche les lèvres de la plaie en pressant et on lâche les animaux. Tout est fini.

Pour opérer par la *section du cordon testiculaire*, on sort les testicules comme pour l'arrachement et l'on coupe le *cordon* au-dessus des épididymes ; on appelle ce mode d'opérer *châtrer en agneau*. D'autres fois, on fait une incision de chaque côté des bourses et l'on tire un testicule par chaque ouverture ; on coupe le cordon comme précédemment. Dans ce cas, on *châtre en veau*.

Dans ces opérations il faut avoir soin d'ouvrir d'une manière complète le fond des bourses, afin que le sang s'écoule facilement.

La ligature du cordon testiculaire s'opère de deux manières. On la pratique sur les deux cordons séparément sans ouvrir les bourses, ou bien après avoir mis les organes à nu. Dans le premier cas, on traverse le scrotum avec une aiguille à suture enfilée d'un fil ciré qu'on fait ensuite revenir par les mêmes trous, en ayant soin de prendre dans l'anse du fil l'un des cordons testiculaires, et l'on fait un nœud qu'on serre beaucoup ; on opère de même pour l'autre cordon. Quand on fait sortir les testicules, on lie les cordons au-dessus des épididymes. Après ces opérations, on attend que les testicules tombent par mortification ou on les ampute avec le bistouri.

Les animaux, qui ont subi ces opérations, doivent être tenus pendant quelques jours dans un lieu propre et bien aéré, être préservés des courants d'air, de la pluie, et être médiocrement nourris. Si la plaie prend un mauvais caractère, on la panse avec un mélange de poudre de charbon et de kina ou avec du coaltar en poudre. Les bêtes à laine souffrent beaucoup des opérations saignantes.

Le *fouettage* est le mode de castration qui, jusqu'à ce jour, a été le plus usité sur le mouton. Pour le pratiquer, on prend de la ficelle souple assez forte pour qu'elle ne coupe pas la peau, du *fouet*, mais assez mince pour qu'on puisse la serrer convenablement ; on fait descendre les testicules au fond des bourses ; et on serre le scrotum

avec les cordons testiculaires au moyen d'un nœud coulant;
on tire la ficelle avec des *billots*, de là le nom de *billonner*
donné aussi à l'opération. Les parties situées au-dessous
de la ficelle meurent et tombent quelques jours après ou
sont amputées.

La compression doit être assez forte pour interrompre
toute communication entre le cœur et les centres nerveux
d'un côté et les testicules de l'autre. Ce résultat s'obtient
assez facilement, mais il est passager : après l'opération, les
tissus comprimés s'émacient et la pression diminue. C'est à
la diminution de la compression qu'il faut attribuer les
accidents fréquents qui suivent le fouettage. Les moutons
fouettés périssent quelquefois en grand nombre du tétanos,
même quand l'opération est faite par un berger expérimenté.

C'est à cause de ces graves accidents que dans beaucoup
de pays, on s'en tient au *bistournage*. C'est cependant un
mauvais procédé qu'on abandonne de plus en plus même
dans les contrées où la production du mouton a peu d'importance.

Castration par les casseaux à vis. — Pour la pratiquer,
on couche le bélier et, après avoir coupé la laine de la partie à amputer, on fait descendre les testicules au fond du
scrotum et on place le casseau, fig. 8, de manière à embrasser le scrotum, avec les branches AB, près de l'abdomen.
On rapproche légèrement les branches au moyen de la vis,
et on assujettit ainsi l'instrument sur l'endroit où doit
s'opérer la section. On tire ensuite la peau vers l'abdomen,
afin qu'après la chute des organes génitaux il reste plus
de maniement au-dessous de cette région.

Après ces opérations préliminaires, on rapproche les deux
branches du casseau aussi fortement que possible au
moyen de la vis, et on laisse l'animal tranquille pendant
huit ou dix minutes. Les parties prises entre les branches

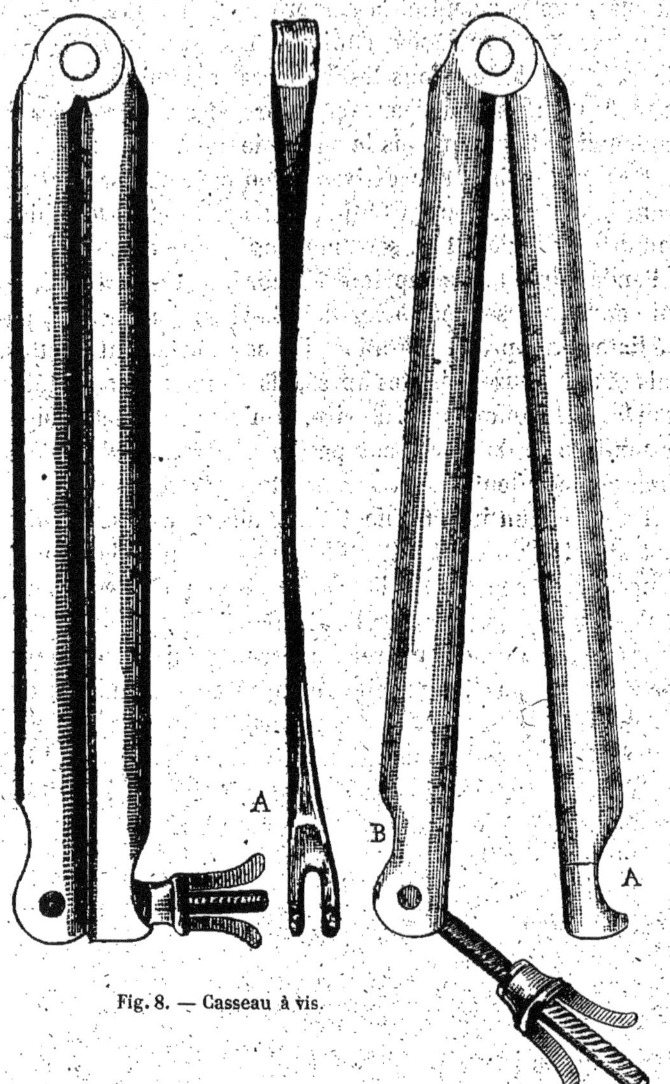

Fig. 8. — Casseau à vis.

du casseau s'émacient et la compression diminue. On serre de nouveau et on lâche l'animal. Lorsque le bélier est vieux, et que les cordons testiculaires sont volumineux, les branches du casseau peuvent encore être rapprochées le lendemain et quelquefois le surlendemain.

Par les pressions successives qu'on opère en serrant l'écrou, la compression est toujours complète et la mortification des testicules et du scrotum s'opère rapidement.

Pendant que l'on comprime les cordons testiculaires, les animaux paraissent éprouver de très-vives douleurs et, immédiatement après l'opération, ils sont fortement abattus. Mais dix ou douze minutes après, ils se mettent au râtelier et mangent comme à l'ordinaire. Il n'y a plus aucun signe de souffrance. Ils ne cessent pas de croître. Je n'ai jamais observé d'accidents à la suite de cette opération.

Il n'y a aucun inconvénient à attendre que le scrotum et les testicules tombent naturellement par suite de leur décompostion ; cependant il est préférable de les couper quatre ou cinq jours après l'opération à 0ᵐ,020 ou 0ᵐ,025 du casseau ; on peut retirer ce dernier huit ou dix jours après l'avoir posé. Le moignon se détache à mesure que la cicatrisation s'opère. Il n'y a jamais de plaie apparente.

Il faut pour cette opération des casseaux de 0ᵐ,10 à 0ᵐ,16 de longueur, selon la taille des béliers et le volume des organes à amputer. Ils pèsent de 70 à 125 grammes.

SECTION VI

SOINS PARTICULIERS RELATIFS AUX MALADIES

Ce sont toujours les bergers qui soignent les moutons malades. Ils ont leurs procédés à eux, et on essayerait en vain de leur en enseigner d'autres.

Mais les cultivateurs, sans entrer dans les détails du traitement, peuvent diminuer considérablement les pertes qu'ils éprouvent par suite de la mortalité des moutons, moins en les traitant qu'en leur faisant éviter les causes de maladie.

Les maladies des bêtes à laine, qui occasionnent de grands ravages, sont plutôt du ressort de l'hygiène que de celui de la pathologie. Il en est plusieurs qu'il est facile de prévenir et qu'aucun remède ne peut guérir.

I. — POURRITURE.

Toutes les races de l'espèce ovine sont exposées à la pourriture, mais les moins robustes, celles qui souffrent le plus des privations et des fatigues, y sont surtout prédisposées.

L'humidité en est la cause principale : les vapeurs qui s'élèvent du sol, des étangs et des marais; l'eau renfermée dans les plantes trop jeunes et dans les plantes vigoureuses venues rapidement en été sous l'influence des irrigations; celle qui est contenue dans les pulpes macérées et dans les parties naturellement aqueuses, dans les racines et les tubercules; celle qui est déposée sur les plantes et qui provient de la pluie, de la rosée et des brouillards, etc., contribuent à la produire. La misère et les fatigues, les aliments insuffisants, les longs parcours sur les pâturages arides, en affaiblissant les animaux, les y prédisposent et produisent un état anémique qui en a les conséquences funestes.

Cette énumération des causes de la pourriture indique les moyens préservatifs qu'il faut lui opposer : le pâturage sur les terrains salubres, sur les terrains calcaires ou volcaniques, connus pour produire des plantes abondantes et bien nutritives ; le bon foin, les grains, les graines et les tourteaux distribués à la bergerie. Ces aliments doivent être donnés surtout pendant les temps pluvieux et le matin avant que les troupeaux soient exposés à l'air humide.

Parmi les moyens curatifs que l'on a conseillés, rappelons l'administration des plantes amères, des plantes excitantes : la chicorée, le persil, la millefeuille, le gland, etc. Ces plantes excitent l'appétit tout en nourrissant elles-mêmes, et engagent les animaux à prendre de fortes quantités de nourriture. Le sel marin est aussi fort utile. Incorporé aux pailles, au foin de médiocre qualité, quand on a aspergé ces fourrages avec de l'eau salée, il les rend sapides. Les animaux qui en reçoivent prennent de forts repas et se nourrissent mieux.

Il est possible que les médicaments toniques, excitants, le sel, les baies de genièvre, les ferrugineux, la poudre de gentiane, fortifient l'économie animale et combattent directement l'atonie des moutons ; mais ce qui est démontré, c'est qu'ils ne produisent des effets sensibles qu'autant que les troupeaux sont suffisamment nourris.

Tous les propriétaires savent qu'un berger intelligent et actif prévient la pourriture, là où un berger insouciant laisse périr ses moutons. Le premier distribue à propos la nourriture donnée au râtelier et fait pâturer, ou sur un terrain sec, ou sur un terrain frais, selon le temps qu'il fait et selon l'heure du jour.

Il y a des localités, et nous en avons beaucoup en France, où la pourriture est endémique. Le mouton ne peut pas y vivre en santé à moins qu'il ne reçoive des soins particuliers et dispendieux. Les aliments, les gazons, qu'on ne peut pas faire consommer par de grands animaux, doivent être employés à l'engraissement de troupeaux qu'on achète et qu'on conserve peu de temps.

L'émigration des animaux, le déplacement, constitue le moyen le plus efficace contre la pourriture. Les moutons conduits, des localités humides, siliceuses, où cette maladie est enzootique, sur de bons terrains calcaires, et ceux qui passent des plaines basses sur les montagnes, se remettent, reprennent du sang, si leur constitution n'est pas trop fortement altérée. Ces effets des changements de lieu sont depuis longtemps connus. Dans les siècles derniers, on les signalait sur les moutons qui sont conduits tous les ans, des rives de la Méditerranée sur les montagnes du Dauphiné.

Nous éprouvons continuellement des pertes par l'effet de la pourriture, mais dans les temps ordinaires elles sont peu considérables. Il n'en est pas de même dans les années pluvieuses. Elle se montre alors dans des pays où elle ne règne pas ordinairement, et elle attaque un grand nombre d'animaux à la fois. C'est une épizootie ruineuse pour des provinces, des régions entières. Le moyen d'en diminuer les ravages, c'est de vendre une partie des troupeaux et d'augmenter les rations des animaux qu'on conserve.

II. — SANG-DE-RATE.

Cette maladie règne d'une manière permanente en France et exerce des ravages plus ou moins considérables selon les années. A cet égard, elle ressemble à la pourriture, mais elle en diffère par les conditions hygiéniques sous l'influence desquelles elle se montre.

Nous attribuons le sang-de-rate aux grandes chaleurs, aux longues sécheresses, aux aliments fortement nutritifs, — épis restés sur les chaumes pendant la moisson, grains de blé laissés dans la paille mal battue (voy. page 171) — à l'abondance de la nourriture succédant à la disette, aux terres argilo-calcaires dites terres à froment, aux sols volcaniques... Mais il n'est pas démontré qu'aucune de ces causes puisse le produire en agissant seule. L'ensemble même ne le détermine pas constamment. Nous ne pouvons pas le faire développer à volonté. Nous ignorons donc la cause qui le fait naître.

Ce que nous savons aujourd'hui, c'est que la contagion le propage au moins dans la plupart des cas, et qu'il exerce ses plus terribles ravages dans les années de fortes chaleurs et de grandes sécheresses.

On considère le mérinos et le métis-mérinos comme prédisposés à le contracter. Cette opinion n'est pas fondée, et provient de ce qu'il ne se déclare guère que sur les terrains où de nos jours on n'entretient que des troupeaux ayant du sang mérinos. Il est très-rare ou inconnu là où les descendants du type espagnol n'ont pas pu encore prospérer, où les troupeaux appartiennent à nos anciennes races.

Les terres où les bêtes à laine réussissent le mieux le produisent donc, ou du moins y prédisposent, ou par l'eau, ou par les plantes, ou par les émanations du sol...

On a remarqué, dans la Brie, que les troupeaux qui passent les premiers dans un pâturage, en souffrent plus que ceux qui viennent ensuite; que même, lorsqu'un troupeau entre dans une luzernière, les animaux qui marchent en tête, qui broutent le sommet des tiges, en sont les premiers atteints.

Ainsi le sang-de-rate se développe sous l'influence de causes, — aliments, pâturage, sol, saisons — qui guérissent la pourriture, et disparaît quand les troupeaux sont placés dans les conditions qui favorisent le développement de cette dernière maladie. On arrête généralement ses ravages en faisant passer les troupeaux, des terres à froment, dans les terres à seigle, pourvu que les animaux ne l'emportent pas dans la nouvelle localité; ce qu'on évite en les laissant séjourner quelque temps en route.

On le prévient, ou on diminue ses ravages, en nourrissant les troupeaux sur des pâturages composés de seigle, d'orge, d'avoine, de minette, de pois; en leur distribuant des racines aqueuses, des pulpes humides; en les conduisant sur des gazons arrosés; en faisant consommer les plantes avant la formation des graines et même des gousses; en distribuant les fourrages qui le produisent le plus souvent — le trèfle, la luzerne — au râtelier, soit sur le champ même, soit à la bergerie, plutôt qu'en les faisant consommer sur pied. On a cessé dans quelques fermes du département de l'Aisne de cultiver les légumineuses annuelles, en particulier le lentillon, parce qu'elles le produisaient. Des cultivateurs de la Brie et de la Bourgogne m'ont assuré que, dans l'engraissement à la bergerie, ils perdent moins d'animaux du sang-de-rate quand ils donnent de l'avoine en grappe, que lorsqu'ils font consommer de la même manière des légumineuses, et en particulier de la vesce.

La séquestration des malades, l'enfouissement des animaux morts, l'enlèvement des litières souillées de leurs débris, la ventilation des bergeries, l'aérage permanent ne doivent jamais être négligés. Là où on a lieu de craindre la maladie, il est sage, quand on achète des moutons, de les tenir quelque temps séquestrés avant de les réunir au troupeau.

III. — TOURNIS.

Une autre maladie, contre laquelle la médecine est impuissante, mais qu'il est plus facile de prévenir que les précédentes, c'est le tournis.

En faisant connaître les migrations et les transformations que quelques parasites éprouvent, les naturalistes modernes ont indiqué les causes de cette maladie.

On sait aujourd'hui que le *cœnure cérébral*, que l'on trouve dans le cerveau des bêtes à laine affectées du tournis, et qui était considéré comme un être parfait dont l'origine était inconnue, n'est que l'état primitif du *tænia cœnurus* qui vit dans l'intestin du chien; ou plutôt, c'est ce tænia jeune, incomplet, agame, qui, pour se développer, a besoin de passer des organes du mouton dans ceux d'un autre animal.

Les auteurs résument l'évolution des tænias de la manière suivante :

Les œufs du ver intestinal, soit du tænia du chien, tombent avec les excréments dans un pâturage. Le mouton les avale avec l'herbe dont il se nourrit. De ces œufs, parvenus dans l'intestin, sortent des larves qui traversent les parois de ce tube et pénètrent dans les vaisseaux ; elles sont transportées avec le sang, et celles qui parvienent dans un tissu qui leur convient s'y développent : celles du tournis se développent dans le cerveau, s'y transforment en hydatides.

Après la mort du mouton, ces hydatides mangés par des chiens, se développent dans l'intestin et se transforment en tænias, qui se fixent aux parois de ce tube et y prennent la forme rubanée qui les caractérise.

Ces tænias produisent par gemmiparité des plaques ou anneaux que l'on appelle *cucurbitains*, parce qu'ils ressemblent à des grains de courge. Ces anneaux, parvenus à l'état adulte, renferment des œufs féconds que le chien rejette avec les excréments et qui, parvenus, comme nous l'avons dit, dans l'intestin du mouton, y recommencent la série de leurs transformations.

Les œufs des tænias ont une grande force de résistance. « Grâce à la nature de leur enveloppe, dit M. le docteur Boursier, ils résistent à la plupart des agents de destruction et restent des mois et sans doute des années sans rien perdre de leur vitalité. L'action de la chaleur, du froid, de l'air, de l'eau, de la sécheresse, de la putréfaction, de l'alcool, de la potasse ne les altère pas. »

Les vers intestinaux se multiplient donc par génération dans les intestins où les œufs prennent naissance, et par gemmation dans le cerveau où une larve, après sa transformation en hydatide, produit une quantité quelquefois considérable de bourgeons qui se montrent sous forme de points blancs et qui, parvenus dans l'intestin d'un chien, deviennent autant de tænias.

Cette série d'évolutions s'opère avec une grande rapidité et les expériences suivantes de M. le professeur Baillet démontrent la fécondité des parasites qui l'éprouvent.

« Le 27 février, une chienne nouvellement sevrée prend le quart d'un cœnure du volume d'une grosse noix, trouvé dans le cerveau d'un agneau affecté du tournis et sacrifié le même jour. Le 31 mars, elle a commencé à rendre des anneaux de tænia, au nombre de six... Le 19 août, on lui fit prendre 15 grammes de cousso, et le même jour elle rendit de nombreux débris de tænias, qui, réunis, pouvaient avoir le volume du poing...

« Ce qui me paraît digne d'être noté, continue l'auteur, c'est la longue durée du temps pendant lequel cette chienne a rendu des proglottis. Que l'on suppose maintenant qu'elle ait été employée à la garde d'un troupeau de bêtes ovines, combien d'animaux n'aurait-elle pas pu infecter et faire périr du tournis ! »

La cause du tournis étant bien connue, le remède l'est également.

Il consiste dans la destruction, par l'ébullition ou par l'enfouissement, des centres nerveux des moutons qui meurent du tournis : on peut préserver ainsi les chiens du tænia.

Et dans une surveillance attentive des chiens. Dans le cas où ils seraient affectés du tænia, il faut les détruire : ou, si on les garde, les traiter et les isoler pendant le traitement ; on leur administrera de 10 à 15 grammes de cousso, ou de 15 à 30 grammes de racine de fougère mâle, ou de 30 à 60 grammes d'écorce de grenadier ; quelques heures après, un purgatif, 30 à 50 grammes d'huile de ricin.

En répétant ce traitement à quelques jours d'intervalle, on détruit le tænia presque avec certitude.

IV. — GALE.

En 1810, Walz avait démontré qu'un insecte constitue essentiellement la gale du mouton, mais on ignorait encore que les diverses maladies psoriques sont dues à des insectes différant les uns des autres par leurs caractères comme par leur manière de vivre. Généralement, on admettait même que des insectes ne se trouvent dans la gale qu'accidentellement, et les praticiens persistaient à considérer cette maladie comme une affection humorale, tenant à un état particulier de la constitution des animaux.

Depuis vingt-cinq ou trente ans, il a été donné une démonstration positive des principaux problèmes relatifs à la nature de la gale. D'habiles expérimentateurs ont prouvé que, comme Walz l'avait reconnu pour la gale du mouton, les affections psoriques des animaux domestiques sont dues à des animalcules; que les altérations du tissu cutané sont consécutives et produites par l'action rongeante des parasites, ou par l'action irritante d'un liquide que ces êtres émettent. Ils ont précisé leurs assertions avec une exactitude qui a permis à chacun de les vérifier; aujourd'hui les indications des moyens propres à combattre les affections psoriques se déduisent naturellement de faits bien établis.

Ces découvertes font comprendre pourquoi la gale se communique si facilement, et pourquoi les démangeaisons qu'elle produit sont plus vives quand la température est élevée : les insectes qui la constituent se multiplient par des œufs qui éclosent du troisième au douzième jour. Dans les temps froids, ces insectes restent engourdis, et la multiplication comme l'éclosion des œufs languit.

Les insectes qui produisent les maladies psoriques appartiennent à diverses familles. La gale du mouton est due à un dermatodecte. Cet insecte peut vivre aussi sur d'autres animaux, sur le cheval, le bœuf, le lapin. Il habite la surface de la peau, mêlé aux débris de l'épiderme, et aux croûtes sous lesquelles les femelles pondent leurs œufs. Il vit par groupes; aussi la gale du mouton s'étend-elle lentement loin du lieu où la colonie s'est établie.

D'après ce que nous savons aujourd'hui sur la nature de cette maladie, on conçoit que les liquides sécrétés par la peau ne communiquent pas la gale, quand ils ne renferment ni des œufs, ni des insectes. Si, dans certains cas, les humeurs, ainsi que les croûtes et les matières furfuracées provenant d'animaux galeux, ont communiqué cette maladie, c'est parce que ces produits morbides renfermaient des insectes ou des germes d'insectes.

D'un autre côté, nous savons que la présence des parasites ne suffit pas toujours pour produire la gale; que des œufs et même des insectes transportés sur des animaux sains, déterminent une affection qui ne persiste qu'autant que ces animaux sont prédisposés. Les expériences de Gerlach et de Delafond sur ce sujet sont concluantes. « Trois cent quatre-vingt-six acares, dit ce dernier, mâles, femelles non fécondées, femelles fécondées, mâles et femelles accouplés, déposés sur des animaux bien portants, très-vigoureux et bien nourris, ont attaqué la peau et fait naître la gale, mais ils sont morts en l'espace de deux à vingt-quatre jours, et les lésions galeuses qu'ils avaient déterminées ont guéri naturellement en l'espace de dix à vingt-cinq jours; tandis que quatre-vingt-huit insectes, mâles, femelles fécondées, non fécondées, et accouplés, mis sur des moutons maigres, affaiblis, se sont multipliés d'une manière prodigieuse, et ont produit une gale qui, en trois ou quatre mois, a déterminé la chute presque complète de la toison et produit des lésions étendues et profondes de la peau. »

Ainsi est confirmée l'observation faite de tout temps, à savoir : que la misère, la malpropreté, rendent la guérison de la gale très-difficile; que les troupeaux nourris maigrement, logés dans des bergeries mal tenues, la contractent facilement et n'en guérissent jamais. Ainsi s'explique aussi pourquoi la gale a été si longtemps considérée comme une affection constitutionnelle ; pourquoi enfin, une bonne nourriture, la tonte, tous les soins de propreté qui fortifient la santé, facilitent l'action des antipsoriques.

Les remèdes internes qu'on a si longtemps employés contre la gale, sont donc inutiles ; ils peuvent même être nuisibles. Les antipsoriques externes sont seuls efficaces.

On peut employer, quand la maladie se déclare, qu'elle n'existe encore que sur quelques individus et dans des endroits limités, l'onguent mercuriel, la décoction de tabac, etc. On reconnaît l'animal malade et la partie du corps qui est affectée, à ce qu'il a sali la laine ou l'a arrachée en se grattant, ou à ce qu'on le voit se gratter. On le saisit, et si on frotte cet endroit, la satisfaction qu'il témoigne est encore un signe de l'existence de la maladie sur la partie que l'on touche.

On écarte la laine afin de mettre la peau en évidence, et on applique sur la partie malade une très-petite quantité, ou d'onguent gris, ou de décotion de tabac à fumer, ou simplement de salive imprégnée du jus de ce tabac. Un seul pansement suffit presque toujours, surtout si le troupeau est bien soigné.

Si la maladie occupe une large surface, il faut, après avoir enlevé la laine, frotter avec une brosse avant d'appliquer le remède antipsorique. Dans ce cas, on se sert d'huile de cade, d'huile de pétrole...

Quand on traite l'animal promptement, aussitôt qu'on s'est aperçu qu'il est malade, les insectes ni leurs œufs ne se sont pas répandus sur la litière ; il n'en adhère pas aux crèches et aux murailles et il n'y a aucun moyen particulier à employer pour préserver le troupeau de la contagion.

Il n'en est pas de même quand la maladie est ancienne, et qu'elle s'est montrée sur un grand nombre d'animaux.

Il faut d'abord tondre le troupeau et passer les animaux dans le bain de Texier. C'est un liquide composé de :

    Eau de rivière ou de pluie. . . . . . 100 kil.
    Acide arsénieux. . . . . 1 »
    Sulfate de fer . . . . 10 »

On fait bouillir l'arsenic dans l'eau jusqu'à dissolution complète et on ajoute le sulfate de fer dans le liquide tiède. On peut remplacer le sulfate de fer par 5 kilogrammes de sulfate de zinc ou 10 kilogrammes d'alun. Ces deux sulfates n'ont pas comme le composé ferrugineux l'inconvénient de colorer la laine.

Les personnes qui baignent les moutons font bien de mettre des gants imperméables, afin de ne pas être incommodées par l'arsenic. Cette précaution est nécessaire, quand elles ont un grand nombre d'animaux à laver, et surtout, si elles ont des plaies ou des crevasses aux mains. Pour assurer l'efficacité de ce médicament, il faut, un ou deux jours avant de l'employer, laver les animaux au savon vert; il faut surtout nettoyer la bergerie, enlever le fumier et blanchir les murailles et les crèches au lait de chaux. Les insectes ou leurs œufs peuvent se conserver très-longtemps sur la paille, sur les crèches, et communiquer la maladie aux animaux avec lesquels ces objets sont en contact. Il ne suffit pas de tenir un troupeau un ou deux mois hors d'une bergerie qu'il a habitée étant galeux pour le préserver de la contagion; il faut désinfecter avec soin.

Le propriétaire qui a des moutons affectés de la gale a généralement avantage à les pousser en nourriture pour les engraisser et les vendre. Il n'en achète d'autres que quelques mois après. En attendant il nettoie bien sa bergerie.

12.

V. — COCOTTE.

La cocotte est une maladie éminemment contagieuse qui peut être importée dans les villages par des troupeaux de passage ou par des animaux nouvellement achetés, sur lesquels même elle ne s'est pas encore déclarée. Il n'est donc pas facile de préserver les moutons de la contagion, mais il est possible de les soigner de manière à prévenir les ravages de la maladie.

A cet effet, il faut d'abord isoler les malades et ensuite leur donner des aliments non irritants, tendres, d'une mastication facile ; les conduire sur des gazons plutôt que sur les chaumes ; éviter de leur faire parcourir des chemins pierreux ou poussiéreux, si c'est possible.

Il serait difficile de traiter individuellement un grand nombre de malades ; mais on peut donner à boire de l'eau salée ou acidulée pour déterger les plaies de la bouche, et préparer un bain avec de l'eau, dans laquelle on a délayé quelques kilogrammes de chaux, ou dans laquelle on a fait dissoudre, soit du sulfate de cuivre, 4 ou 5 kilogrammes pour 100 litres, soit de l'acétate de plomb. On dispose ce bain dans un vase large et peu profond, qu'on place sur le seuil d'une porte ; on fait passer les animaux par cette porte et on les force ainsi à plonger les pieds dans le bain ; on les tient ensuite sur une litière sèche. Ce moyen facilite la cicatrisation des ulcères.

VI. — PIÉTIN.

C'est encore une maladie dont la propagation, sinon la production, doit être attribuée à l'incurie des cultivateurs.

Quelle est la cause du piétin, nous l'ignorons ; mais pour la conservation des troupeaux, il nous suffit de connaître les causes qui s'opposent à la guérison de la maladie quand elle existe, qui en facilitent la propagation.

Le piétin consiste dans une altération de la surface extérieure du pied ; altération qui peut, s'il n'y est pas porté remède, entraîner la désorganisation de cette région.

Tous les bergers savent le traiter : ils enlèvent avec leur bistouri les parties altérées de la corne, en ayant soin de ne pas faire saigner. Quand toute la plaie est mise à nu, ils la saupoudrent avec une substance irritante, le plus souvent avec du vert-de-gris, quelquefois avec de l'alun calciné. Ils recouvrent ensuite soigneusement le tout avec des linges. A la place de la poudre caustique, ils emploient quelquefois l'onguent égyptiac, ou l'eau de Rabel, ou le beurre d'antimoine, ou un acide fort. Un ou deux pansements bien faits suffisent pour obtenir la guérison quand la maladie est traitée à temps et que les règles de l'hygiène sont bien observées. Lorsqu'il y a un grand nombre de moutons à traiter, on peut faire usage du bain de sulfate de cuivre conseillé contre la cocotte, mais pour le piétin les parties malades doivent séjourner un peu plus longtemps dans le liquide. Dans tous les cas, si la plaie était recouverte de corne, il faudrait la mettre à nu de manière qu'elle subisse bien le contact de l'agent caustique.

Il est donc facile de guérir le piétin, et cependant la maladie fait de grands ravages dans beaucoup de fermes, particulièrement dans les pays boueux, dans les fermes dont la cour est couverte de fumier délayé et foulé journellement par les moutons, dans les bergeries, où l'on emploie pour faire la litière des matières dures, non absorbantes, la bruyère, la paille de colza, et où les animaux piétinent sans cesse un véritable purin. Dans de telles conditions aucun médicament, aucun traitement n'est efficace, tandis qu'ils sont tous d'une efficacité certaine quand ils sont bien employés et que le troupeau est bien tenu.

La maladie est reconnue depuis longtemps comme étant contagieuse ; cependant, à l'École d'Alfort, je n'ai jamais pu parvenir à la communiquer à des moutons placés sur une bonne litière. Il semble donc qu'elle ne se transmette qu'aux animaux disposés à la contracter, qui ont les pieds ramollis, altérés pour ainsi dire par le contact des boues irritantes. Ainsi c'est à l'oubli des règles de l'hygiène, à leur négligence, que les cultivateurs doivent attribuer les pertes qu'ils éprouvent par le fait du piétin.

VII. — MÉTÉORISATION.

Pour préserver les moutons de la météorisation, il faut éviter de les conduire, quand ils sont pressés par la faim, sur les pâturages de trèfle, de luzerne, etc., qui produisent le plus souvent cette maladie; de les y conduire quand les plantes sont échauffées par le soleil; il faut dans tous les cas les y laisser peu de temps, les faire marcher sans cesse; il faut enfin, quand le mauvais temps, la pluie ne permettent pas de sortir le troupeau à l'heure ordinaire, lui distribuer une demi-ration au râtelier ou le conduire sur un bon pâturage avant de lui livrer les plantes susceptibles de produire le gonflement de la panse.

Le berger soigneux a l'œil sur tous ses animaux quand il a lieu de craindre les indigestions et, au moindre signe de maladie qu'il reconnaît sur un animal, il fait sortir précipitamment le troupeau du pâturage. Quelques bergers, pour combattre le météorisme, mettent un bâtonnet dans la bouche du mouton en guise de mors, ou dirigent ce bâton dans le gosier par un de ses bouts, de manière à provoquer des vomituritions, des éructations... Une infusion aromatique, dans laquelle on ajoute quelques gouttes d'ammoniaque ou une cuillerée d'éther sulfurique est aussi indiquée. La ponction de la panse n'est pratiquée qu'à la dernière extrémité.

Si le mal paraît devoir être mortel, le berger coupe le cou à son malade, pour ne pas perdre la viande, qui peut être consommée sans inconvénient.

VIII. — CLAVELÉE.

Telles sont les maladies qui occasionnent les plus fortes pertes aux propriétaires de bêtes à laine, et que le berger peut prévenir en conduisant bien son troupeau. Il en est encore une, la clavelée, qui exerce quelquefois de grands ravages, mais qui, au point de vue des causes et du traitement, fait exception.

Le propriétaire peut bien, dans quelque cas, en préserver ses animaux, prévenir la contagion ; mais cela est difficile quand elle règne dans le pays et, une fois qu'elle s'est déclarée dans une ferme, il faut subir les conséquences du mal. Du reste, il a le temps de consulter un vétérinaire, qui aura à prescrire les soins hygiéniques — ventilation de la bergerie sans produire des courants d'air pouvant atteindre les animaux, nourriture de bonne qualité, boissons chaudes — que les animaux réclament, et à pratiquer les opérations — clavélisation, pansement des malades — qui seront indiquées ; enfin à conseiller les mesures de police sanitaire — déclarations, cantonnement — réclamées par l'intérêt général.

CHAPITRE V

De la multiplication des bêtes à laine.

SECTION PREMIÈRE

CHOIX DES ANIMAUX POUR LA REPRODUCTION

§ 1er. — Choix d'une race.

Pour choisir une race de moutons, il faut prendre en considération l'aptitude à résister au climat, l'exigence en nourriture qui résulte de sa taille, et la facilité de produire et de vendre et la laine et la viande.

Le mouton est fortement influencé par le **climat**, car presque constamment tenu dans les pâturages, il est dans toutes les saisons soumis à l'action du sol et de l'atmosphère ; de là résulte la nécessité de choisir une race qui soit en rapport avec la localité où on veut l'entretenir.

L'espèce ovine aime les lieux élevés. Les pays secs, un peu arides, sont même nécessaires à la conservation des races à laine courte, et, quoique les races à laine longue prospèrent dans les pâturages gras de l'Angleterre, de la Hollande, et de la Flandre, aucune ne résisterait longtemps à l'influence d'une grande humidité et d'un sol marécageux : dans les localités très-humides, il faut renoncer à l'entretien des troupeaux, se borner à engraisser des bêtes que l'on garde peu de temps.

Choix d'après la taille. — La taille doit toujours être en rapport avec la nourriture, avec la fertilité des pâturages. Il n'y a jamais de grands inconvénients à choisir une petite

race, pourrait-on en avoir une grande; tandis qu'on s'expo-
serait à des pertes certaines, si l'on élevait des moutons de
taille élevée sur les pâturages qu'on réserve aux bêtes à
laine dans presque tous nos départements : ils s'y épuise-
raient en cherchant une nourriture incapable de les soutenir;
leur laine deviendrait cassante, tomberait, et ils périraient
du marasme ou de la pourriture.

Avec de petites races, on peut produire de la *viande*, sur
des bruyères où ne sauraient s'entretenir des bêtes de forte
taille. Mais comme les frais pour soigner les troupeaux
augmentent avec le nombre de bêtes dont ils sont composés,
on choisira des moutons en rapport, par leur taille, avec la
fertilité des terres.

Sous le rapport du *lainage*, il y aurait avantage à multiplier les petites races : deux moutons de 35 kilogrammes
chacun ont beaucoup plus de surface qu'un seul de
70 kilogrammes et donnent plus de laine; mais en raison
du bas prix actuel des laines, cette considération est sans
importance.

Choix d'après la précocité. — Nous n'avons pas ici à
rechercher la cause, l'essence de la précocité. Nous nous
bornerons à dire qu'elle tient surtout à la manière dont les
animaux sont nourris dans le jeune âge ; qu'avec des brebis
bonnes nourrices et de la provende, on peut rendre tous les
animaux précoces.

Il serait oiseux de discuter aujourd'hui les avantages et
les inconvénients de la précocité. La nécessité de renouveler souvent les troupeaux nous est imposée par les besoins
de la population, qui ne peut pas faire venir la viande nécessaire à sa consommation, de l'Australie, du cap de Bonne-Espérance ou des rives de la Plata. Les producteurs doivent donc
chercher à rendre leurs animaux précoces par le perfectionnement de la culture et l'emploi des résidus des fabriques.
Du reste, ceux qui engraissent sont encouragés par le prix

élevé de la viande, et ceux des contrées à sol peu fertile,
par la vente facile et avantageuse des moutons maigres.

Choix d'une race d'après la laine. — En parlant des
aptitudes, nous avons vu que les qualités du lainage sont
indépendantes de la taille des animaux, que parmi les
grandes comme parmi les petites races, il s'en trouve de
remarquables par la finesse du lainage. Nous pouvons donc
choisir la qualité de laine qui donne le plus de bénéfice,
quelle que soit la taille des animaux que nous avons profit
à élever.

Au point de vue qui nous occupe, les diverses sortes de
laines peuvent être ramenées à quatre qualités : laines très-
grosses, laines communes, laines fines et laines extra-fines.

Nous n'avons aucun intérêt à propager les moutons à
laine *extra-fine*. Ils nécessitent trop de soins, fournissent
trop peu de viande, et il est trop facile d'importer leur laine
des contrées peu peuplées où on la produit plus économiquement qu'en France.

On ne saurait recommander non plus l'entretien de moutons à *laine grosse*. Proportionnellement à leur poids, ils en
donnent peu et elle est peu avantageuse. Nous avons tout
intérêt à l'améliorer.

Sans être aussi désavantageux, les moutons à *laine commune* ne doivent pas non plus être recherchés. Même quand
les cultivateurs utilisent la totalité de leur récolte, ils ont
intérêt à avoir des laines fines ou intermédiaires.

Rapport entre la nature du sol et les qualités de la laine.
D'après la position des diverses races ovines sur les différents sols qui constituent notre terre arable, on pourrait
croire que tous nos départements ne sont pas également
aptes à produire de belles laines. Les plateaux calcaires de
Châtillon-sur-Seine, l'argile marneuse de la Beauce, le calcaire grossier du Valois, semblent exclusivement propres
à nourrir les moutons qui donnent de belles toisons ; tandis

que les coteaux granitiques du Limousin, de la Marche, les
collines schisteuses de la Bretagne et les vallées en gneiss du
Poitou, ne paraissent pouvoir produire que des toisons grossières.

S'il en était ainsi, en conseillant à tous nos cultivateurs
de transformer leurs moutons à laine grosse et à laine commune en moutons à laine intermédiaire, nous les engage-
rions à entreprendre des opérations irréalisables.

Mais ce n'est pas à la nature du sol que sont dues les différences de nos laines, car le sol de la France n'a pas changé
depuis le siècle dernier, et cependant les qualités des laines
ne sont pas restées les mêmes : des provinces qui fournissent les plus belles toisons en produisaient jadis de mauvaises. Le Beauvoisis, le Vermandois, le Soissonnais, le Valois même, dont les toisons sont aujourd'hui si estimées,
n'entretenaient que des moutons à laine grossière ; la Brie
n'avait, dans le siècle dernier, que des laines de médiocre
qualité ; les toisons fines qu'on y trouvait provenaient, au
rapport de Carlier, du Bourbonnais, qui aujourd'hui ne
donne qu'une laine très-inférieure. Les manufactures de la
Champagne tirent, disait-il encore en 1770, leurs laines mi-
fines et communes du pays, et leurs laines fines de la Sologne, du Bourbonnais, de la Franche-Comté et du Dauphiné ;
nous avons vu que le produit de ces provinces est aujour-
d'hui de mauvaise qualité ; même la laine de la Lorraine
était plus moelleuse, plus recherchée que celle du Vallage,
de la Champagne, et les moutons des deux contrées avaient
le même corsage.

« La laine des provinces septentrionales n'est pas aussi
fine, ni la chair du mouton aussi délicate, que dans les terri-
toires méridionaux, où les herbes fines et odoriférantes croissent naturellement. » La Beauce elle-même était inférieure,
non pas seulement à la vallée du Rhône et au Roussillon, ni
même au Berry, mais à certaines parties du Limousin. On

comparait les toisons de quelques variétés de la race limousine à celles d'Espagne, les bonnets et les bas qu'elles servaient à fabriquer aux bonnets et aux bas de Ségovie ; tandis que les pâturages de la haute Beauce nourrissaient des bêtes à laine ronde, plus droite que frisée, plus sèche, plus creuse que celle de la Champagne, et semblable à celle du Quercy et de la Gascogne.

Ces exemples rapportés par les anciens auteurs suffisent pour nous convaincre que la nature du sol n'exerce pas d'action appréciable sur les qualités de la laine, car certainement elle était plus puissante anciennement que de nos jours. Les terrains n'agissent que d'une manière indirecte. Ainsi, les sols argilo-calcaires produisent de bons fourrages et font prospérer les moutons, quelle qu'en soit la laine, et c'est la prospérité des troupeaux, les bénéfices qu'ils donnent, qui engagent les propriétaires à faire des sacrifices, à acheter des béliers, à soigner les appareillements, pour obtenir de bons produits. Nous retrouvons ici cette influence salutaire des débouchés sur les qualités des animaux, que nous avons signalée si souvent, et en particulier en parlant des bêtes à cornes.

Et c'est uniquement parce que les petits propriétaires retirent peu de profit de leurs troupeaux qu'ils conservent des races à mauvais lainage, même dans les pays où prospèrent le mieux les bêtes à laine. Ils raisonnent mal, car aucun des travaux qu'ils effectuent, aucun des déboursés qu'ils font, ne leur sont aussi profitables que le seraient les dépenses nécessaires pour renouveler leur petit troupeau et les soins qu'ils donneraient à leurs moutons.

Les belles laines se produisent par le croisement et avec facilité, mais elles ne se conservent que par des soins donnés aux troupeaux. C'est le mérinos qui les a importées dans la Beauce, la Bourgogne, la Champagne, et c'est l'activité des cultivateurs qui les conserve, en faisant disparaître cette malpropreté des bergeries qui rendaient les toisons sales, grasses, *balleuses, luzerneuses.*

Avantages relatifs de la viande et de la laine. — Quoique les moutons puissent donner beaucoup de viande et de fortes toisons, on peut avoir intérêt, selon les circonstances, à les entretenir tantôt par l'un tantôt par l'autre de ces produits.

La viande peut être produite presque indéfiniment ; un mouton grossit, engraisse, en proportion de la nourriture qu'il consomme, tandis que la laine est toujours limitée dans sa croissance. Elle est plus abondante, le brin est plus gros quand les animaux sont bien nourris, c'est vrai, mais la quantité produite est loin d'être, autant que celle de la viande, en rapport avec la ration quand celle-ci est très-forte.

De cette différence il résulte que le cultivateur, qui fera consommer beaucoup de fourrage en peu de temps, produira surtout de la viande ; tandis que celui qui ne peut pas nourrir abondamment, qui fait pâturer ses animaux sur des herbages pouvant seulement les entretenir, récoltera relativement plus de laine.

Il ne faut pas toujours se guider exclusivement d'après les ressources dont on dispose ; il faut en outre avoir égard aux besoins des localités. Ainsi, il est généralement avantageux de donner la préférence à une race remarquable sous le rapport de la viande, près des villes où la viande se vend bien ; alors des bêtes dont le corps est volumineux, l'accroissement rapide et l'engraissement facile, sont les plus productives. Les agriculteurs des environs de Paris préfèrent les métis-mérinos aux mérinos de race pure, et, pour croiser, ils prennent plutôt des béliers de taille élevée que de petits béliers à laine superfine. C'est loin des marchés, dans les pays où la population est peu concentrée et la viande sans valeur, qu'on recherche le menu bétail à riches toisons ; on y garde les animaux plus longtemps, on n'y engraisse les brebis que lorsqu'elles ont un âge avancé ; et comme on les tond plusieurs fois, on s'attache plutôt aux qualités du lainage qu'à la quantité de viande.

§ 2. — Choix des reproducteurs.

I. — CHOIX DES DEUX SEXES.

Santé. — L'animal qui jouit d'une bonne santé est fort et agile ; il a une *marche assurée*, se tient en tête du troupeau, et se défend avec vigueur quand on le saisit : il cherche souvent à résister aux chiens qui le poursuivent.

Il a *l'œil vif*, un peu humide, la conjonctive rose, parcourue par des vaisseaux bien apparents ; *la peau*, dans les animaux blancs, a une *teinte rosée* ; *la laine s'arrache difficilement*, et, une fois arrachée, elle est *forte, résistante*. Ce dernier caractère indique que l'animal n'a pas été malade depuis la dernière tonte.

Formes. — Par l'examen des formes on peut pressentir l'aptitude des animaux à se bien nourrir, et leur disposition à produire beaucoup de viande là où se trouve la meilleure.

Une grande aptitude à se nourrir résulte d'abord d'une bonne organisation des appareils digestif et respiratoire, et ensuite de la propension des animaux à garder le repos.

Un volume moyen du *ventre* est le meilleur signe d'une digestion facile chez le mouton. Le grand développement de cette région, indique l'usage longtemps continué d'aliments médiocres ou mauvais ; il se rencontre presque toujours avec un dos ensellé, occasionné par le poids des viscères abdominaux, et avec un système musculaire peu développé.

C'est la respiration qui donne aux matières alimentaires la faculté de pouvoir être employées à l'accroissement des organes ; et on juge de l'activité de cette fonction par le volume des organes qui l'exécutent, et par la capacité de la cavité pectorale.

L'ampleur de la *poitrine* s'annonce par un corps cylindrique, une côte ronde, un poitrail large, un garrot épais, un dos bien soutenu, des régions costales prolongées en arrière, ce qui rend le flanc étroit. Dans le mouton à grande poitrine, les membres sont bien écartés, même les postérieurs, et la région sternale est large : on juge de la belle conformation de cette partie, en explorant le dessous du corps avec la main ou en renversant le bélier.

Des *lombes* larges supposent aussi l'ampleur des organes respiratoires, car la largeur des lombes existe toujours avec un grand développement de la partie supérieure du corps, et, partant, avec la rondeur des côtes et l'épaisseur du garrot. Beaucoup d'acheteurs se contentent de palper les lombes pour juger des qualités d'un bélier.

Un *chanfrein* étroit, busqué, des naseaux peu ouverts, se rencontrent avec un poitrail enfoncé, des membres rapprochés et une poitrine resserrée ; tandis que la tête droite en avant, le bout du nez fort, le chanfrein épais, indiquent des voies aériennes larges.

Les animaux de boucherie doivent avoir *peu d'issues* et beaucoup de viande là où elle est de qualité supérieure. Ils remplissent ces deux conditions quand ils ont un corps épais, cylindrique, trapu, bas sur jambes, un dos bien soutenu, un abdomen peu développé, un squelette léger, une tête petite, des os grêles, des membres fins ; il suffit même pour juger un animal d'examiner la tête et les oreilles : une forte tête, des oreilles épaisses, sont un indice du grand développement des os, car il y a toujours un rapport de volume entre le système osseux et le système cartilagineux.

La viande de bonne qualité se trouve à la croupe, aux fesses et à la région lombaire ; la plus mauvaise au flanc, à la partie inférieure des côtes, à l'encolure et à la tête. Un mouton à cuisses descendant près des jarrets, à lombes larges, à croupe peu inclinée, donnera de bons filets, de lourds gigots et peu de basse viande.

Cornes. « Ceux qui mettent les cornes au nombre des imperfections qui diminuent le mérite et le prix du bélier, du mouton et de la brebis, se fondent sur des raisons qui nous paraissent péremptoires.

« Ces sortes d'excrescences, disent-ils, ne servent de rien aux bêtes à laine et elles leur nuisent beaucoup. L'animal veut-il tourner sa tête d'un côté ou de l'autre? il se froisse avec leurs extrémités le haut des épaules où elles touchent, au point que la laine laisse quelquefois ces endroits à découvert.

« Les bergers qui traversent leurs troupeaux ou qui affourent à l'étable éprouvent souvent l'inconvénient d'être accrochés par leurs habits.

« Les cornes droites et pointues ont encore ceci de dangereux, que les bêtes qui les portent peuvent blesser celles qui les approchent, au râtelier surtout, sans *doguer* et sans se battre.

« La tête d'un mouton cornu étant beaucoup plus dure que celle des bêtes qui n'ont point de cornes, elle porte en luttant des coups plus dangereux.

« L'ancien préjugé favorable aux béliers cornus se détruit peu à peu, même dans nos provinces méridionales, où il paraît avoir été fort enraciné. » (Carlier.)

Les béliers pourvus de cornes ont une tête relativement très-lourde. Dans un jeune bélier cornu qui a fourni 41 kilogrammes de viande, les os de la tête pesaient 3^k,600. et les cornes 1^k,600. Le poids de la tête était au poids de la viande nette : : 12,683 : 100. Dans un bélier sans cornes de même race qui a rendu 41^k,500 de viande nette, la tête pesait 3,000 grammes, le rapport du poids de la tête au poids de la viande était : : 7,228 : 100.

Dans les moutons, la tête est moins lourde, mais le rapport entre ceux qui ont des cornes et ceux qui en sont dépourvus varie selon la manière dont ils ont été châtrés.
Dans quatre moutons bigourdans ou bretons mal conformés,
incomplétement castrés, qui ont donné 73^k,500 de viande,
la tête avec les cornes pesait 11^k,710 ; tandis que dans quatre
moutons sans cornes qui ont fourni 74^k,700 de viande, la
tête pesait 7^k,385. Dans les premiers, la tête était aux quatre
quartiers : : 15,931 : 100, et seulement : : 9,886 : 100 dans
les seconds.

Dans les brebis et dans les moutons bien châtrés les cornes
sont très-petites et la tête n'est pas beaucoup plus forte que
dans les animaux non cornus. Dans deux moutons métis-
mérinos de race champenoise achetés à Sceaux qui avaient
été châtrés par l'ablation des testicules, la différence était
presque nulle. Dans celui qui avait des cornes et qui pesait
brut 41^k,500 (19^k,500 de viande nette), les os de la tête pesaient 1^k,975 et les cornes 0^k,045, tandis que dans celui qui
n'avait pas de cornes et qui pesait brut 49^k,500 (21^k,500 de
viande nette), les os de la tête pesaient 2^k,095. Dans le
premier, le poids de la tête était au poids de la viande
nette : : 10,358 : 100, et dans l'autre : : 9,744 : 100. Ces
chiffres prouvent que la castration peut faire complétement
avorter les cornes, et que ces organes, quand les animaux
sont bien châtrés, ont très-peu d'influence sur le rendement
des moutons.

Depuis que les métis-mérinos sont bien établis, depuis
qu'il s'en voit très-souvent qui ont beaucoup de sang mérinos et une belle toison quoique dépourvus de cornes, on
recherche moins les bêtes cornues que du temps où l'on
commençait le croisement, alors que l'absence des cornes
indiquait une grande prédominance du sang indigène,

Peau. — Dans le mouton, la peau est tendue ou bien
elle forme des plis et des fanons. Ces plis augmentent l'éten-

due de la surface du corps et le poids de la toison ; mais la peau épaisse qui les constitue fournit une laine grosse, dure, comme jarreuse ; les bulbes qui produisent les brins ont un volume relatif à l'épaisseur de la membrane qui les renferme. Les mérinos sans fanons donnent moins de laine, mais on les préfère cependant, parce que les toisons sont mieux suivies, plus égales et en général plus fines.

Laine. — Quelle que soit la race de moutons et la sorte de laine qu'ils fournissent, ce produit doit être soigneusement examiné : d'abord pour en connaître la qualité et la quantité, ensuite pour apprécier la *santé des animaux*. Par l'examen de la laine on peut reconnaître l'état actuel de la santé et même savoir si l'animal a été malade depuis la *dernière tonte*.

Les maladies, la mauvaise nourriture, la misère, les fatigues, la gestation, l'allaitement, rendent la laine mince, roide et faible.

On distingue dans la toison la *laine* proprement dite, qui est plus ou moins douce et susceptible de se feutrer, et le *jarre, yars* ou *poil de chien* mêlé en plus ou moins grande quantité à la laine. C'est un poil gros, roide, et en général luisant. On le trouve sur les plis de la peau, à la queue, aux fesses, sur les fanons, les cravates, etc. Il y a encore le *poil*, production pileuse très-courte, roide, qui couvre la tête et les pattes.

Tous les moutons ont plus ou moins de poil, mais les bonnes variétés de mérinos n'ont presque pas de jarre.

Pour apprécier la laine, on examinera les *brins*, les *mèches* et la *toison*.

Dans la laine grosse et commune on apprécie assez facilement la finesse en examinant directement les *brins* d'une petite mèche ; mais dans les laines fines cette appréciation offre des difficultés : il faut saisir des différences très-peu sensibles, qu'il est important cependant de constater, afin de prévenir la dégénération du troupeau en n'employant à la reproduction que les individus les plus fins. On a proposé divers instruments pour mesurer la grosseur du brin ; mais à l'exception du microscope, qui ne peut pas devenir usuel, tous sont défectueux ; généralement on se borne, pour juger de la finesse, à placer les brins sur un corps noir, sur un drap noir si la laine est blanche, afin de mieux faire ressortir le volume du brin.

C'est sur une masse de brins, sur une *mèche*, que l'on peut étudier les qualités de la laine. De préférence on arrache la mèche que l'on veut examiner sur l'épaule : c'est sur *cette région* que la laine présente toutes ses qualités.

On appelle *carrée* la mèche qui est tronquée à son extrémité libre, et *pointue* celle qui s'amincit et se termine en pointe.

La laine est dite *lisse*, si le brin est droit et la mèche à surface unie ; en *zigzags*, si elle forme des angles nombreux et rapprochés ; *ondulée*, si elle présente des ondulations, des flexuosités ; *vrillée, frisée*, si la mèche est disposée en tire-bouchons. Plusieurs de ces caractères sont réunis quelquefois sur la même toison : la laine peut être en *zigzags-ondulée, ondulée-vrillée...*

Elle est *cotonneuse* quand, au lieu de former des mèches bien lisses, à brins unis, ceux-ci paraissent comme velus.

Parmi les qualités principales de la laine que l'examen des mèches permet d'apprécier, il faut citer la *force*, l'*élasticité* et la *douceur*.

On dit que la laine est *forte*, qu'elle *a du nerf*, quand elle résiste aux efforts qui tendent à la rompre. Cette précieuse qualité dépend de l'état de santé ou de maladie, de la nourriture et de la manière dont les animaux sont tenus : en général, elle est très-développée dans les laines françaises et leur donne beaucoup de valeur.

Les privations, les maladies, rendent la laine *faible*. Si

13.

un mouton tondu en juin est mal nourri ou devient malade en décembre, on remarquera à la tonte suivante que la laine est plus mince et plus faible vers son milieu ; c'est-à-dire vers la partie qui a poussé à l'époque où la nourriture était mauvaise ou l'animal malade.

Non-seulement les brebis nourrices donnent moins de laine que les béliers, que les moutons et que les brebis infécondées, mais elles la donnent plus faible : celle qui a été produite pendant l'allaitement et au moment du part, surtout si cette fonction a été pénible, est toujours moins résistante. On appelle *à deux bouts* la laine faible dans son milieu. Elle est de qualité inférieure, les outils la rompent souvent pendant la préparation.

L'*extensibilité* et l'*élasticité* sont les deux propriétés qui contribuent le plus peut-être à caractériser la laine et à faire reconnaître celle qui est de belle qualité. La laine lisse, droite, en mèches pointues, peut s'étendre à peine ; celle des mérinos s'allonge considérablement quand on l'étire et revient ensuite sur elle-même. Ces deux qualités de la laine dépendent de beaucoup de circonstances, principalement des ondulations, des angles et des zigzags, que forment les brins. Si ces zigzags sont nombreux et petits, le brin s'allonge beaucoup, et revient ensuite fortement sur lui-même, quand la force de tension a cessé.

C'est à leur élasticité que les laines doivent de pouvoir se feutrer, de former des draps qui, sous l'action du foulon, deviennent moelleux et épais.

On recherche la *longueur* dans la laine parce qu'elle rend ce produit susceptible de remplir certains usages particuliers, et parce qu'elle augmente le poids des toisons. La laine frisée, ondulée, paraît courte ; il faut l'étendre pour connaître sa longueur réelle, supérieure à sa longueur apparente.

Il est à désirer que tous les brins de laine présentent la

même longueur. Quand cette condition existe, les mèches au lieu d'être pointues sont comme tronquées : elles sont *carrées* et les toisons fermées.

On reconnaît la *douceur* en examinant la laine réunie en grosses mèches; toujours en rapport avec la finesse et la souplesse de la laine, cette qualité contribue à augmenter le prix des toisons.

La *souplesse* de la laine dépend beaucoup de la finesse, mais elle est subordonnée aussi à l'état des moutons. Lorsque ces animaux jouissent d'une bonne santé, que la peau est moite et le suint abondant, la laine est souple; elle est *roide* quand elle est grosse, quand les animaux ont une épaisse couche de graisse qui isole la peau, roide encore quand les animaux sont mal nourris ou malades; quand ils ont été exposés à la poussière, au sable poussé par le vent, et quand ils ont parqué sur des terres meubles ou couché dans des bergeries mal tenues.

Toisons. — On examine l'ensemble de la laine, la toison, pour apprécier la quantité et la qualité de la laine.

On reconnaît que la laine est abondante à ce qu'elle est *tassée*, que les brins sont rapprochés, ce qu'on constate en ouvrant la toison sur une partie du corps, soit sur l'épaule; à ce que l'on sent la main pleine quand on prend une poignée de laine; à ce que la toison recouvre tout le corps, s'étend jusqu'au bout du nez et jusqu'à l'extrémité des pattes.

Ce n'est pas pour la quantité de laine, d'ordinaire grosse et jarreuse, de la tête, du ventre et des jambes, qu'il faut rechercher des bêtes bien *laineuses*; c'est parce que la présence de la laine sur ces parties indique que ce produit est partout abondant et même de bonne qualité.

La première condition d'une belle qualité, c'est l'absence du jarre et même l'homogénéité de la toison. La plus belle laine, la plus homogène, se trouve sur les côtes, de l'épaule au flanc ; elle diminue de qualité à mesure que l'on s'éloigne du milieu des côtes vers l'ombilic d'un côté, et vers l'épine du dos de l'autre. La plus mauvaise est donc sous le ventre, sur l'épine dorsale, à la queue, aux cuisses, aux pattes, à l'encolure et à la tête.

On remarque que la plus longue est au garrot, au dos, à la croupe, au cou, au poitrail, et la plus courte sur les pattes sur les côtes et sur le flanc.

On peut distinguer sur le même mouton cinq à six qualités de laine très-différentes dans les mauvaises toisons : celle du garrot ressemble quelquefois à du crin, tandis que celle des côtes est de la bonne commune ; mais dans les belles toisons il faut être habile connaisseur pour trouver plus de deux ou de trois qualités.

Dans les troupeaux d'une même race et d'une race ancienne, il y a moins de différence que dans ceux qui sont formés de bêtes appartenant à divers types.

Ainsi dans les troupeaux des Arabes, comme dans ceux de la Bretagne et du Limousin, où nous trouvons à la fois des moutons à laine fine, des moutons à laine commune et des moutons à laine très-grosse, les toisons sont quelquefois formées de laines fort différentes. Les troupeaux *neufs* de l'Australie, formés de bêtes importées et bien choisies, n'offrent pas le lainage disparate qui se remarque en Algérie comme au cap de Bonne-Espérance.

Relativement au mélange de la laine et du jarre, nous pouvons faire la même observation que pour la diversité des laines. Il y a en Afrique et dans nos montagnes des moutons qui, avec une laine passable, ont une très-grande quantité de jarre. Le défaut de soins dans les appareillements explique ce mélange, qui déprécie complètement les toisons.

D'après la disposition de la laine, on distingue les toisons *fermées* et les toisons *ouvertes*. Dans les toisons ouvertes, les mèches, formées par le rapprochement des brins, sont pointues et pendantes : on appelle ces toisons *mécheuses*. Le parcage, le contact de la terre, de la litière et du fumier, nuisent aux toisons ouvertes.

Quand les toisons sont fermées, les mèches carrées, la laine reste plus propre à l'intérieur ; elle se dessèche moins et conserve mieux sa souplesse.

Les laines courtes sont en mèches carrées et forment des toisons fermées. A mesure que les brins deviennent plus longs, ils tendent à s'écarter à leur extrémité libre. Cependant l'état de la surface des toisons ne dépend pas seulement de la longueur de la mèche. Certaines qualités de laine, la mérine, tendent à former des toisons fermées.

Couleur. — Dans les races communes, on recherche souvent les moutons bruns ou noirs, parce que les cultivateurs utilisent la laine sans avoir à faire des frais de teinture ; mais, lorsque la laine doit être vendue, et surtout lorsqu'elle est de belle qualité, on doit tenir à l'avoir blanche.

II. — CHOIX PARTICULIER DU MALE ET DE LA FEMELLE.

Choix du bélier. — Les béliers peuvent féconder leur femelle à l'âge de 6, 7 mois, s'ils ont été bien nourris. Les produits d'agneaux sont d'un développement rapide, et faciles à engraisser. Cependant il n'y aurait pas avantage à sacrifier ainsi les agneaux en les employant comme reproducteurs ; on doit attendre l'âge de dix-huit mois, et même il ne faut les utiliser alors que comme reproducteurs supplémentaires. C'est seulement à 2 ans, 30 mois, qu'ils doivent entrer réellement en service.

Les béliers peuvent faire la monté jusqu'à l'âge de 10 ans. On les réforme plus jeunes, pendant qu'ils dépouillent encore de bonnes toisons et qu'ils peuvent donner de la bonne viande.

Avant d'employer un bélier en grand, il faut l'essayer en le faisant reproduire avec des brebis dont le mérite comme donnant de beaux produits soit déjà connu ; on garde plus d'agneaux qu'on ne doit employer de béliers, et l'on choisit les meilleurs d'après les qualités de leurs descendants. L'essai est le plus sûr moyen de reconnaître les bons reproducteurs. D'ailleurs, l'emploi de jeunes béliers peut être utile (voy. *Lutte*) pour féconder, à la fin de la saison, les brebis retardataires.

Choix de la brebis. — L'agnelle bien nourrie peut être fécondée à l'âge de 6 à 7 mois ; mais, employée si jeune, elle souffre de la gestation, donne une faible toison et un agneau de peu de valeur. Les antenaises bien soignées peuvent sans inconvénient être couvertes de manière à agneler à 2 ans ; nous en avons plusieurs fois fait l'essai ; cependant comme celles qui ne portent pas donnent de fortes toisons et de la belle laine, qu'elles payent ainsi leur hivernage, il peut y avoir avantage à attendre trente mois pour les faire porter. Pendant plusieurs années, Morel de Vindé a fait couvrir la moitié de ses brebis à 18 mois, et l'autre moitié à 30 mois, et il a adopté l'agnelage le plus tardif comme donnant des produits robustes, forts, grands, bien conformés.

Les brebis peuvent engendrer jusqu'à un âge avancé, mais il y a généralement avantage à les réformer pendant qu'elles se nourrissent encore bien.

Chaque fermier doit choisir des brebis qui se ressemblent, qui puissent convenir aux mêmes béliers, afin de ne pas être obligé, lors de la monte, de diviser les troupeaux en plusieurs lots (voy. p. 237).

Dans les contrées où les troupeaux sont abondamment nourris, les mamelles des nourrices deviennent souvent malades, se tuméfient au moment du sevrage des agneaux. Lorsque la tuméfaction est volumineuse, il faut réformer la brebis si on ne veut pas la perdre.

§ 3. — Croisement. Appareillement.

Malgré le bas prix de la laine, nous considérons comme très-importante l'amélioration de nos moutons à laine grosse et de ceux à laine commune au point de vue de ce produit, parce qu'elle serait facile à réaliser, qu'elle procurerait un accroissement de revenu sans exiger aucune dépense, et qu'elle peut être obtenue sans de grands changements dans le régime des troupeaux.

De même que le cheval de course modifie très-sensiblement, en les croisant, toutes nos races équestres, de même le mérinos imprime les principaux caractères de son lainage à nos races ovines. L'un comme l'autre de ces reproducteurs transforme les races qu'il croise avec une grande rapidité. Si les éleveurs avaient le désir de récolter de la laine meilleure, l'amélioration serait facile : les mérinos et les métis de cette race, si répandus dans toute la France, leur en fourniraient immédiatement le moyen.

Les règles du croisement et de l'appareillement ne sont pas les mêmes pour l'espèce ovine que pour l'espèce chevaline. Dans le mouton comme dans le bœuf, on tient surtout au poids du corps, de sorte qu'il peut y avoir avantage à réunir de petits béliers à de fortes brebis, et réciproquement. C'est de ces appareillements que résultent ces animaux à tronc énorme et à membres grêles, qui sont des modèles de bêtes de boucherie.

Malgré la facilité avec laquelle les formes du mouton s'améliorent par le croisement, ce n'est pas sur ce moyen qu'il faut surtout compter pour l'amélioration de nos races, au point de vue de la viande. De même que le bœuf, le mouton ne peut éprouver de grandes améliorations, comme bête de boucherie, que par le régime. Il ne suffit pas de faire naître de bons agneaux, il faut encore produire de bons moutons; c'est à cause de cette nécessité d'un changement dans le régime que l'amélioration des formes est moins facile que celle du lainage.

SECTION II

SOINS ET RÉGIME DES REPRODUCTEURS

§ 1er. — De la chaleur.

Signes — Dans le mâle, ils consistent en une excitation que les animaux manifestent en se poursuivant réciproquement ou en poursuivant les brebis s'ils vivent avec elles.

Dans les femelles, les signes de la chaleur sont peu marqués. Les brebis disposées à être fécondées ont cependant le vagin rouge, la vulve gonflée; mais naturellement fort paisibles, elles ne font paraître leurs désirs que lorsqu'elles vivent avec les mâles; elles recherchent alors le bélier, s'en approchent, le suivent, mangent à côté de lui, le flairent de temps en temps, et ne se défendent pas s'il cherche à les couvrir.

Pour reconnaître les brebis qui sont en chaleur, afin de pouvoir les mettre à part avec le bélier dans la *lutte* en main, on emploie un *étalon d'essai*. C'est un bélier ardent, sans valeur, sous le ventre duquel on a fixé, au moyen de courroies qui se bouclent sur le dos, un tablier de cuir ou de grosse toile qui s'oppose à la copulation. On conduit cet étalon dans le troupeau deux fois par jour, le matin et le soir; aussitôt qu'il arrive, les brebis en chaleur vont à sa rencontre; il les flaire et cherche à les féconder. On les met à part avec le bélier qui leur est destiné. (Voy. *Lutte*.)

Durée; retour. — Les chaleurs se montrent après le sevrage, dans le courant de l'été. Quand elles apparaissent pour la première fois de l'année, elles durent au moins vingt-quatre heures, souvent plus. Si la brebis n'est pas fécondéc, elles reparaissent de temps en temps, tous les seize, dix-sept ou dix-huit jours ; elles durent moins que la première fois. Quand on met un mâle dans un troupeau, il y a peu de femelles disposées à le recevoir, mais sa présence les excite.

Soins des brebis. — Les éleveurs reconnaissent la nécessité de faire couvrir toutes les brebis du troupeau dans le temps le plus court possible, afin que tous les agneaux viennent à peu près à la même époque. Lorsque les naissances sont éloignées les unes des autres, la surveillance de la bergerie est pénible. Si l'on a des agneaux jeunes et d'autres déjà formés, les uns ou les autres souffrent du sevrage, qui est hâtif pour les uns, tardif pour les autres. D'ailleurs les agneaux déjà forts mangent la ration des petits.

Pour obtenir ce résultat, on sépare dans le courant de l'année, les béliers des brebis ; et afin que celles-ci soient toutes disposées à être fécondées quand arrive l'époque de la monte, on leur distribue, quelque temps avant cette époque, une nourriture choisie : on les conduit sur les meilleurs pâturages, dans des terres réservées à cet effet, immédiatement après la moisson ; on les met sur les éteules où elles trouvent les épis qui ont échappé à la glaneuse. Lorsque ce régime a duré huit ou dix jours, que toutes les bêtes sont en bon état, on met les béliers dans le troupeau. Dans ces conditions, elles deviennent presque toutes en chaleur en très-peu de temps.

On peut encore abréger la durée de la monte en mettant avec les brebis, préalablement bien nourries, à titre de *boute-en-train*, un bélier pourvu d'un tablier qui l'empêche d'effectuer l'accouplement. De temps en temps, on lui laisse faire quelques saillies pour conserver son ardeur. Si l'on met le boute-en-train douze ou quinze jours avant les béliers qui doivent faire la lutte, ceux-ci trouvent, en entrant dans le troupeau, un grand nombre de femelles disposées à les recevoir.

Lorsque ces moyens sont insuffisants, on donne aux brebis un peu de sel, des grains et surtout des graines légumineuses, des provendes avec ou sans sel. Une distribution d'aliments très-nutritifs peut être nécessaire dans les années pluvieuses, afin que la saillie traîne moins en longueur.

Soins des béliers. — Il est indispensable que les béliers, hors le temps de la monte, ne restent pas avec les brebis. Dans les troupeaux, si nombreux encore, où l'on tient toute l'année mâles et femelles réunis, on a presque constamment des naissances ; on ne peut soigner ni l'agnelage, ni l'allaitement, ni le sevrage : tout le troupeau dégénère.

Beaucoup d'agriculteurs, quinze jours avant la lutte, donnent aux béliers de l'avoine, de l'orge, des pois, ou des provendes salées. Le sel est salutaire dans cette circonstance, et une distribution extraordinaire de bons aliments est d'autant plus nécessaire que généralement les béliers mangent fort peu quand ils sont auprès de brebis en chaleur. Mais il faut les rendre énergiques sans les engraisser ; gras, ils sont paresseux et quelquefois impuissants.

Soignés convenablement, les béliers sont toujours disposés à couvrir leurs femelles et ils doivent être constamment entretenus de manière qu'ils puissent remplir leurs fonctions sans nécessiter un régime particulier. C'est seulement quand ils doivent exécuter en peu de temps un grand nombre de saillies, qu'il peut être utile d'accroître leur ration de grain ou bien de leur en donner, s'il n'en entrait pas dans leur ration ordinaire.

Si le bélier avait été trop abondamment nourri et s'il était froid en présence des brebis, on devrait continuer à lui donner un peu de grain, mais diminuer cependant le total de sa ration et ne pas se presser de le réformer : il s'en trouve qui restent quinze jours, trois semaines avec les brebis sans les regarder ; excités par la présence des femelles, par les autres béliers qu'ils voient fonctionner, ils deviennent ensuite très-bons. Quelques-uns ont besoin d'excitants aphrodisiaques. Nous avons administré à un bélier mérinos, qui ne regardait pas les brebis, 0gr,26 de cantharides ; deux jours après il a bien rempli ses fonctions.

A la fin de la saison, lorsque toutes les femelles seront couvertes, le régime exceptionnel sera supprimé graduellement. Il faut même, par l'usage d'une nourriture peu substantielle, prévenir la pléthore ; elle est à craindre sur des animaux qui cessent tout à coup de faire de grandes déperditions et mangent plus régulièrement.

§ 2. — De la lutte.

Époque. — Les cultivateurs fixent l'époque de la lutte, en ayant égard principalement aux ressources dont ils disposent pour nourrir les brebis pleines, les nourrices, et pour engraisser ou pour élever les agneaux. Si on veut *élever*, c'est dans le courant de l'hiver qu'il faut faire naître, à condition que l'on pourra disposer de bon regain et de racines pour les mères. Quand les agneaux commencent à avoir besoin de manger, on a les pâturages à leur livrer. Si on fait des *agneaux de lait*, il faut pouvoir les livrer à la consommation au moment où les veaux sont rares ; si on fait naître pour l'*engraissement précoce*, il faudra pouvoir entretenir les animaux en état de croissance continue. Dans les pays où l'on a des herbages frais en été, on observe que les agneaux nés dans les mois de mars et d'avril réussissent mieux que ceux que l'on fait naître plus tôt. On a plus de facilités pour les pousser régulièrement.

Si le *lait* forme un produit essentiel des troupeaux, l'agnelage devra avoir lieu au moment où les brebis trouvent dans les pâturages une nourriture favorable à la sécrétion des mamelles.

En France, les agriculteurs, sauf quelques exceptions, livrent les brebis au bélier, dans le Midi en juillet ou en août, et dans le Nord en août ou en septembre ; le sevrage a lieu alors au commencement de l'été, et les brebis cessent de nourrir quand on leur livre les chaumes. Les épis, les grains qu'elles ramassent ne peuvent-ils pas contribuer à faire naître le sang-de-rate ?

C'est ce qu'avait pensé un habile producteur de béliers de la Beauce, M. Bailleau d'Illiers. Pour diminuer les chances de cette terrible maladie, il avait repoussé l'époque de la monte. Il faisait saillir ses brebis de manière qu'elles étaient nourrices au moment des moissons. Il y trouvait un double avantage : économiser le grain donné à la bergerie, puisque les brebis en ramassaient dans les champs, et avoir des brebis moins exposées au sang-de-rate. En outre, les agneaux, agés de 13 ou 14 mois à l'époque ordinaire de la monte, peuvent être vendus plus tôt pour faire le service de béliers.

Dans tous les cas, quand on s'est décidé pour l'époque de la saillie, il faut pousser l'opération autant que possible afin de pouvoir faire sauter une deuxième et même une troisième fois les brebis qui n'auraient pas été fécondées la première, sans être exposé à avoir des agneaux trop tardifs. Il importe d'ailleurs de faire couvrir toutes les brebis à la même époque afin que les agneaux naissent à peu de distance les uns des autres. On a plus de facilités pour les soigner.

Manière de faire couvrir les brebis. — La *lutte en liberté* est celle qui a lieu le plus souvent ; malheureusement la plupart des cultivateurs n'y apportent aucun soin. Les mâles et les femelles restent ensemble toute l'année, et la fécondation a lieu à mesure que les brebis deviennent en chaleur ; cela entraîne, nous l'avons dit, de graves inconvénients.

Mais, pour avoir un bon troupeau, il ne suffit pas de soigner les béliers et de les séparer d'avec les brebis : il faut régler la saillie, même quand elle a lieu en liberté. Si on se contente de mettre les mâles avec les femelles au commencement de la saison, ils s'épuisent tantôt avec une brebis, tantôt avec l'autre, et en définitive ils donnent de mauvais agneaux et ne couvrent pas toutes les brebis en chaleur. Dans un troupeau un peu nombreux, il faut diviser les béliers en deux lots et mettre dans le troupeau, un lot aujourd'hui, l'autre demain.

Quand il y a plusieurs béliers, ils se battent ou s'épuisent inutilement, et souvent des brebis restent infécondées. La rivalité des béliers diminue le nombre des agneaux ; en outre, les combats qu'ils se livrent peuvent occasionner, soit la mort des combattants, soit l'avortement des brebis.

On remarque que les rivalités sont surtout nuisibles si les animaux sont d'égale force : ils négligent les brebis pour se battre, ce qu'on évite en mettant dans le troupeau un bélier plus fort que les autres ; les plus faibles cherchent à faire des saillies à la dérobée, et ne songent pas à lutter entre eux.

Les cultivateurs qui ont de grands troupeaux, et qui tiennent à les diriger convenablement, doivent les diviser en lots de quatre-vingts, cent brebis, mettre ensemble celles qui se ressemblent le plus, qui réclament les mêmes mâles, et réserver pour chaque lot deux béliers que l'on met un jour, l'un, et le jour suivant, l'autre : il n'y a pas de sauts manqués, et les bêtes peuvent être mieux appareillées.

On a conseillé de ne mettre les mâles dans le troupeau que la nuit. On dit que, n'y voyant pas, ils ne peuvent pas se battre et que les saillies s'opèrent paisiblement. Cette pratique laisserait infécondes les femelles, qui deviendraient en chaleur pendant le jour si la chaleur durait peu.

Morel de Vindé employait, vers la fin de la monte, les

antenais qu'il voulait éprouver, essayer. Les meilleurs béliers complémentaires, dit-il, sont les antenais dont on veut faire l'essai comme reproducteurs. On les emploie quand un grand nombre de brebis sont en chaleur à la fois. Ils sont surtout utiles si les béliers vivent séparés des brebis dans le courant de l'année ; car alors il arrive toujours que les deux mâles, qui suffisent pour cent femelles les deux premières semaines de la monte, sont tout à fait insuffisants du quinzième au vingt-cinquième jour. Dans ce moment les antenais rendent service.

Cet éleveur distingué gardait, pour cent brebis, trois béliers et quatre antenais. Au commencement de la monte, dans les premiers jours de juillet, il mettait la moitié des béliers avec les portières, et à la fin de la première semaine il remplaçait cette moitié par l'autre ; il alternait ainsi de semaine en semaine, pour ne pas fatiguer ses reproducteurs, et il avait soin de mettre toujours dans chaque moitié un bélier plus fort que les autres. Vers le quinzième jour, et quand les béliers avaient autour d'eux des groupes de brebis en chaleur, il introduisait le nombre nécessaire d'antenais supplémentaires. Après l'affluence, il retirait les antenais auxquels ce service passager n'avait pas nui, et il continuait d'alterner les béliers de semaine en semaine. Mais environ quinze jours avant la fin de la monte, il retirait entièrement les béliers devenus paresseux et les remplaçait par les antenais qui avaient paru les plus ardents. Ces jeunes animaux, vifs, vigoureux, saisissaient les troisièmes chaleurs, toujours faibles et de courte durée, des brebis qui n'avaient pas été fécondées, beaucoup mieux que des béliers plus âgés. Avec cette méthode à peine avait-il une ou deux brebis brehaignes sur cent, au lieu de dix, douze, quinze, qu'il y en a souvent.

On a conseillé, quand on tient à posséder la généalogie exacte des animaux, de teindre le dessous de la poitrine et

du ventre des béliers avec des matières colorantes susceptibles de marquer les brebis sautées ; si l'on a plusieurs béliers de mettre à chacun une couleur différente afin de
pouvoir rapporter les agneaux aux béliers qui ont fécondé
les brebis. Si les brebis sont couvertes par les différents
béliers ce qui arrive souvent ce moyen manque le but. Il
ne peut être utile que pour faire reconnaître les brebis qui
ont été sautées ; celles qui deviennent en chaleur plusieurs
fois et celles qui n'ayant pas été dans cet état ne sont
bonnes que pour la boucherie.

Lutte en main. Quelques éleveurs, ceux qui ayant acheté
des béliers de prix tiennent à leur faire couvrir un grand
nombre de brebis, font faire la monte en main. Ils ont un
bélier d'essai, et, quand le moment de la saillie est arrivé,
ils le font mettre, pourvu de son tablier, dans le troupeau.
Ils reconnaissent ainsi les brebis qui sont en chaleur et les
mettent avec le mâle qui leur est destiné, tantôt dans un
enclos, un petit parc, tantôt dans une petite bergerie.
Quand elles ont été couvertes une, deux, trois fois, elles
sont ramenées dans le troupeau. Chaque brebis couverte
doit être marquée, afin qu'on reconnaisse celles qui reviennent en chaleur plusieurs fois et celles qu'il faut réformer.

En mettant dans un enclos avec le bélier la brebis qui est
en chaleur jusqu'à ce qu'elle soit revenue dans son état ordinaire, on est plus sûr d'avoir des agneaux, mais ce
moyen n'est praticable que dans les petits troupeaux. Si
l'on ne peut pas l'employer il faut toujours faire en sorte
que chaque brebis soit sautée plusieurs fois.

Durée de la lutte. On fait d'ordinaire durer la lutte un
temps assez long pour que les brebis qui ne seraient pas
fécondées aux premières et aux secondes chaleurs le soient
aux troisièmes. Les brebis ne restant disposées à être fécondées que 12, 18 heures, il importe qu'elles puissent l'être
à trois chaleurs successives. A cet égard il faut voir si l'on

a intérêt à faire naître des agneaux retardataires, ou s'il est préférable d'engraisser les brebis qui n'ont pas été couvertes à temps.

Nombre de brebis qu'un bélier peut féconder. — Dans les troupeaux où les brebis et les béliers vivent toute l'année dans les mêmes pâturages, il faut au moins de trois à six mâles pour cent femelles, et encore sont-ils souvent exténués avant la fin de la monte, tout en laissant des brebis infécondes, tandis que la plupart sont sautées plusieurs fois par tous les béliers, qui s'épuisent ainsi inutilement ; mais lorsque les troupeaux sont bien tenus, qu'il n'y a pas un trop grand nombre de saillies perdues, chaque bélier peut, sans inconvénient, servir de soixante à quatre-vingts brebis et même cent. M. Ayraud, de Fontenay, a cité un bélier qui dans une nuit a engendré soixante-trois agneaux.

Le nombre de femelles qu'un mâle peut féconder varie selon le tempérament des animaux, la manière dont ils sont entretenus, selon le climat, la nature des pâturages et leur éloignement de la ferme. Un bélier qui se fatigue à courir dans les pâtures, à la chaleur, est moins puissant que celui qui reste à la bergerie ou qui vit dans un climat doux, sur des pâturages où le parcours est peu pénible. Il faut plus de béliers lorsqu'on prend les précautions nécessaires pour que toutes les saillies soient faites en très-peu de temps : un bélier qui effectue un trop grand nombre de saillies, dans un temps donné, ne mange pas, maigrit et s'épuise. Du reste, on doit toujours avoir des mâles supplémentaires, et, comme nous l'avons vu, pris parmi les jeunes béliers.

§ 3. — De la gestation.

Les brebis qui viennent d'être couvertes ne réclament aucun soin particulier. Ayant presque toujours satisfait plusieurs fois consécutives les désirs qui les portent à se reproduire, elles sont peu ardentes, et la conception s'opère assez constamment.

Signes. — Les signes de la plénitude sont très-incertains. Les brebis fécondées deviennent molles et marchent encore plus lentement, sont encore plus peureuses qu'à l'ordinaire; tout ce qu'elles voient, qu'elles entendent, les épouvante; elles fuient, s'agglomèrent, se pressent les unes contre les autres. Bientôt le volume du ventre augmente; mais en raison de la couche de laine qui recouvre le flanc, le changement ne peut être apprécié qu'en comparant les brebis aux moutons et aux femelles qui n'ont pas été fécondées. Le pis se développe, et ce signe est surtout apparent chez les brebis jeunes. Les mouvements du fœtus font seuls connaître positivement la présence d'un nouvel être dans la matrice.

Vers la fin de la gestation, le pis se gonfle, la vulve se tuméfie, un écoulement commence à s'effectuer; c'est ce qu'on appelle les *mouillures*; la marche de la brebis est difficile.

Durée. — On admet généralement que les brebis portent cinq mois. Sur 442 brebis observées dans le troupeau de l'École d'Alfort dans l'espace de huit années, la durée de la gestation a été :

Pour 80 brebis de 149 jours.	Pour 22 brebis de 145 jours.
— 68 — 148 —	— 13 — 153 —
— 55 — 150 —	— 15 — 144 —
— 55 — 147 —	— 7 — 154 —
— 49 — 151 —	— 7 — 155 —
— 50 — 146 —	— 3 — 156 —
— 23 — 152 —	— 2 — 143 —

La moyenne de ces gestations est de 148 jours et demi; nous donnons le 143e jour comme le terme de la plus courte gestation, et le 156e comme celui de la plus prolongée. 13 gestations n'étaient pas comprises entre ces deux termes. Nous n'en avons pas tenu compte, n'étant pas sûr du jour de la lutte.

Avec les portées doubles, ces 442 gestations ont produit 254 mâles et 249 femelles. Pour ces dernières, les gestations ont été sensiblement plus longues que pour les mâles.

Les femelles ont été aux mâles :: 98 : 100 dans l'ensemble des gestations.
— — :: 87 : 100 dans les gestations de 147, 148, 149 et 150 jours.
— — :: 65 : 100 dans les gestations qui n'ont pas atteint la moyenne.
— — ::109 : 100 dans les gestations qui l'ont dépassée.

Cette différence dans la durée de la gestation peut s'expliquer par le plus grand développement, le poids plus considérable des mâles ; ils gênent davantage la mère. Les gestations doubles dépassent rarement la durée moyenne : 4 pour 100 seulement ont été de plus de 150 jours, tandis que dans l'ensemble des portées 23 pour 100 ont dépassé ce terme.

Pendant dix années d'observations faites sur le troupeau de l'école, les agnelles n'ont été plus nombreuses que les agneaux que deux fois : en 1851, elles étaient aux mâles : : 118 : 100 ; en 1852, : : 128 : 100. Le nombre relatif des mâles est d'ordinaire plus considérable.

Soins des brebis pleines. — Les brebis étant très-ombrageuses, il faut éloigner d'elles tout ce qui peut les effrayer ; ne tenir que des chiens paisibles et bien dressés ; avoir un berger doux et intelligent qui leur fasse éviter les pressions contre les portes, qui ne commette pas les chiens après elles, et qui ne lance pas des pierres contre celles qui s'éloignent. Les fourrages doivent être distribués pendant que les troupeaux sont dehors, afin que chaque bête trouve en entrant une place au râtelier. Cette précaution est surtout nécessaire si les brebis ont des cornes, ou si elles vivent avec des béliers cornus ; mais il faut, autant que possible, séparer les deux sexes, car les brebis souffrent toujours de la force, des caprices des mâles. Toutes les maladies sont plus nuisibles aux femelles pleines qu'à celles qui sont dans l'état ordinaire. Les indigestions produisent souvent l'avortement.

On doit nourrir les brebis pleines de manière qu'elles soient en bon état. Il faut donc réserver pour la fin de l'automne, un bon pâturage, une sainfoinière et des racines pour donner à la crèche si le temps oblige à faire rentrer le troupeau. Les brebis qui sont maigres nourrissent mal le fœtus, et après le part ont de la peine à allaiter leur agneau. Il ne faut pas cependant donner une nourriture trop succulente, car les femelles trop grasses mettent bas avec difficulté. On les conduira dans les pâturages jusqu'à la veille du part ; si l'on est en hiver, on distribuera, avec les fourrages secs, des aliments aqueux pour tenir le ventre libre.

Les substances trop succulentes, comme celles qui sont ligneuses, indigestes ou susceptibles de durcir dans l'estomac, produisent l'avortement ; une légère météorisation, qui dans l'état ordinaire ne serait pas remarquée du berger, peut déterminer la mort du fœtus.

§ 4. — De l'avortement.

Signes. — Lorsque l'avortement arrive à une époque très-avancée de la gestation, il est annoncé par les signes précurseurs du part ; mais aucun phénomène ne l'indique quand il a lieu peu de temps après la conception, à moins qu'il n'ait été produit par des causes ayant occasionné un grand désordre dans l'économie de la brebis pleine.

Causes. — Les aliments trop nutritifs, trop excitants, le gland, les gousses de genêt, peuvent le produire en formant trop de sang, mais plus souvent ils prédisposent seulement les brebis à ressentir l'influence des causes occasionnelles. Les fourrages mauvais, ligneux, aqueux, produisent le même effet, quoiqu'en agissant d'une manière opposée. Les indigestions, les coups, les pressions contre les portes, les frayeurs causées par les chiens, sont les causes les plus directes de l'avortement.

Soins qu'exigent les brebis à l'occasion de l'avortement. — Quelques femelles ont-elles avorté, on étudiera le régime auquel est soumis le troupeau, et l'on examinera si ce sont les plus robustes ou les plus faibles qui avortent. Dans le premier cas, on diminuera la nourriture, on donnera des rafraîchissants ; dans le second, on distribuera de meilleurs aliments, on enverra le troupeau dans des pâturages de bonne qualité et peu éloignés de la bergerie.

Lorsque les signes de l'avortement se montrent, il est difficile de le prévenir : presque toujours le fœtus est mort quand on s'aperçoit que la brebis est malade ; mais si l'on a lieu de croire que l'accident n'est pas consommé, si les femelles pleines sont tristes après avoir été exposées à des causes d'avortement, sans que rien annonce un état grave, on les laissera dans la bergerie, on leur donnera des aliments de facile digestion, des racines, un peu d'herbe, ou on les conduira dans un verger rapproché de la ferme.

Les **effets** de l'avortement sont presque toujours la perte de l'agneau et celle du lait. Cependant si la gestation est très-avancée, que la sécrétion des mamelles ait lieu, on peut traire la brebis ou l'utiliser pour allaiter un agneau privé de sa mère. L'avortement peut occasionner de graves maladies, la mort même de la brebis. La stérilité et une disposition à avorter à l'avenir peuvent aussi en être la conséquence.

§ 5. — De l'agnelage ; soins aux mères et aux petits ; portées doubles.

Vers la fin du cinquième mois de la gestation, les flancs se creusent, les lèvres de la vulve se gonflent ; quand ces phénomènes apparaissent, qu'il s'écoule par le vagin une matière épaisse, que le pis contient du lait, le part va avoir lieu, et l'on ne tarde pas à voir la brebis faire des efforts, se coucher et se relever alternativement. Bientôt apparaît entre les lèvres de la vulve une masse conique formée, le plus souvent, par les pattes et par le museau du fœtus.

Soins aux mères. — Lorsqu'on voit apparaître les signes précurseurs de la mise bas, il est utile, ne fût-ce que pour éviter des embarras au berger, de retenir à la bergerie les brebis qui les présentent, ou de les conduire dans un enclos à côté de la ferme, et de les surveiller.

Quand elles éprouvent des douleurs, qu'elles se couchent, se relèvent, il faut, si elles sont seules à la bergerie, les mettre dans un triquet afin qu'elles soient tranquilles, qu'elles ne soient pas dérangées lors de la rentrée du troupeau. Si elles sont avec les autres, il faut les laisser là où elles se trouvent, les surveiller de loin et ne pas se presser de leur porter secours.

Quand les brebis ont de la peine à mettre bas, la conduite à tenir doit varier selon les causes qui s'opposent à la sortie du fœtus. S'il *vient bien*, si la difficulté provient de ce qu'il est trop volumineux ou de ce que la mère est faible, on le tire avec précaution ; s'il a une mauvaise position, on cherche à le repousser et à le diriger de manière que la sortie puisse avoir lieu. Si la difficulté provient de l'état pléthorique de la mère, on la saigne ; si de sa faiblesse, on lui donne une infusion excitante.

Quand on reconnaît que le volume excessif du fœtus, sa mauvaise conformation, un vice de la mère, rendent le part impossible, on sacrifie le jeune sujet et on le sort par morceaux.

Après le part, le *délivre* sort, le plus souvent naturellement ; il suffit de laisser les brebis tranquilles.

On aura eu soin, quelque temps avant l'époque de l'agnelage, de faire nettoyer la bergerie afin qu'on ne soit pas obligé de déranger le troupeau pour enlever le fumier pendant le temps des parturitions. Il faut cependant entretenir toujours une bonne litière.

Soins aux petits. Ordinairement la brebis lèche son petit après la naissance, sans qu'il soit nécessaire de l'y engager en le saupoudrant avec de la farine ou du sel. Si elle négligeait ce soin, on le sécherait avec un linge.

Peu de temps après sa naissance, l'agneau s'approche du pis de la mère et la tette. S'il est faible, on lui aide à prendre le mamelon et on lui fait même couler du lait dans la bouche. Si la brebis le rebute, qu'elle le fuie, on la tient et on la force à se laisser teter. On laissera chaque brebis avec son agneau dans un petit compartiment, *triquet*, pendant quatre, cinq, six jours, jusqu'à ce que le petit puisse suivre et chercher la mère dans le troupeau. Quand il naît des agneaux dans un pâturage, il importe de les apporter à la bergerie le plus tôt possible ou de les placer dans un lieu chaud et bien sec. On avait cru qu'ils pouvaient braver le froid de nos hivers, mais l'expérience a prouvé qu'ils ont besoin d'être tenus chaudement. Pendant la saison de l'agnelage, le berger doit avoir à sa disposition des couvertures dans lesquelles il enveloppe les agneaux qu'il est obligé de garder jusqu'au soir.

Quand un agneau a perdu sa mère, ou que celle-ci n'a pas de lait, on lui fait teter une brebis qui a perdu son agneau, ou une vache. Si la brebis à laquelle on veut donner un agneau qui vient de naître ne veut pas l'adopter, on place les deux animaux dans un lieu obscur. La brebis s'approche du jeune sujet, et elle contracte vite de l'attachement pour lui.

Portées doubles. — D'après ce que rapportent quelques auteurs, les brebis du Texel, peu de temps après leur importation en Europe, faisaient, à chaque portée, jusqu'à cinq, six et sept agneaux. Nous n'observons de nos jours rien de semblable; mais dans tous les troupeaux bien nourris, on voit souvent des portées doubles et quelquefois des portées triples. Il existe des races ovines dont les femelles font par an, quand le temps est favorable et l'herbe abondante dans les pâturages, deux portées de deux ou trois agneaux chacune. Généralement, les portées doubles, dans nos pays sont peu avantageuses, car il est plus difficile d'élever des agneaux que d'en faire naître. Du reste, il arrive souvent que l'un des agneaux, surtout s'il y en a trois, est très-chétif. Il est avantageux de le sacrifier immédiatement.

Dans les portées doubles, il faut, si la mère est faible, maigre, ou mauvaise laitière, si la saison n'est pas favorable, que les bons aliments soient rares, n'élever qu'un agneau; mais si la mère est bonne nourrice, il y a avantage à lui laisser ses deux nourrissons. Dans ce cas, on cherche à en pousser un particulièrement, et on le vend comme agneau de lait.

Le succès, dans les circonstances ordinaires, dépend surtout des qualités des brebis comme nourrices.

1° Une brebis anglo-mérinos met bas d'une agnelle le 12 février 1854; cette agnelle pesait 4,000 grammes le jour de sa naissance, 6,080 le 28 février, 7,500 le 12 mars, et 9,500 le 30 du même mois.

2° Une brebis angevine met bas, le 15 février de la même année, de deux agnelles pesant ensemble, le lendemain de la naissance, 6,260 grammes, 10,500 le 28 février, 14,200 le 12 mars, et 18,300 le 30 mars.

Les trois agnelles pesaient, à la naissance, l'une 4,000 grammes, et des deux jumelles, l'une 3,230 grammes, et l'autre 3,030. Leur poids respectif était, le 5 avril, de 9,800, 9,900 et 9,300 grammes.

De ces deux brebis, nourries au même râtelier, l'une a donc produit, du 12 février au 5 avril, 5,800 grammes de poids d'agneau, et l'autre, du 15 février au 5 avril, 12,940. A cette dernière époque, les trois agnelles étaient de belle

venue ; elles avaient augmenté par jour, depuis leur naissance, celle provenant de la portée simple, de 0,111 grammes, et les deux jumelles de 0,136 et de 0,128 grammes.

La quantité de lait donnée par les brebis rend compte de
cette différence. Celle qui n'a fait qu'un agneau lui a fourni,
pendant deux fois vingt-quatre heures : le 6 mars, 610 grammes de lait, et 540 grammes le 7 ; l'autre en a donné aux
deux jumelles : 1,160 grammes le 6, et 1,150 le 7. Les
agnelles tetaient quatre fois par jour ; elles pesaient le 6 :
6,090, 6,180, 6,210 grammes ; et le 7 : 6,950, 6,250 et
6,320 grammes. Leur accroissement n'avait été, en deux
jours, que de 150, 180 et 210 grammes. Ajoutons que ces pesées ne peuvent pas faire connaitre le poids produit par une
quantité donnée de lait, car elles contrariaient les animaux et
les empêchaient de profiter de la nourriture. L'accroissement
n'a été que de 90 grammes par jour et par tête pendant ces
deux jours, tandis que nous venons de voir qu'il était en
moyenne de 125 grammes.

SECTION III

SOINS DES BREBIS NOURRICES ET DES AGNEAUX JUSQU'APRÈS LE SEVRAGE

§ 1er. — Soins des brebis ; traite.

Pendant l'allaitement. — Les brebis qui ont mis bas
doivent rester quelques jours avec leurs agneaux dans le
compartiment de la bergerie qui leur est destiné. Si elles
ont le pis distendu, gonflé, douloureux, on doit les traire,
et au besoin appliquer des cataplasmes sur la partie malade.
Dans tous les cas, de suite après la mise bas on fera couler
un peu de lait pour déboucher les trayons, afin que le petit
tette avec plus de facilité.

Les brebis nourrices doivent manger médiocrement pendant les premiers jours qui suivent le part ; c'est seulement quand les agneaux sont assez forts pour teter tout le lait, qu'il faut les nourrir abondamment. En excitant la sécrétion du lait, une nourriture copieuse, donnée de suite après le part, détermine des inflammations et des indurations aux mamelles. Ces affections, communes là où les troupeaux sont bien nourris, sont inconnues dans les contrées où l'on nourrit mal.

L'herbe est la nourriture qui convient le mieux aux brebis nourrices, et il faut, en automne, préparer près de la bergerie des pâturages qui, à la fin de l'hiver, puissent être livrés aux brebis et à leurs agneaux. On doit, pendant tout l'allaitement, leur réserver les meilleurs herbages, des racines, des regains, selon les pays et la saison.

Si la saison de l'herbe n'est pas arrivée, on leur donnera au râtelier du regain ou du bon foin. On ne peut pas nourrir avantageusement des brebis qui allaitent sans fourrages aqueux ; des choux, des raves, surtout des betteraves, des carottes, sont indispensables ; il faut même en donner d'assez fortes quantités, la moitié des rations.

Les grains, les graines, souvent utiles pour l'entretien des brebis nourrices, sont même indispensables quand ces femelles ont été mal nourries, qu'elles perdent leur laine ; il faut leur distribuer alors, tous les jours, une petite ration d'avoine et de son, ou de féveroles, ou de pois, cuits ou écrasés ; mais il faut noter les brebis qui réclament ces soins pour les réformer avant l'agnelage suivant. Il suffit quelquefois de varier les fourrages, de changer de paquis, pour produire un bon effet sur la sécrétion des mamelles.

Amaigrissement des brebis. Pour expliquer la nécessité des soins que nous venons de recommander, nous rapportons quelques observations faites sur la déperdition éprouvée par des brebis après le part et pendant l'allaitement.

A la mise bas, les brebis diminuent de poids en raison : de la sortie du fœtus pesant de 3,000 à 5,500 grammes, si la portée est simple, et de 5,000 à 8,000 si elle est double; de la sortie du délivre, soit 400 à 1,000 grammes; de la perte des eaux et d'une quantité plus ou moins grande de sang. Une brebis perd ainsi de 8 à 12 kilogrammes.

Mais à part ces déperditions qui résultent de l'expulsion de matières en quelque sorte étrangères à la brebis, nous devons signaler la diminution qui a lieu par suite de la douleur, de l'état maladif produit par le part, et celle qui est la conséquence de l'allaitement.

La première est presque nulle dans quelques brebis bien constituées, fortes, qui font de petits agneaux. Sur 42 brebis nous en avons trouvé 5 qui n'avaient pas diminué sensiblement pendant la quinzaine qui a suivi le part; les 37 autres avaient perdu 95^k,100, en moyenne 2^k,570, ou 128 grammes par jour et par tête pendant les vingt premiers jours.

La déperdition qui est la conséquence de l'allaitement est considérable sur les bonnes brebis qui produisent de forts agneaux : elles maigrissent considérablement, surtout pendant les deux derniers mois de l'allaitement. Elle est presque nulle sur les brebis mauvaises laitières bien nourries. Après le sevrage, les brebis reprennent généralement leur embonpoint avec le régime ordinaire du troupeau. Celles qui restent maigres, qui perdent la laine, doivent être réformées.

Il faut tenir compte, quand on traite de l'économie des troupeaux, de l'influence de l'allaitement sur les mères; d'abord pour apprécier le prix de revient des agneaux, et ensuite pour connaître le régime qui convient aux brebis nourrices.

De toutes les femelles domestiques, la brebis est celle qui donne le lait le plus concentré, le plus riche en caséine et en corps gras. Il contient pour 100 :

Eau 81,6	Matières saccharoïdes . . . 4,3
Matières azotées. . 5,7	Phosphate et autres sels. . 9
Matières grasses. . 7,5	(DOYÈRE.)

Les matières grasses et les matières saccharoïdes peuvent être représentées (voy. *Races chevalines*, p. 378) par 10,8 de carbone.

D'après cette donnée, une brebis qui fournit 1 kilogramme de lait par jour, perd par la sécrétion des mamelles 57 grammes d'albuminoïdes et 108 grammes de carbone, c'est-à-dire les éléments nutritifs de plus de 2 kilogrammes de luzerne verte ou de 2 kilogrammes de betteraves et de 1100 grammes de féveroles.

On pourrait rendre peu sensible l'amaigrisement des brebis en ajoutant à leur ration une petite quantité de grains. Dans les circonstances ordinaires, on ne cherche pas à les conserver en état d'embonpoint. Elles reprennent après le sevrage sans être soumises à un régime particulier, ce qu'elles avaient perdu pendant l'allaitement, surtout dans les pays où l'époque de la moisson coïncide avec celle du sevrage ; les brebis font rapidement de la viande dans les chaumes où elles trouvent les épis qui ont échappé au moissonneur.

Cependant il y a avantage à nourrir copieusement les brebis, quand on veut les livrer à la boucherie après le sevrage, ou quand on veut soigner particulièrement les agneaux, produire des reproducteurs ou des animaux précoces pour la boucherie.

Les fermiers anglais, depuis longtemps fort intéressés à produire de la viande, donnent à leurs brebis, en général de forte taille, vers la fin de la gestation et pendant l'allaitement :

400 à 500 grammes de foin des prairies artificielles.
2 à 3 kilogrammes de racines.
300 à 400 grammes de pois ou de vesces à demi-grains.

Plus un mélange de menue paille et de paille d'avoine hachée. La ration représente 13 ou 14 litres.

A l'époque du sevrage. — Quand on doit traire les brebis, le sevrage ne réclame à leur égard aucun soin particulier ; mais si on veut les laisser tarir, il faut les priver graduellement de leur nourrisson : le lait, trois ou quatre mois après l'agnelage se passe facilement. Si la séparation doit être subite, comme quand on vend l'agneau au boucher, il faut traire la mère pendant quelques jours et diminuer sa nourriture ; il est rarement nécessaire d'employer les purgatifs et la diète.

Traite. Les brebis que l'on trait doivent être nourries comme celles qui allaitent. Nous ferons seulement observer que la mulsion peut faciliter le sevrage, et que, pratiquée peu de temps, loin de nuire aux brebis, elle les soulage en empêchant les effets du séjour du lait dans les mamelles ; mais que si on la continue, elle rend les bêtes maigres et nuit à la pousse de la laine.

La plupart des brebis se laissent traire volontairement. Si quelques-unes font des difficultés, une personne les enfourche et les tient pendant qu'une autre les trait. Après quelques jours elles s'habituent à donner leur lait et n'opposent plus de résistance.

La traite des brebis est usitée en Afrique, dans tout le midi de la France et notamment sur le Larzac, où le lait est si avantageusement employé à la fabrication du fromage de Roquefort.

On ne garde sur cette montagne que les agneaux destinés à remplacer les brebis qu'on réforme. On vend les autres, généralement à l'âge de trois semaines, et on trait les mères. Cette opération est faite avec le plus grand soin ; trois personnes y sont employées : elles se placent dans un passage ou à l'entrée de la bergerie. La première, qui est dans la cour, prend la brebis et la dispose à donner le lait en excitant les mamelles ; la seconde, qui est sur le seuil de la porte, la prend et tire tout le lait qu'elle peut avoir ;

enfin, la troisième la saisit à son tour, tire ce qui était resté de lait dans le pis, et la lâche dans la bergerie. Les trayeurs ou trayeuses frappent de temps en temps le pis avec le revers de la main, pour faire sortir le lait contenu dans les alvéoles des mamelles : on sait que les agneaux frappent avec la tête le pis de la mère.

Les brebis qu'on a traites pendant quelque temps perdent le lait facilement ; mais pour faire cesser plus vite la sécrétion de ce liquide, il suffit, quand on ne veut plus traire, d'éloigner les époques de la mulsion.

§ 2. — Soins des agneaux.

Pendant l'allaitement. — Les agneaux vivent avec leur mère et tettent à volonté pendant quelques jours ; mais bientôt on envoie les brebis au pâturage pendant une heure ou deux les premiers jours ; puis on augmente successivement le temps qu'elles passent éloignées de leurs petits, et les agneaux s'habituent ainsi à teter, d'abord quatre, trois fois par jour, et ensuite deux.

Quand on fait teter les élèves à la rentrée des pâturages, on doit veiller à ce que chaque agneau tette sa mère. Souvent les plus forts *volent* le lait des plus faibles.

Les chèvres, qui adoptent facilement tous les nourrissons, sont utiles pour élever les agneaux précieux que les mères ne peuvent pas nourrir. Il arrive souvent que les brebis ne veulent pas adopter les nourrissons étrangers ; on les y engage en faisant teter l'agneau lorsqu'elles ont le pis bien distendu ; on peut aussi frotter le petit avec la peau de celui qui appartenait à la brebis ou le couvrir avec cette peau. On fait des trous aux parties de la peau qui correspondaient aux avant-bras et aux jambes, et on fait passer les quatre membres du nourrisson dans ces trous. En ayant la patience de faire teter un agneau pendant trois ou quatre jours, on l'habitue, même quand il est déjà grand, à teter la première brebis venue, de même qu'on peut accoutumer toutes les brebis à adopter des agneaux déjà grands.

Il suffit souvent de mettre le soir le nourrisson entre les jambes de la brebis, qui le lendemain le caresse et lui donne son lait.

Un bon moyen de donner de l'attachement à une nourrice pour ses nourrissons, c'est de lui faire prendre des aliments abondants, de très-bonne qualité ; la femelle qui a beaucoup de lait contracte bientôt de l'affection pour l'être qui la soulage en la tetant.

Généralement l'*allaitement artificiel* est peu usité pour les agneaux. Il n'aurait sa raison d'être que dans les pays où l'on utilise le lait des brebis, et encore on peut se demander si les résultats payeraient suffisamment le temps et les dépenses nécessaires pour le pratiquer.

D'un autre côté, nous avons vu page 251 que le lait de brebis est très-riche en matières nutritives.

Les quantités d'aliments farineux nécessaires pour donner l'équivalent d'un kilogramme de ce lait, soit d'un litre, sont les suivantes :

	Pour les albuminoïdes ou l'azote.	Pour les éléments respiratoires ou le carbone.
Blé	385	369
Seigle	482	358
Orge	495	350
Sarrasin	435	342
Avoine	537	331
Maïs	463	260
Féveroles	191	463
Pois	257	385
Lin	278	197
Tourteaux de lin	174	511

Il est difficile, comme on le voit, de nourrir économiquement et convenablement les agneaux privés de leur mère que l'on ne peut pas faire allaiter par une brebis. Le lait de vache même ne peut remplacer le lait de brebis que dans la proportion de 15 à 1,600 grammes pour 1000. Il faut pour avoir de bons agneaux ne conserver que les brebis bonnes nourrices et les nourrir avec de bons aliments.

D'ailleurs les agneaux commencent à manger en s'amusant vers l'âge de quinze jours, trois semaines, et il y a avantage à leur donner de bonne heure un supplément au lait de la mère. On fait disposer dans un coin de la bergerie un *triquet* au moyen d'une claie où se trouve une ouverture assez petite pour que les agneaux puissent seuls y passer. On y met à leur disposition du son, du regain, des racines coupées et même des grains, de l'avoine, de l'orge ramollis par l'eau ou concassés et mêlés à du son. On peut ainsi nourrir les agneaux à discrétion. En outre, on évite un dérangement aux brebis : on est obligé de les faire sortir quand on fait aux agneaux une distribution de provende dans la crèche commune, et elles se pressent, se foulent, pour manger ce que les petits ont laissé dans les crèches quand, après le repas des agneaux, on les fait rentrer à la bergerie.

De deux sœurs nées le 15 février et pesant, le 16, l'une 3ᵏ,320 et l'autre 3ᵏ,030, et le 10 avril suivant, l'une 10ᵏ,400 et la seconde 10ᵏ,900, la première reçut, à partir de cette dernière époque jusqu'au 22 mai, 1/4 de litre d'avoine par jour, soit 10 litres 1/2. Elle pesait alors 19 kilogrammes, et celle qui n'avait pas eu d'avoine, 15ᵏ,500 ; de sorte que 10 litres 1/2 d'avoine ont produit 4 kilogrammes d'agneau : les deux agnelles avaient du regain à discrétion et tetaient leur mère pendant un temps égal ; l'une avait gagné 204 gr. par jour, et l'autre 109.

Cet exemple prouve qu'une petite quantité de grains produit de bons effets et qu'il peut y avoir souvent avantage à donner aux jeunes animaux des aliments choisis, surtout avec le prix actuel de la viande. C'est dans tous les cas une bonne préparation au sevrage.

Si les agneaux sont nés en hiver, on doit avoir à leur donner des pâturages précoces, semés en automne. Un pré bien exposé, une céréale trop drue, une prairie de pimprenelle, de sainfoin, de seigle ou de colza, peuvent être fort utiles dans les mois de février, de mars. Aussitôt qu'ils sont un peu forts, on les conduit dans les pâturages et autant que possible dans des enclos peu éloignés de la bergerie, afin qu'ils ne soient pas fatigués et disposés à se coucher sur le sol. L'humidité leur est nuisible.

On réserve pour les agneaux qui sont nés au commencement de l'hiver et qu'il faut nourrir à la bergerie, les regains, les vesces, et les gesses coupées avant la maturité.

Soins à l'époque du sevrage. — En général, c'est vers le quatrième mois qu'on sèvre complétement les agneaux; mais comme tous les animaux ne naissent jamais à la fois et que le sevrage de tous doit avoir lieu à la même époque, il en résulte qu'il y a une différence de six semaines, quelquefois de deux mois, entre l'âge des uns et celui des autres.

L'opération n'offre rien de particulier; on se borne seulement à faire teter plus rarement les agneaux à mesure qu'on augmente leur nourriture solide et qu'on diminue celle des brebis. Pendant le sevrage, on conduit les élèves dans les meilleurs pâturages; on leur donne du bon foin, du regain et des racines s'ils ne sortent pas de la bergerie. Pour avoir des animaux de choix, on ajoute à la ration ordinaire, pendant quelques mois, des grains ou des graines. (Voy. *Élevage des reproducteurs.*)

Dans le Midi, pour profiter du lait des brebis, on commence le sevrage de bonne heure. On les trait d'abord le soir, plus tard le soir et le matin, et on ne laisse teter aux agneaux que le lait resté dans les mamelles après la traite. Une personne, connaissant bien le troupeau, doit être chargée de l'opération : elle trait seulement les brebis très-bonnes laitières ou celles dont les agneaux sont assez forts pour se passer d'une partie du lait de leur mère.

CHAPITRE VI

De l'élevage des bêtes à laine

§ 1er. — Accroissement des bêtes à laine ; avantage de bien nourrir les élèves.

Le poids moyen d'une centaine d'agneaux pesés à la bergerie de l'École d'Alfort, au moment de la naissance, a été de $3^k,944$ pour les deux sexes, de $4^k,015$ pour les mâles, et de $3^k,678$ pour les femelles. Peu de femelles pèsent 5,000 grammes, et les mâles dépassent rarement $5^k,300$: nous en avons vu un de $5^k,500$, mais la naissance en avait été pénible. — Les parturitions laborieuses sont excessivement rares dans le troupeau de l'école. — On voit très-peu de mâles, dans les portées simples, pesant moins de $3^k,200$ et de femelles pesant moins de 3 kilogrammes.

Le poids des brebis varie entre 40 et 70 kilogrammes. A la naissance, le poids du petit est rarement en rapport avec celui de la mère.

L'accroissement des agneaux présente de nombreuses variations qui dépendent, d'abord de la taille, de la race, et ensuite de la manière dont les mères sont nourries, de la quantité de lait qu'elles donnent, et des qualités de ce liquide. Pour les diverses races entretenues à l'École d'Alfort, toutes de forte taille, la moyenne de l'accroissement pour un certain nombre d'agneaux a été, par jour, de :

$0^k,295$ pendant la première semaine.
245   —   deuxième.
282   —   troisième.
233   —   quatrième.
214   —   cinquième.
188   —   sixième.

213 pendant la septième.
192 — huitième.
114 — neuvième.
235 — dixième.

Il s'opère un temps d'arrêt dans l'accroissement vers le deuxième mois, alors que le lait de la mère cesse d'être suffisant, et que les jeunes agneaux ne sont pas encore bien habitués à manger; il y en a un autre vers l'époque du sevrage, à moins que cette séparation ne soit tardive et les agneaux particulièrement bien nourris.

Avec le régime que nous indiquerons en parlant de l'élevage des reproducteurs, des béliers parviennent, dans l'espace de 365 jours, du poids de 4,000 grammes à celui de 70,000. Ils augmentent de 0,208 grammes par jour. Un bélier, né le 3 février 1856, pesait, le 7 janvier 1857, 78 kilogrammes. Cet accroissement, subordonné à la nourriture, se continue rarement d'une manière régulière. Il diminue après le sevrage, à moins que les animaux ne reçoivent une nourriture très-succulente, et dans ce cas ils deviendraient trop gras.

Un bélier, né le 31 janvier, pesait :

Le 1er février	4,400		Le 1er avril	20,300	
8	—	6,300	15	—	23,500
8	mars	13,600	29	—	27,400
15	—	15,300	15	mai	31,000

Il avait augmenté, pendant cette période, de 0,258 grammes par jour. Il pesait 69 kilogrammes le 7 janvier 1857, et avait augmenté, du 31 mai jusqu'à cette époque, de 160 grammes par jour.

Une agnelle de la même race, née le 25 janvier, pesait :

Le 1er février	5,650		Le 1er avril	19,500	
8	—	7,900	15	—	21,700
8	mars	14,200	29	—	24,500
15	—	15,400	15	mai	27,000

Elle pesait, le 16 janvier 1857, 47 kilogrammes. Augmentation, 205 grammes par jour dans la première période, et 0,084 pendant la seconde.

Les femelles se développent moins rapidement que les mâles. Les chiffres suivants indiquent le rapport ordinaire de la croissance dans les deux sexes.

	1re quinzaine	2e quinzaine	3e quinzaine
Femelles. . . .	0,271	0,249	0,210
Mâles.	0,291	0,278	0,238

A dater du sevrage, la différence d'accroissement entre les deux sexes devient plus considérable.

Dans le troupeau de l'école, deux lots, un de 24 agnelles et l'autre de 18 jeunes béliers, pesés à différentes époques, en 1847, 48, ont donné, en moyenne, les poids suivants :

	1er juin	5 novembre	5 décembre	5 janvier	5 février	5 mars
Mâles. . . .	39,722	54,918	59,437	65,968	70,600	76,060
Femelles . . .	31,166	39,145	40,333	44,781	43,197	44,304

En janvier 1857, le poids moyen des agneaux-béliers est de 67^k,937, et celui des agnelles de 51^k,843. Les mâles consomment, valeur en foin, à peu près 5,568 pour 100 de leur poids, et les femelles 5,304.

La grande différence qui s'observe entre la taille des brebis et celle des béliers tient sans doute à la disposition plus grande de ces derniers à croître, mais elle dépend surtout de la nourriture meilleure et plus abondante qu'on leur donne généralement. Les producteurs de béliers de la Beauce, de la Brie, qui tiennent, pour avoir de forts agneaux, à produire des mères de très-grande taille, nourrissent abondamment les agnelles, et la différence de taille entre les deux sexes est moins considérable dans leurs troupeaux qu'elle n'est d'ordinaire.

L'accroissement continue rarement d'une manière uniforme; le bélier qui a la supériorité pendant une période, la perd presque toujours à la période suivante.

Ainsi, sur des béliers pris au hasard parmi 15 bêtes nourries au même râtelier, l'augmentation est :

Du 5 nov. au 5 déc.	Du 5 déc. au 5 janv.	Du 5 janv. au 5 févr.	Du 5 févr. au 5 mars
de 0,500	7,500	4,000	4,000
5,000	8,500	3,000	7,000
5,500	2,500	7,000	3,000
3,500	5,000	3,000	4,000

Après un an, l'accroissement se ralentit chez les animaux bien nourris : les béliers, après 18 ou 20 mois de bonne nourriture, ont acquis tout leur développement ; s'ils augmentent pendant une saison, ils diminuent pendant la saison suivante.

De ces observations il résulte qu'il faut bien nourrir les élèves pendant la première année, parce que l'accroissement est plus rapide et qu'ils peuvent être vendus plus jeunes comme bêtes de boucherie ; parce que, s'ils sont conservés, ils peuvent être entretenus à moins de frais une fois leur développement terminé : on ne fait qu'une avance de fourrage ; on donne, pendant la première année, ce qu'il faudrait donner la deuxième ; enfin parce que l'on profite plus tôt du maximum de leur produit en laine.

§ 2. — De l'élevage en vue surtout de la production de la laine.

Depuis le sevrage jusqu'à l'âge d'un an. — Pour ménager la transition entre le régime du lait et celui de l'herbe ou du foin, il faut administrer aux agneaux, pendant quelques mois, des rations de provendes, d'orge, d'avoine ou de pois. Il suffit d'un quart de litre par jour de ces aliments (page 255) pour augmenter considérablement la valeur des animaux et hâter leur développement.

Un bon pâturage, peu éloigné de la ferme, doit leur être réservé pour ce moment de l'année. Les jeunes animaux se développent bien en pâturant dans les champs où sont restés des épis.

Vers la fin de l'été, les agneaux commencent à prendre de la force ; il faut cependant les ménager, leur réserver pour l'arrière-saison un bon herbage, éviter de les envoyer avec les mères dans les terres éloignées de la bergerie. Toutefois, comme ils ne doivent pas être livrés jeunes à la boucherie, il ne faut pas les nourrir trop abondamment. On nuirait à la pousse de la laine, on produirait un état d'engraissement qu'on ne pourrait conserver qu'en faisant des sacrifices qui ne seraient pas compensés par les produits, enfin on les rendrait incapables de prospérer dans les contrées stériles, seuls pays où l'on a intérêt à élever des animaux pour la laine. Des bêtes élevées sobrement laisseront peut-être à désirer quant aux formes, mais elles peuvent seules supporter les dures conditions auxquelles sont soumis les troupeaux qui utilisent nos friches et nos bruyères.

Pendant leur premier hiver, les agneaux seront nourris à la bergerie comme les brebis portières.

On leur distribue du regain et des racines :

		Albuminoïdes	Carbone dans les éléments respiratoires
Luzerne	1ᵏ	120	217
Betteraves	1ᵏ,500	19,5	51
		139,5	268

constituent une bonne ration de croissance pour des agneaux de 30 à 35 kilogrammes. C'est à peu près 4 grammes albuminoïdes et 7ᵍʳ,6 carbone par kilogramme de poids vivant.

C'est dans cette période de la vie, alors que les agneaux ont de 8 à 12 mois, que nos troupeaux sont trop négligés. L'intérêt bien entendu des éleveurs est de bien les nourrir. Dans ce moment, l'accroissement est rapide et ils prennent de belles formes ou restent rabougris.

D'un an à deux ans. — Quand les bêtes à laine ont une année révolue, qu'elles sont antenaises, elles se trouvent

15.

être au commencement de la belle saison. Si elles ont été bien soignées, elles sont bien constituées. Elles peuvent suivre le troupeau, et sont dans de bonnes conditions pour donner de belles toisons. L'accroissement n'en est pas encore terminé, mais il se complète graduellement.

Tout ce qui rend la peau dure, épaisse, la pluie, le froid, le grand air, la poussière, le parcage, le fumier, nuit à la laine ; tout ce qui rend la peau mince et fine, en particulier le séjour longtemps continué dans une atmosphère chaude et humide, donne à la laine de la douceur et de la finesse.

§ 3. — De l'élevage des reproducteurs.

On ne doit pas attendre, pour choisir les agneaux destinés à être employés comme béliers, le moment de la castration pratiquée d'ordinaire à l'âge de 9 à 10 mois ; car l'on serait obligé de nourrir tous les agneaux comme doivent être nourris les jeunes reproducteurs et l'élevage serait dispendieux, ou bien on les entretiendrait tous comme l'on doit entretenir les élèves destinés à devenir des moutons, et on laisserait manquer les jeunes béliers des soins sans lesquels ils ne sauraient acquérir toutes leurs qualités.

L'éleveur doit suivre ses agneaux à compter de la naissance et noter ceux qui sont vigoureux, qui se développent bien, qui ont une belle conformation ; il remarquera de quelle manière ils supportent le sevrage, comment ils abordent les fourrages secs, s'ils ne souffrent pas de la privation de lait, et mettra à part, dans une bonne bergerie, ceux qui lui paraîtront les meilleurs. Il en choisira trois ou quatre fois autant qu'il voudra avoir de béliers, et à mesure qu'ils vieilliront, il réformera ceux qui se développeront le moins bien. Il lui suffira d'en avoir un nombre double de celui qui lui est nécessaire au moment du triage définitif, quand il les emploie à titre d'essai. (Voy. *Lutte*.)

Constamment bien aérées, les bergeries seront pourvues d'une bonne litière : on y entretiendra une douce température. Tout ce qui est susceptible de salir les toisons et d'irriter la peau, — graines de foin, poussière des routes, menue paille, parcage, froid rigoureux, — doit être éloigné des agneaux béliers.

Le choix et la distribution de la nourriture auront surtout pour but de faire prédominer les muscles sans développer les organes abdominaux. Il faut d'abord ne séparer les jeunes animaux des mères que lorsqu'ils commencent à manger ; s'ils tettent à volonté, ils font des repas moins copieux, se nourrissent bien, sans prendre un gros ventre. Dès l'âge de 2 ou 3 semaines, on mettra à leur disposition des grains ou des graines concassés, comme nous l'avons conseillé en traitant de l'allaitement ; on fait cette distribution dans un *parquet* que l'on a disposé dans un coin de la bergerie.

Dès que les agneaux sont habitués à manger de l'avoine, on peut les séparer des mères pendant une partie de la journée ; mais le sevrage définitif ne doit avoir lieu que vers le quatrième mois.

A compter du sevrage, les agneaux doivent consommer du fourrage à discrétion : des plantes vertes en été, du regain et des racines en hiver, et de l'avoine, de l'orge, des pois ou des féveroles toute l'année. Plus que pour les animaux formés, on doit avoir soin de ne placer le fourrage vert dans le râtelier que 24 ou 36 heures après qu'il a été fauché, alors qu'il a perdu en partie son eau de végétation. Quant à la vesce, à la gesse, aux pois, il faut attendre pour les faire consommer que les graines commencent à se former.

Toutes les racines, les betteraves, les carottes, les rutabagas, le topinambour, conviennent aux béliers, mais on leur réservera les plus nutritives ; il faut chercher à nourrir abondamment, tout en donnant des rations peu volumineuses.

On commencera les repas par la distribution des grains, et ensuite celle des racines, et enfin le foin. Si les animaux ont reçu des rations suffisantes de grains et de racines, ils mangent peu de foin. Ainsi nourris, ils prennent peu de ventre et beaucoup de muscles. Leur tronc est cylindrique et la ligne dorsale bien soutenue.

Prenant l'avoine pour type de la nourriture en grains ou en graines, nous dirons qu'il faut en administrer aux agneaux-béliers un demi-litre par tête jusqu'à l'âge de 5 à 6 mois, trois quarts de litre jusqu'au septième et huitième mois, et ensuite un litre, 1 litre et demi, ou même 2 litres si l'on tient à avoir de très-forts animaux; nous ferons cependant observer qu'il y a rarement avantage à nourrir surabondamment. Les béliers deviendraient forts, mais très-gras; ils seraient peu prolifiques et donneraient peu de laine.

Les rations doivent être composées de différentes substances; nous nous sommes convaincu par l'expérience qu'il y a avantage à donner une nourriture variée. Toutes les fois que nous avons remplacé, dans la ration du lot des agneaux-béliers, 5 litres d'avoine par 4 litres d'orge, l'accroissement a été plus rapide que ne pouvait le faire espérer la petite amélioration que ce changement apportait dans la composition de la ration.

Rations. Pour donner à la croissance des bêtes à laine toute l'activité qu'elle est susceptible d'avoir, et que l'on a intérêt à lui communiquer, il ne faut pas cesser, tant que les animaux n'ont pas acquis tout leur développement, de distribuer presque à discrétion de bons aliments.

Nous avons vu (page 174) que, pour entretenir des bêtes à laine *adultes* sans un changement sensible dans leur poids, la ration doit contenir de 2 grammes à 2^{gr},5 d'albuminoïdes et de 4 à 5 grammes de carbone par kilogramme du poids vivant ;

Que pour des *élèves* destinés à donner de la laine pendant plusieurs années, elle doit être de 4 grammes d'albuminoïdes et 7 à 8 grammes de carbone pour le même poids de l'animal.

En moyenne, il faut distribuer à des agneaux de 55 kilogrammes, dont on veut faire des reproducteurs, au moins :

		Albuminoïdes	Carbone dans les éléments carbonacés
Luzerne.	1ᵏ,200	144 gr.	260 gr.
Racines, soit betterav.	2	26 »	68 »
Avoine, 1 lit. 1/2, soit.	0ᵏ,677	72 »	220 »
		242 »	548 »

C'est 4^{gr},4 d'albuminoïdes et 9^{gr},9 de carbone par kilogramme de poids vivant.

De nombreuses observations, faites dans le troupeau de l'École, nous permettent de donner la composition des rations qui produisaient les béliers de choix que faisait vendre l'administration, et le poids journalier des animaux qui fait constater les effets produits par cette nourriture.

Douze béliers pesant en moyenne, le 15 janvier, 61ᵏ,408 ont reçu par jour :

		Albuminoïdes	Carbone dans les éléments carbonacés
Luzerne.	18 kil.	2160 gr.	3906 gr.
Betteraves.	30 »	390 »	1020 »
Avoine	8ᵏ,555	906 »	2787 »
Son	0ᵏ,900	107 »	257 »
		3563 »	7950 »

Soit chacun 297 gr. albuminoïdes, 4 gr. 8 par kil. de poids vivant
662 gr. carbone, 10 gr. 7   »   »

Le 19 février suivant, ces béliers pesaient en moyenne 68ᵏ,792. Cette augmentation de 7ᵏ,384 en 35 jours, soit 211 grammes par jour, a été produite par la consommation d'une nourriture contenant :

10,395 gr. d'albuminoïdes et 23,170 gr. de carbone dans ses éléments carbonacés.

Pendant l'usage de cette ration, 1 kilogramme de poids a été obtenu avec 1,408 grammes d'albuminoïdes.

Douze autres béliers pesant en moyenne, le 15 janvier, 61^k,425 recevaient par jour :

		Albuminoïdes	Carbone dans les éléments carbonacés
Luzerne	18 kil.	2160 gr.	3906 gr.
Betteraves	30 »	390 »	1020 »
Avoine	5^k,400	572 »	1760 »
Orge	3^k,600	414 »	1108 »
Son	0^k,900	107 »	237 »
		3643 »	8031 »

Soit chacun 303 gr. albuminoïdes, 4 gr. 9 par kil. de poids vivant.
669 gr. carbone, 10 gr. 8 » »

Le 19 février suivant, ces béliers pesaient en moyenne 69^k,128. Cette augmentation de 7^k,733 en 35 jours, soit de 221 grammes par jour, a été produite par la consommation d'une nourriture contenant :

10,605 gr. albuminoïdes, et 669 gr. carbone dans ses éléments carbonacés.

Pendant l'usage de cette ration, 1 kilogramme de poids a été obtenu avec 1371 grammes d'albuminoïdes.

L'augmentation de poids produite par ces rations sur des béliers d'un an à peu près est le maximum de croissance que nous ayons constaté sur des animaux de cet âge. Nous pensons que ces rations, presque semblables du reste, sont très-convenables pour des agneaux-béliers. Nous ne donnions habituellement au troupeau de l'École que la luzerne, les betteraves, l'avoine, rarement l'orge. Dans beaucoup de fermes, on peut avoir intérêt à faire consommer d'autres aliments, du sarrasin, des pois, des féveroles. Si à la place du foin de luzerne, on donne du foin des prairies naturelles, on a intérêt à donner comme grain un mélange d'avoine et de féveroles ou de pois : ces deux derniers grains augmentent la quantité des albuminoïdes, sensiblement diminuée par la substitution du foin à la luzerne.

Nous avons donné dans un tableau (*Races bovines*, p. 196)

la composition des substances alimentaires. A l'aide des indications que ce tableau contient, on peut facilement se rendre compte des effets des rations et les composer de la manière la plus avantageuse.

§ 4. — De l'élevage pour faire des moutons de boucherie.

En nourrissant bien les moutons, non-seulement on leur donne plus de corps, mais on hâte leur développement. Les antenais abondamment nourris perdent leurs premières dents à l'âge de 13 ou de 14 mois. On avait considéré cette précocité comme le caractère des races dites *précoces*; mais elle se remarque sur tous les individus bien soignés, quelle que soit la race à laquelle ils appartiennent; la plupart des *métis-mérinos* élevés dans le bassin de Paris, que l'on considérait cependant comme tardifs il n'y a pas encore long-temps, annoncent, depuis qu'on les nourrit abondamment, un âge plus avancé que leur âge réel. A 18 ou 20 mois, un mouton, quelle que soit sa race, peut avoir acquis tout son développement et être bon pour la boucherie.

Pour développer la précocité, il faut nourrir les moutons à discrétion ; d'abord bien nourrir les mères et donner aux agneaux, même pendant l'allaitement, des grains cuits ou ramollis et des tourteaux ; après le sevrage, continuer à donner les mêmes aliments et les conduire dans les pâtura-ges les plus rapprochés de la bergerie et les plus fertiles.

En châtrant les agneaux à la mamelle et par l'ablation des testicules (voy. *Castration*, 193), en tenant les animaux dans des bergeries chaudes, en les faisant rentrer du pâtu-rage quand il fait très-chaud comme lorsque le temps est froid ou trop pluvieux, on les dispose à bien profiter de leur nourriture.

CHAPITRE VII

De l'engraissement des bêtes à laine

SECTION PREMIÈRE

ENGRAISSEMENT DES AGNEAUX

Dans les parties de la France où on laisse vieillir les bêtes à laine, on engraisse beaucoup d'agneaux, tantôt des mâles, tantôt des femelles. Les procédés d'engraissement sont les mêmes pour les deux sexes ; mais la chair des agnelles est plus estimée que celle des mâles.

L'engraissement des agneaux se fait avec le lait des brebis principalement, et c'est en nourrissant bien celles-ci avant le part et pendant l'allaitement, qu'on facilite l'opération. On donne aussi aux jeunes animaux des bouillies faites avec des farines d'avoine, de pois, de fèves, de maïs, des grains ramollis par l'eau ou concassés.

Pour obtenir de beaux agneaux, les engraisseurs anglais achètent des brebis qui doivent agneler vers le mois de décembre. Nourries abondamment avant et après le part avec du bon regain, des turneps, elles ont beaucoup de lait ; les agneaux sont très-gras et peuvent être vendus en mars et avril. Les mères alors en bon état s'engraissent rapidement une fois privées des nourrissons et sont livrées au boucher.

En un mot, le point principal pour engraisser les agneaux avec avantage, c'est de nourrir abondamment les mères avant et après le part ; c'est de bien faire teter les agneaux et de leur donner, aussitôt qu'ils commencent à manger, les aliments, — lait, farines, grains écrasés, — les plus propres à bien nourrir. Les moyens, du reste, peuvent varier à l'infini.

On a décrit comme pratiqué en Amérique le procédé suivant : On nourrit très-bien les mères à la bergerie ou dans des pâturages artificiels, de seigle, de sainfoin ou de minette. A côté de la bergerie on établit une loge obscure pour les agneaux ; on y tient à leur disposition dans une petite crèche, un mélange de maïs écrasé, de son et d'autres grains. On leur fait prendre l'habitude d'aller manger ce grain pendant que les brebis sont dehors ; ils restent tout le jour dans l'obscurité, dans leur loge, et ils tettent le soir, le matin et pendant la nuit ; avec ce régime, ils ne reconnaissent pas leur mère, et tettent la première brebis qui se présente à eux. Les plus forts tettent davantage, sont vendus les premiers, et ils laissent le lait pour les autres.

Une pierre de craie mise à la portée des agneaux favorise leur engraissement ; ils la lèchent et en avalent des particules qui excitent leur appétit, saturent les acides contenus dans le tube digestif et préviennent la diarrhée ; la craie rend, dit-on, la viande blanche.

On a conseillé de castrer à quinze jours les agneaux mâles pour faciliter leur engraissement, pour améliorer leur viande et la rendre semblable à celle des femelles ; mais l'opération ralentit leur développement, et beaucoup d'éleveurs y renoncent.

SECTION II

ENGRAISSEMENT DES MOUTONS ET DES BRÉBIS

L'engraissement du mouton est une opération agricole d'une haute importance. On peut le pratiquer dans toutes les circonstances et dans tous les pays, sans qu'il soit nécessaire de posséder de grands capitaux, des domaines étendus et des terres très-fertiles.

§ Ier — Choix des animaux destinés à l'engraissement.

Quand on achète des bêtes à laine pour les engraisser, on préfère celles qui ont été *châtrées* jeunes et par l'ablation des testicules : les béliers s'engraissent plus difficilement, ont une viande d'un goût désagréable, et les moutons qui ont été bistournés l'ont souvent été incomplétement et présentent alors, à un degré plus ou moins prononcé, les défauts de leur sexe.

Quoiqu'il soit avantageux de choisir du bétail qui ait des lombes larges, des cuisses épaisses, une tête légère, une encolure fine et des membres grêles, afin qu'il se nourrisse bien et fournisse beaucoup de viande, on ajoute d'habitude peu d'importance aux formes : l'acheteur ne renonce pas à un achat parce qu'il trouve, dans un lot de moutons, des individus mal conformés.

Il s'attache davantage à *l'état de santé*. La clavelée, la cocotte, le piétin, indépendamment des pertes par suite de mortalité et de frais de traitement qu'ils peuvent entraîner pour celui qui introduit dans son troupeau des bêtes qui en sont affectées, ont encore l'inconvénient de retarder l'engraissement et même, si la maladie est grave, de faire maigrir les animaux.

On dit que la *peau* qui est ample, qui forme des fanons, indique plus de dispositions à produire de la laine que de la viande, que les moutons à laine fine se nourrissent moins bien que ceux à laine grossière. Nous avons vu, en parlant des aptitudes, que les différences que l'on observe à cet égard tiennent à la manière dont on dirige l'élevage et particulièrement l'entretien des races à laine fine.

Il est plus important d'avoir égard au pays d'où proviennent les animaux, de tenir compte de la manière dont ils ont été nourris ; ils ne prospèrent bien qu'autant qu'ils sont placés dans des conditions meilleures que celles qu'ils viennent de quitter. Si on veut nourrir au râtelier avec de bons aliments, des tourteaux, des grains, du bon foin, ou sur un herbage de première qualité, on peut prendre des moutons dans tous les pays ; ils s'engraisseront bien.

Mais si l'on n'a que des pâturages médiocres, des prairies arrosées du foin ordinaire, il faut rechercher des animaux ayant été nourris sur un sol semblable ou inférieur. Et même dans toutes les circonstances, ceux qui proviennent d'un plateau aride, d'un coteau sec, d'une vallée où poussent des joncs, prennent plus rapidement la graisse que ceux élevés dans un bon pays.

Le *tempérament* a de l'influence sur l'engraissement. Pour faire de la graisse à bas prix, les moutons doivent manger beaucoup et se coucher après leur repas, ne pas faire de déperditions inutiles.

La *qualité de la viande* dépend de la nourriture, des pâturages : tous les moutons de prés salés, ceux des Cévennes, de quelques coteaux de la Côte-d'Or, des montagnes de l'Ariége, donnent une viande excellente. Les différences que l'on a remarquées et que l'on signale dans la qualité de la viande de certaines races, proviennent, non de la constitution des animaux, mais de la nourriture qu'ils trouvent dans le pays où la race s'est formée.

Il n'est jamais avantageux de choisir pour l'engraissement des bêtes *âgées ;* elles prennent mal la graisse, et leur viande est peu estimée.

En France, dans le Midi surtout, la viande des *brebis* a une très-mauvaise réputation. Cela provient de ce qu'on les conserve trop longtemps et de ce qu'on les engraisse incomplétement ; car bien soignées et abattues à propos, elles ne sont pas inférieures aux mâles. L'expérience l'a toujours démontré. Celles qui restent infécondes dans les troupeaux, lors même qu'elles ne sont pas particulièrement engraissées, sont aussi estimées par les connaisseurs que les moutons.

Depuis longtemps l'engraissement des brebis forme pour les fermiers anglais une excellente industrie, que la nécessité de renouveler souvent les troupeaux impose aujourd'hui à nos cultivateurs éleveurs; — quelques-uns du reste la pratiquent déjà avec avantage.

§ 2. — Pratique de l'engraissement.

Il faut varier la nourriture des moutons à l'engrais, et nourrir aussi abondamment que possible. Quand on veut engraisser des bêtes à laine, dit Thaër, ce qu'il y a de plus avantageux, c'est de pousser l'opération avec rapidité et de renouveler souvent le troupeau. Il faut toujours mettre à la disposition des animaux autant de fourrage qu'ils peuvent en consommer; s'ils n'en trouvent pas suffisamment dans les herbages, on leur en donnera à la bergerie. On sera étonné, ajoute l'agronome prussien, de ce qu'un mouton peut manger dans la période d'engraissement, mais la nourriture sera mieux payée que si on la distribuait avec parcimonie, si l'engraissement durait quatre mois au lieu de deux.

Engraissement au pâturage. — Pour engraisser les moutons, il faut des pâturages peu éloignés de la bergerie ou pourvus de hangars pouvant servir d'étables; il faut y conduire les animaux lentement, écarter d'eux tout ce qui peut les effrayer, et prendre soin de leur faire éviter les fortes chaleurs, de même que le froid et la pluie.

Il faut, autant que possible, varier les pâturages, profiter des gazons semés, des champs de navets, pour hâter l'engraissement et rendre la graisse de bonne qualité; on devra

toujours avoir la précaution de garder celui dont les animaux recherchent le plus le produit et qui donne la meilleure
viande pour terminer l'opération. Les plus convenables pour
remplir ce but sont les chaumes nouvellement moissonnés,
les prairies salées, soit des bords de la mer, soit des contrées où coulent des sources salées; celles où l'on trouve du
pissenlit et du plantain sont également très-bonnes.

Engraissement à la bergerie. — Il faut loger les moutons
à l'engrais dans un lieu modérément aéré, chaud et même
un peu humide.

Avant de les soumettre à l'engraissement, on doit les
tondre si la longueur de la laine l'exige. Tondus, ils sont
plus à leur aise, et on profite de leur laine, qui est plus
propre qu'après avoir été exposée au contact des excréments qui salissent la litière des bêtes à l'engrais.

On peut effectuer l'engraissement de pouture avec tous
les fourrages que nous avons indiqués comme pouvant contribuer à la nourriture des bêtes à laine : mais il faut les
choisir et en régler l'emploi, dans le but de hâter l'opération
et de produire de la bonne viande. On obtient le premier
résultat en commençant l'engraissement par les aliments
les moins nutritifs, l'herbe, le foin, les racines, les résidus
aqueux, que l'on remplace graduellement par des grains,
des graines ou des tourteaux. On augmente ainsi progressivement la valeur nutritive de la ration, tout en diminuant
son volume et son poids. Les plantes à grains et à graines
non battues, c'est-à-dire *en grappes*, sont fort usitées dans
les pays à riche culture et donnent de bons résultats.

Au point de vue des qualités de la viande, le choix des
aliments importe beaucoup dans l'engraissement du mouton.
Les Anglais, qui font usage de graines oléagineuses et de racines, ont soin de donner de l'orge et des légumineuses quand
ils veulent avoir de la viande supérieure à celle qu'ils produisent ordinairement.

Rations.—La distribution de la nourriture n'aura d'autre limite que l'appétit des animaux. On composera les rations de manière à éviter le dégoût et à exciter même les animaux à manger beaucoup.

Mathieu de Dombasle donnait par jour à cent moutons 100 kilogrammes de foin, 50 kilogrammes de tourteaux de lin, et 50 kilogrammes d'orge grossièrement moulue; il ajoutait des résidus de distillation à discrétion. Le foin était généralement employé haché, mêlé à la farine, aux tourteaux, et le tout humecté d'eau salée; l'engraissement était complet après six semaines, deux mois de ce régime.

Quatre moutons pesant ensemble 186^k,100, mis en expérience par M. Daurier pour apprécier les effets du sel dans l'engraissement, ont consommé la nourriture suivante : on constatait la nourriture consommée en pesant ce qui restait dans les crèches.

Première semaine (Les 4 animaux pèsent 186^k,100)		Albuminoïdes	Carbone dans les éléments carbonacés
Foin.	21 kil.	1512 gr.	4872 gr.
Tourteaux de colza	3^k,500	1013 »	844 »
Pommes de terre.	13 kil.	325 »	1131 »
Avoine.	4^k,800	504 »	1564 »
Farine d'orge.	0^k,400	46 »	123 »
Mélange tourteaux, pommes de terre et avoine.	1^k,200	175 »	267 »
		3575 »	8801 »

Soit par jour 510 gr. albuminoïdes, 2 gr. 7 par kil. de poids vivant.
      1257 gr. carbone,   6 gr. 7   »   »

Pendant cette période, deux moutons ont gagné en poids l'un 2^k,100 et l'autre 1^k,200; deux ont perdu; l'un 1^k,400, l'autre 1 kilogramme. En résumé, il n'y a eu que 900 grammes de poids produit, et les animaux ont consommé tous les aliments qui leur ont été distribués. On peut donc croire que la ration était insuffisante, puisque deux animaux n'ont pas même pu s'entretenir.

Deuxième semaine (Les 4 animaux pèsent 187 kil.)		Albuminoïdes	Carbone dans les éléments carbonacés
Foin.	19 kil.	1368 gr.	4408 gr.
Tourteaux de colza. .	6ᵏ,300	1934 »	1612 »
Pommes de terre. . .	14 kil.	350 »	1218 »
Avoine.	9ᵏ,400	996 »	3064 »
		4648 »	10302 »

Soit par jour 664 gr. albuminoïdes, 3 gr. 5 par kil. de poids vivant.
   »   1471 gr. carbone,   7 gr. 8   »

Pendant cette période, le lot a gagné 3ᵏ,500. Tous les animaux ont augmenté de poids, soit 400, 800, 900, 1,400 grammes. Il n'est rien resté dans la crèche, ce qui peut faire supposer qu'une plus forte quantité de nourriture eût pu être utilisée.

Troisième semaine (Les 4 animaux pèsent 190ᵏ,500)		Albuminoïdes	Carbone dans les éléments carbonacés
Foin.	10ᵏ,509	756 gr.	2438 gr.
Tourteaux de colza. .	1ᵏ,900	583 »	486 »
Pommes de terre. . .	7ᵏ,800	195 »	678 »
Avoine.	20ᵏ,698	2194 »	6747 »
		3728 »	10349 »

Soit par jour 532 gr. albuminoïdes, 2 gr. 8 par kil. de poids vivant.
   »   1478 gr. carbone,   7 gr. 7   »

Du foin et de l'avoine sont restés dans les crèches ; les animaux ont donc été nourris à discrétion. Tous les animaux ont gagné du poids, soit 800, 1,300, 1,600, 1,700 grammes. L'augmentation du poids total a été de 5ᵏ,400.

Quatrième semaine (Les 4 animaux pèsent 195ᵏ,900)		Albuminoïdes	Carbone dans les éléments carbonacés
Foin.	8ᵏ,326	599 gr.	1951 gr.
Tourteaux.	0ᵏ,180	55 »	46 »
Pommes de terre. . .	1ᵏ,200	30 »	104 »
Avoine.	9ᵏ,826	1041 »	3203 »
Féveroles	17ᵏ,979	5339 »	4189 »
		7064 »	9473 »

Soit par jour 1009 gr. albuminoïdes, 5 gr. 1 par kil. de poids vivant.
   »   1353 gr. carbone,   6 gr. 9   »

Ration la plus faible en carbone et la plus forte en albuminoïdes. Du foin, des féveroles et de l'avoine restent dans les crèches. Un animal, le plus lourd, augmente de

1,600 grammes, les trois autres diminuent de 200, de 500, de 600 grammes. En résumé, l'augmentation totale, pendant cette semaine, n'est que de 300 grammes. Cette dernière partie de l'expérience démontre l'inaptitude des animaux à s'assimiler les principes albuminoïdes au delà d'une certaine limite (voy. *Nourriture de chevaux*, 1re partie, p. 383, 384), et aussi l'importance des éléments carbonacés.

En résumé, 10ᵏ,100 de poids ont été produits par quatre moutons en 28 jours, ce qui ne donne pour chacun qu'une augmentation de 90 grammes par jour. Cet engraissement, qui servait de terme de comparaison à un autre engraissement où l'on distribuait du sel, n'avait pas pour but de pousser beaucoup les animaux. Nous ne le donnons pas pour modèle, mais nous croyons qu'en raison de la diversité des aliments employés, le cultivateur y trouvera des éléments utiles pour le guider dans sa pratique.

Boissons. — Les quatre animaux dont nous venons de rapporter les rations ont consommé pendant la première semaine 34ˡⁱᵗ,8 de boisson; pendant la seconde 36ˡⁱᵗ9; pendant la troisième 37ˡⁱᵗ,7; pendant la quatrième 50ˡⁱᵗ,4; en tout 159ˡⁱᵗ,8. Chaque mouton a donc pris à peu près 1 litre et demi d'eau par jour. Nous ferons remarquer que l'expérience a eu lieu du 17 décembre au 13 janvier; et que la quantité d'eau prise par les animaux varie selon les saisons (voy. p. 178).

On doit toujours tenir de l'eau à la disposition des moutons à l'engrais, les engager même à boire au moyen de tourteaux, de farineux délayés dans leur boisson.

Condiments. — D'après les expériences de M. Daurier, que nous venons de reproduire en partie, le *sel marin* ne produit pas d'effet sensible sur les moutons nourris comme ceux dont nous venons de rapporter la ration. Les lots de quatre moutons qui prenaient par jour 40 grammes de sel, soit 10 grammes par tête, et qui étaient nourris comme le lot précité, n'ont pas mieux profité de la nourriture que ce dernier.

Les condiments amers, excitants, peuvent être utiles, ou en agissant comme assaisonnement et rendant la nourriture plus appétée, ou en excitant les organes et en augmentant l'appétit. Dans les deux cas, ils peuvent faire consommer plus de nourriture; cela dépend des animaux et des aliments qu'ils reçoivent (voy. p. 178), et à ce double point de vue, ils peuvent être utiles dans l'entretien des animaux soumis à l'engraissement.

§ 3. — Manière d'apprécier les moutons gras; qualités et catégories de viande; rendement.

Maniements. — On apprécie l'état de graisse en maniant, palpant les animaux. On examine le plus souvent la région lombaire, *la longe* ou *travers* : en cherchant à l'embrasser avec la main, on sent l'épaisseur de la couche de viande qui recouvre les apophyses transverses de cette région. On explore aussi les replis de la peau qui se trouvent des deux côtés de la base de la queue; ce maniement, appelé *abord* ou *cimier*, donne l'état d'engraissement. Très-souvent on examine la région du scrotum ou des mamelles, *le dessous*, ainsi que le *poitrail*. Par les maniements, on reconnaît l'épaisseur des muscles, l'abondance de la graisse, et même les qualités de la viande, sa fermeté ; les chairs doivent être épaisses et fermes. Pour reconnaître cette qualité, on explore la *côte*, en arrière du coude, on examine aussi la poitrine, le *bréchet*, en embrassant le sternum quand l'animal est renversé.

Qualités et catégories de la viande du mouton. — La meilleure viande est celle des moutons qu'on a châtrés très-jeunes par l'ablation des testicules, et qui ont été engraissés dans les pâturages où l'herbe est sapide, bonne, et les plantes variées, ou dans les pâturages salés, c'est-à-dire

RENDEMENT DE MOUTONS DE DIFFÉRENTES RACES ACHETÉS SUR LE MARCHÉ DE SCEAUX

MOUTONS	POIDS VIF	VIANDE NETTE	SUIF	PEAU	SANG	Poumon cœur, foie et rate	PIEDS	ESTOMACS VIDES	INTESTINS VIDES	TÊTE	VIANDE p. 100 de poids vif	SUIF p. 100 de poids vif
Berrichon..	37 200	19 000	1 965	2 790	1 715	1 560	0 560			1 750	51 075	5 282
Solognot.	31 000	15 500	1 630	2 850	1 405	1 375	0 565	0 900	0 705	1 740	50 000	5 258
Angevin.	62 000	31 000	2 500	5 000							50 000	4 032
Poitevin.	35 000	17 500	0 895	3 310	1 655	1 510	0 680	0 990	0 780	1 765	50 000	2 557
Vendéen.	33 000	16 500	1 500	2 000	1 900					2 000	50 000	4 545
Bigorrais.	50 000	25 000	1 770	4 150	2 550	2 280	1 117	1 700	1 215	3 635	50 000	3 540
Saintongeois.	47 500	23 500	3 150	3 630	2 370	2 080	0 830	1 430	1 450	2 050	49 473	6 631
Marchois.	17 000	8 000	0 790	1 550	0 735	0 940	0 340	0 590	0 680	1 050	47 058	4 647
Limousin.	32 000	15 000	1 000	2 500	1 100					1 700	46 875	3 125
Berrichon.	31 700	14 800	2 400	2 900	1 210	1 275	0 470			1 700	46 687	7 571
Picard.	52 000	24 000	1 500	6 000							46 153	2 884
Breton.	38 000	17 500	0 850	4 525	1 960	1 580	0 950	1 220	0 790	2 810	46 052	2 236
Bourbonnais.	26 500	12 200	1 620	2 250	1 315	1 280	0 430			1 270	46 037	6 113
Angevin.	44 000	20 000	1 555	3 380	2 100	2 150	0 921	1 475	1 130	2 450	45 454	3 534
Gâtineau.	45 500	20 500	1 860	3 665	2 445	2 005	0 850	1 780	1 510	2 120	45 054	4 087
Gâtinais.	30 000	12 000	0 595	2 830	1 240	1 260	0 610	0 975	F 785	1 610	40 000	1 985

RENDEMENT DE MOUTONS DE CONCOURS.

MOUTONS	POIDS VIF	VIANDE NETTE	SUIF	PEAU	PIEDS	TÊTE	Poumon cœur, foie et rate	Intestins sang excréments, etc.	VIANDE p. 100 de poids vif	SUIF p. 100 de poids vif
Poitevin.	52 000	32 000	5 500	3 000					65 384	10 576
Bourbonnais.	49 000	32 000	6 000	3 000	1 500	2 000	2 000		65 306	12 245
Anglo-mérinos.	76 500	49 750	7 450	3 250	1 050	2 600	2 500	9 900	65 010	9 730
Métis mérinos.	60 000	54 000	6 450	3 100	1 000	2 500	2 400	10 550	65 000	11 640
Champenois de Saintonge.	73 000	47 000	7 000	8 500			2 400		64 383	9 589
Mérinos.	76 000	48 000	11 100	3 400	1 000		2 400		63 150	14 600
Dishley-mérinos.	55 681	54 660	6 136	4 386	1 181	1 951	1 818	5 567	62 240	11 020
Choletais.	68 000	42 000	5 000	3 250	0 700	2 750	2 500		61 760	7 353
Mérinos champenois.	78 750	46 275	10 850	4 175	1 275	2 950	2 225	11 000	61 500	14 410
Mérinos.	81 150	50 172	9 500	4 175	1 250	3 100	2 375	10 575	61 210	11 640
du Gausse.	60 000	36 000	3 000	3 300	0 600	2 500	1 500		60 000	5 000
du Larzac.	56 500	33 100	4 500	3 000	0 700	1 800	1 900		58 584	7 964
Vendéen.	68 000	39 500	5 500	5 000	1 000	2 000	2 500	12 500	56 617	8 088
Mérinos.	44 000	24 650	2 650	2 750	0 945	2 000	1 750	9 275	56 020	6 020
Solognot.	40 000	22 000	6 000	1 750	0 600	1 600	1 250	6 750	55 000	15 000
Breton des Landes.	26 800	15 000	2 200	1 720		1 650	1 250		55 970	
Anglo-artésien.	101 000	56 000	17 500	6 000	2 000		4 500		55 440	17 320
Southdown.	55 250	30 000	5 620	3 570	1 000	2 250	2 000	11 000	53 351	9 991
Champenois de Saintonge.	76 700	59 000	5 500	6 500					50 847	7 222
Landais.	36 800	16 800	2 000	3 000			•		45 380	5 434
Flamand.	84 000	37 000	10 000	4 500	2 000	3 000	7 500	19 500	44 047	11 904

dont le sol est imprégné de sel marin, dont les plantes sont humectées par les vapeurs de la mer ou arrosées par de l'eau salée; ceux qui ont été engraissés à la bergerie avec une nourriture variée composée de bon foin, de bon regain, de féveroles, de pois, d'orge, d'avoine, ont aussi de la très-bonne viande.

Dans le mouton, la viande est divisée en trois *catégories*. La première comprend : 1° le *gigot*, formé par la *cuisse*, la *fesse* et la partie postérieure de la *croupe*; 2° le *filet*, partie externe et interne des lombes, et 3° le *carré* qui comprend la partie supérieure de toutes les *côtes*.

La deuxième est formée par l'*épaule*, et la troisième par le *collet* et par ce qu'on appelle la *poitrine* : c'est la partie inférieure des côtes et les *parois du ventre*.

La première catégorie, comprenant avec le gigot, le filet et les côtes, est peu homogène. La partie du carré qui est située sous l'épaule est moins estimée; les côtes postérieures divisées en côtelettes n'étaient pas comprises dans la taxe quand elles sont *parées*.

Rendement. — Pour juger de la quantité de viande nette que donnent les moutons, il faut avoir égard au poids de la toison. Dans les animaux tondus, cette quantité varie encore selon leur état de graisse, leur conformation, et selon qu'ils ont ou non des cornes (voy. p. 222). Des moutons fins-gras, tondus, donnent jusqu'à 65, 70 pour 100 de viande nette, mais alors ils ont sur la croupe et au poitrail des couches de graisse qu'il est difficile de manger. Les bons moutons rendent de 55 à 60 pour 100; ils sont encore bons s'ils donnent 45 à 55.

Dans un des tableaux (p. 278, 279) nous rapportons quelques-uns des exemples de rendement que nous avons constatés sur les animaux achetés pour la démonstration des races à l'École d'Alfort et tués dans l'établissement; nous avons formé l'autre avec des exemples pris sur les comptes rendus publiés par l'administration de l'agriculture à l'occasion des concours de bestiaux gras. Ces chiffres ne sauraient donner une idée de la valeur des races, mais ils font connaître le poids relatif des diverses parties qui composent le corps des moutons.

DE LA CHÈVRE

CHAPITRE PREMIER

Du genre chèvre, de ses espèces et des races principales de la chèvre domestique.

Le genre chèvre a beaucoup d'analogie avec le genre mouton. Il s'en distingue par un *chanfrein* droit ou même concave, par la présence d'une *barbe* au menton, par le *bout du nez* sans poil, par des *cornes* recourbées en arrière, non contournées en spirales et portées sur des chevilles osseuses, creuses, par l'*absence du sinus biflexe*, par une *queue courte*, par de grosses *mamelles* et deux mamelons ordinairement coniques très-volumineux.

Les chèvres diffèrent beaucoup des moutons par leur caractère : elles sont agiles, vives, grimpent sur les rochers les plus escarpés ; elles sont actives et intelligentes pour chercher leur nourriture, pour fuir leurs ennemis, et assez courageuses pour se défendre contre les animaux qui les attaquent.

§ 1ᵉʳ. — Des espèces du genre chèvre.

Le **bouquetin**, *capra ibex*, ressemble beaucoup au bouc domestique, mais il en diffère par ses cornes, plus fortes et plus grandes, aplaties et marquées de raies transversales sur la face antérieure. On le rencontre sur les sommets *les* plus élevés des Alpes, des Pyrénées, etc. Le chamois, qui habite les mêmes localités, n'occupe que les régions moyennes de ces montagnes : il n'approche jamais des sommets arides et glacés où le bouquetin établit sa résidence.

Bouquetin du Caucase, *capra caucasia.* — De la taille du précédent, il est brun sur la partie supérieure du corps et blanc sur les parties inférieures. Ses cornes sont triangulaires, à face antérieure formant un angle obtus avec des côtes ou nœuds saillants. Se trouve vers la partie septentrionale du Caucase ; sans utilité.

L'ægagre ou *chèvre sauvage, capra œgagrus,* se distingue par sa taille élevée, son corps fort, par une longue barbe, et par ses cornes qui, dans les deux sexes, sont tranchantes en avant. On la trouve sur les montagnes de l'Asie, en Perse ; elle est facile à apprivoiser. Les naturalistes la nomment chèvre ordinaire, la considérant comme le type des chèvres domestiques. Elle offre des races bien distinctes, mais peu nombreuses.

§ 2. — Des races principales de la chèvre domestique et de leur amélioration.

I. — RACE COMMUNE.

La chèvre commune est blanche, noire, marron, ou pie ; son pelage est formé de poils durs, quelquefois longs et pendants, d'autres fois presque ras ; dans quelques individus il est mêlé à une petite quantité de duvet fin et soyeux, mais très-court.

Notre chèvre diffère peu de la chèvre sauvage. Elle varie du reste beaucoup par sa taille et ses formes, par l'absence ou la présence des cornes et par la plus ou la moins grande quantité de lait qu'elle donne. En France, ces différences constituent moins des races que des variétés disséminées dans tout le pays.

Les chèvres sont faciles à entretenir : malgré leur pétulance, elles supportent le séjour continuel à la chèvrerie, où on peut les nourrir d'une manière très-économique ; dans les pays de montagnes et dans les pays pauvres, on les fait pâturer sur des rochers escarpés, sur les collines rocailleuses, dans des broussailles où les autres animaux domestiques ne peuvent pas arriver ou ne trouvent pas suffisamment de nourriture. Il ne faut même en élever que lorsqu'on a le moyen de les entretenir à la chèvrerie, ou de les faire pâturer sur des terres où les dégâts qu'elles occasionnent d'ordinaire ne sont pas à craindre, où ne se trouve aucun arbuste auquel elles puissent nuire.

Si utiles dans plusieurs de nos départements où les fourrages sont chers et le lait assez rare, les chèvres sont d'un très-grand secours pour les populations du nord de l'Afrique ; elles sont d'un entretien facile, se nourrissent sur des coteaux, dans des taillis où les bêtes à laine ne peuvent pas vivre ; elles donnent plus de lait, et indépendamment de la viande, elles fournissent du poil que les Arabes utilisent comme de la laine, seul ou mêlé à cette dernière ; la peau sert à faire des sacs, des outres, des barattes.

II. — RACES ÉTRANGÈRES.

Chèvre d'Angora. — Cette race est principalement élevée dans l'Asie Mineure. De taille variée, elle se distingue par ses cornes arquées, ou contournées en spirale allongée ; ses oreilles larges ; son pelage d'un éclat brillant, soyeux, fin, doux, très-abondant, disposé en belles mèches ondulées. Il existe dans les environs d'Angora, et plus à l'est sur les montagnes situées entre la mer Caspienne et la mer Noire, plusieurs variétés de ces chèvres ; elles se distinguent par leur taille et, ce qui est plus intéressant, par la longueur et l'abondance de leur poil soyeux ; mais dans toutes, la fourrure a toujours besoin d'être triée avant d'être utilisée : la laine doit être séparée du jarre. Il est des chèvres d'Angora blanches, d'autres sont rousses ou brunes. Le poil est plus abondant dans les boucs que dans les femelles mais il est moins fin : la castration l'améliore. Il tombe naturellement au printemps, si on n'a pas le soin de le tondre. On appelle les animaux qui le fournissent *chèvres à laine*, parce qu'on les tond comme des brebis.

Quoique ayant des mamelles peu développées, ces chèvres fournissent un lait abondant et de bonne qualité ; leur viande, considérée comme *très-bonne*, est d'un grand secours pour les habitants de l'Asie Mineure, de la Turquie, qui la préfèrent à celle du mouton.

Les chèvres d'Angora ont été souvent importées en Europe : en Suède, en France, en Toscane. Elles y prospèrent et leur poil conserve toutes les qualités qui le distinguent. M. de la Tour d'Aigues en avait introduit dans les Alpes ; elles y vivaient comme celles des races communes, sans exiger aucun soin particulier. M. le marquis Ginori avait fait venir en Toscane une famille turque pour soigner le troupeau d'angoras qu'il avait importé et en exploiter les toisons. Elles ont été introduites de nouveau en France dans le courant de ce siècle, et M. Poulonceau avait essayé de les croiser avec celles de Cachemire. Les essais faits pour les multiplier et pour en utiliser les produits n'ont pas donné de grands résultats. Depuis 1850, l'introduction en a été reprise d'une manière très-suivie par les soins de la Société d'acclimatation. Nous comptons de nombreux individus de cette race en France sur les Alpes, et en Algérie.

La **chèvre de Cachemire**, du *Thibet*, dite *thibétaine*, *thibétienne*, nous est venue des montagnes de l'Asie, de l'Himalaya, des environs de Cachemire et du Thibet. Cette chèvre a été introduite en France vers 1818, par M. Huzard. En mai 1819, Ternaux et Amédée Jaubert ont importé un troupeau considérable de ces chèvres, achetées en Orient par ce dernier. Elles furent placées chez des particuliers et dans des établissements de l'État.

Les chèvres de Cachemire ont la taille, les formes et les habitudes de la chèvre commune. Elles ont des oreilles longues, larges, minces et pendantes; les cornes sont longues, droites, penchées en arrière, quelquefois croisées à l'extrémité, du moins dans les mâles. La fourrure les distingue surtout : elle est composée de poils rudes, gros, pendants et plus ou moins longs, mais non extensibles, et d'un duvet très-fin, doux, soyeux, placé entre les poils. Plus le poil est long et fin, plus le duvet l'est également. Le duvet des femelles est plus fin que celui des mâles. Appelé cachemire, ce poil, très-souple, sert à fabriquer les tissus de ce nom. On l'enlève en peignant les chèvres, qu'on appelle *chèvres à duvet* pour les distinguer des chèvres à laine.

Le pis des chèvres cachemiriennes est moins pendant que celui des chèvres communes ; mais il fournit un lait bon et abondant; les chevreaux se développent rapidement.

III. — AMÉLIORATION.

Pour améliorer les formes de la chèvre il faudrait choisir, pour la reproduction, les bêtes les plus remarquables par l'épaisseur du tronc et la finesse de la tête, et nourrir abondamment les jeunes reproducteurs, mais on n'ajoute aucune importance à ce perfectionnement; ce sont toujours les qualités laitières que l'on cherche à augmenter. Le meilleur moyen d'améliorer les races à ce point de vue, c'est de choisir, pour la reproduction, les descendants des chèvres qui donnent le plus de lait; c'est ensuite de nourrir les élèves abondamment et avec des aliments de médiocre qualité ; c'est, enfin, de faire porter les chèvres jeunes, et de les traire avec soin.

Une amélioration digne de la plus grande attention, c'est celle de la fourrure. Peut-être suffirait-il, pour améliorer la race commune, de bien soigner les appareillements, d'employer à la reproduction les individus qui ont le plus de duvet ; mais le résultat serait incertain et très-long à obtenir, car dans la chèvre, même dans toutes les races, la peau a, plus que dans les brebis, de la tendance à produire du poil rude et droit, comme des cornes fortes et peu contournées. Il est, à tous égards, préférable d'importer la race d'Angora ou celle de Cachemire, ou même l'une et l'autre, soit pour les employer au croisement des races indigènes, soit pour les multiplier à l'état de pureté.

De nombreux essais d'acclimatation et d'utilisation ont été faits, mais sans succès. Vers 1821-1822, des boucs de Cachemire avaient été introduits dans le Mont-d'Or lyonnais. Des cultivateurs que nous avons connus les avaient employés pour croiser la race du pays ; ils ont abandonné ce genre d'amélioration, parce que les métisses, trop petites, ne donnaient pas assez de lait, et que le duvet, dificile à récolter, avait peu de valeur. Il se vend aujourd'hui beaucoup moins qu'anciennement, et l'opération du peignage est très-longue ; les chèvres que nous avons vues à l'École vétérinaire de Lyon, en 1824 et 1825, auraient mal payé par la vente du duvet le temps employé à les peigner et à séparer le duvet du poil jarreux.

Les importations des races étrangères pures paraissent devoir être plus avantageuses que le croisement. Des essais en grand se font, comme nous l'avons dit, par les soins de la *Société d'acclimatation*. Un rapport publié en 1855, dans le *Bulletin* de cette compagnie, nous apprenait qu'un troupeau d'angoras, entretenu en Algérie, prospère bien et satisfait le cultivateur qui le soigne.

CHAPITRE II

De l'entretien des chèvres.

§ 1ᵉʳ. — De la chèvrerie.

Les chèvres sont presque toujours mal logées ; le plus ordinairement on les place dans un coin du cellier. Au Mont-d'Or lyonnais, on les met d'ordinaire au rez-de-chaussée, sous l'habitation du cultivateur, dans la pièce qui sert aux vaches, à l'âne, au cheval et, ce qui est plus mauvais, aux poules. Les chèvres y sont le plus souvent au nombre de quatre à cinq et quelquefois de huit à dix. Les cultivateurs qui en ont un plus grand nombre, leur destinent un logement particulier.

Là où on les entretient avec les moutons, on les fait quelquefois coucher dans les bergeries. Dans les environs de Paris, la chèvre du berger couche hors du parc, à côté de la loge du chien ou de la cabane du berger. Quoique n'étant pas attachée, elle ne quitte pas le parc avant le troupeau.

Comme les brebis, les chèvres réclament, pour donner beaucoup de lait, un logement proprement tenu et ayant une température douce. La poussière, les excréments des poules, en irritant la peau, occasionnent un malaise et par suite des déperditions qui diminuent la sécrétion des mamelles.

Le plus souvent on fait manger les chèvres dans un baquet ; mais dans les chèvreries bien tenues, il y a des râteliers et des crèches divisées en auges.

17.

§ 2. — De la nourriture.

I. — NOURRITURE AU PATURAGE.

Les chèvres, quoique soumises à la domesticité depuis un temps immémorial, n'ont perdu ni leur pétulance, ni leur humeur vagabonde ; elles sont fortes, robustes et rôdeuses, difficiles à garder. Dans la Provence, sur les Alpes, sur les Pyrénées, nous en voyons encore de nombreux troupeaux ; elles portent chacune une sonnette qui facilite les recherches du chevrier dans les lieux boisés ; mais on ne les élève en grand nombre pour le pâturage que dans les pays où, en raison de la stérilité du sol, on n'a pas à craindre leurs dégâts.

Le gardien d'un troupeau de chèvres doit avoir pour but de conserver la santé des animaux, de leur faire prendre une nourriture suffisante et de les empêcher de nuire dans les propriétés.

Les chèvres craignent l'humidité, le froid et les fortes chaleurs. Pendant les pluies froides, elles s'impatientent dehors, branlent la tête, se secouent fortement et se rapprochent de la chèvrerie : si elles restent exposées au mauvais temps, elles ont peu de lait.

Elles préfèrent aux plaines les lieux escarpés, où elles trouvent à pacager alternativement, selon leur caprice, des herbes fines et des broussailles ; elles contractent, dans les prairies de légumineuses, des indigestions, et, dans les taillis où les pousses sont jeunes et vigoureuses, le mal de brou, le pissement de sang.

Les chèvres broutent des herbes séchées sur pied, fanées, délayées par la pluie, des touffes d'herbe complétement ligneuses, de préférence souvent à l'herbe tendre et succulente des meilleurs pâturages. Aussi vivent-elles, et même en produisant du lait, là où d'autres animaux, cependant plus petits, périraient de misère. En France, dans la Haute-Marne, dans les Alpes, elles pâturent sur des montagnes, des coteaux rocailleux et presque stériles, avec de petites brebis, et sont plus vigoureuses, en meilleur état que ces dernières. En Afrique, les Arabes de quelques contrées trop arides pour nourrir des moutons, n'élèvent que des chèvres; ils en utilisent le lait, la fourrure, la viande et la peau.

Les chèvres nuisent beaucoup aux jeunes arbres et aux arbustes. Il ne faut les laisser libres que dans les terres tout à fait vagues, sans bois et sans culture, dans les bruyères et sur les rochers où ne croissent que des ronces et quelques broussailles sans valeur; on ne doit pas même les laisser sans muselières dans nos chemins, car elles rongent les haies vives et écorcent les arbres qui sont sur les bords des propriétés.

Les chèvres peuvent impunément être conduites dans les vignes après les vendanges; elles se trouvent aussi très-bien du pâturage sur les prés après la récolte du regain; les plantes variées qu'elles y prennent leur donnent beaucoup de lait.

Plusieurs lois et règlements ont eu pour but de prévenir les dégâts qu'occasionnent les chèvres. Il est défendu, dans quelques communes, de les laisser libres, même dans les chemins : il faut les museler ou les mener en laisse. Pour pouvoir les laisser pâturer, on a conseillé de les accoupler au moyen d'un bâton : elles se retiennent mutuellement et ne peuvent franchir les clôtures. On leur met quelquefois une sorte de collier formé d'une baguette courbée en anse, dont les branches se croisent et se prolongent de 0^m,20 à 0^m,30 au-dessus du bord supérieur de l'encolure : avec ce collier elles ne peuvent pas traverser les haies. On leur met encore des bricoles, espèce d'entraves qui, tout en leur permettant de marcher, de pâturer, les empêchent de se cabrer contre les arbres et de brouter les branches.

II. — NOURRITURE A LA CHÉVRERIE.

Quoique vives, pétulantes et aimant les lieux escarpés, les chèvres supportent sans en souffrir le régime de la stabulation permanente. L'expérience en est faite en grand dans les environs de Lyon. Les douze communes situées au nord-ouest de cette riche cité, dans les petites montagnes appelées *Mont-d'Or lyonnais*, et occupant à peine une surface de 8 kilomètres de longueur sur autant de largeur, entretenaient en 1838, d'après les recherches du professeur Grognier, 12,000 chèvres. Situées sur le trias, ces montagnes sont essentiellement calcaires et cultivées, excepté dans les lieux complétement abrupts, en vignes, en céréales, en légumes même. On ne peut nourrir ces chèvres qu'à la chèvrerie. On n'use du pâturage que de temps en temps, en été, après la moisson, et, en automne, après les vendanges et la récolte des regains. Les plus grands troupeaux ne sortent même jamais.

Le régime de la stabulation est très-avantageux ; on nourrit la chèvre à peu de frais, elle ne nuit pas aux vergers et donne d'excellent fumier. Ce mode d'entretien n'offre pas d'inconvénient sous le rapport de l'hygiène et de la production du lait ; les chèvres se portent très-bien, ont autant de lait que dans les pâturages et fournissent d'excellents produits, si elles sont copieusement nourries avec des aliments variés.

On sème pour les chèvres, dans le Lyonnais, la *luzerne*, le *trèfle*, la *vesce*, et la *gesse* ; ces dernières légumineuses donnent beaucoup de lait, surtout si on les administre après la floraison, quand la graine en est presque mûre ; mais le trèfle et la luzerne surtout sont celles que l'on donne le plus ordinairement pendant la plus grande partie de la belle saison.

Les *feuilles de chou* forment une ressource précieuse pour la fin de l'hiver, pour les mois de mars, d'avril principalement. La variété qu'on cultive en vue de cette destination est appelée *chou-chèvre*. Près de Lyon, ce chou a quelquefois une tige de plus de 1 mètre de hauteur, et souvent plusieurs têtes ; il résiste aux plus grands froids, donne beaucoup de fourrage et vit très-longtemps.

On ramasse les *feuilles de vigne* après les vendanges et on les conserve dans des tonneaux, ou dans des cuves en maçonnerie ou en bois, dans lesquelles on les presse très-fortement ; le soir, à la fin de la journée, les personnes employées à faire la récolte marchent, sautent sur le produit qui a été ramassé pendant le jour. Quand le réservoir a été rempli avec soin, on surmonte les feuilles de planches, de pierres pour les presser, et on les couvre immédiatement d'une couche d'eau, car si elles restent à sec au moment de la récolte, elles s'échauffent très-rapidement. Un peu de sel, quelques baies de genièvre, des plantes aromatiques mêlées à ce fourrage le rendent meilleur, plus sapide.

Ainsi préparées, les feuilles de vigne se conservent très-bien ; elles restent vertes si elles ne sont pas exposées à l'air, mais si on enlève l'eau, elles deviennent jaunes, brunes, et se dessèchent. On les fait consommer dans le courant de l'hiver, en ayant soin de ne mettre à sec que la partie qu'on veut donner aux animaux à l'instant.

Les feuilles de vigne sont composées de :

Eau.	74,7	Corps gras.	2,3
Albuminoïdes.	5,9	Ligneux, cellulose.	4,5
Saccharoïdes.	10,6	Sels.	2

Un kilogramme de ces feuilles fournit donc 59 gr. albuminoïdes et 71 gr. carbone[1].

[1] Voy., pour l'appréciation des principes respiratoires en carbone, Iʳᵉ partie, *Nourriture du cheval*, pag. 376, 378.

Les feuilles de vigne sont donc riches en albuminoïdes; elles en renferment 59 grammes par kilogramme et la luzerne verte n'en contient que 28. Moins aqueuses que la plupart des herbes vertes, elles donnent de la consistance au lait, l'empêchent de couler, disent les chevrières, c'est-à-dire qu'elles font produire beaucoup de caséum. On les administre avec du son, des racines, des tubercules coupés, des tourteaux de noix. Elles contribuent à former une bonne nourriture, produisent un lait bon et susceptible de faire un fromage excellent, qui se conserve frais pendant longtemps.

Tous les fourrages herbacés conviennent à la chèvre; cependant il en est qui doivent lui être donnés avec certaines précautions : les plantes jeunes, molles, aqueuses, administrées à très-fortes rations, occasionnent la diarrhée, et produisent dans tous les cas un lait aqueux, médiocre, qui se fond, *se met en petit-lait.*

Les chèvres rongent les végétaux amers et les parties ligneuses, insipides des plantes; elles mangent des écorces, des branches ligneuses trop dures pour les vaches et les brebis : il en résulte qu'elles sont très-faciles à nourrir à la chèvrerie. L'orpin blanc, *sedum album*, plante grasse succulente, mais un peu âcre, qui vient sur les murailles de soutènement, sur les coteaux arides, nourrit très-bien les chèvres qui en sont fort avides.

En Afrique, quand le temps est trop sec, on leur fait manger le cactier, *figuier de Barbarie*, et même les feuilles de l'*agave americanus*, appelé *aloès* dans le pays, qu'on leur donne coupées, hachées, mêlées à d'autres aliments.

Pour nourrir les chèvres à l'étable et bien utiliser les végétaux si divers qu'elles mangent, on mêle ces végétaux aux résidus de la fabrication du vin, du cidre, de la bière, de l'huile; on compose ainsi des rations économiques et très-nutritives. Les chèvres se trouvent bien *du marc de raisin*, même lorsqu'il a été distillé pour faire de l'eau-de-vie ; ce produit se conserve dans des tonneaux s'il n'a pas été délavé, mais si on l'a fait macérer dans l'eau, pour faire de la piquette, il s'altère facilement et ne fournit qu'une nourriture fort médiocre. La *levûre de bière* est rarement donnée seule, mais fréquemment mêlée à des herbes. Les *tourteaux de noix* sont fort usités dans les communes de Saint-Cyr, Saint-Romain et Saint-Didier ; ils donnent un lait abondant qui fait de très-bons fromages. Le *petit-lait*, surtout celui qui découle des fromages salés, est très-bon pour mêler à du son et à des herbes.

Les mélanges, même faits à froid, conviennent beaucoup aux chèvres ; ils sont fort usités sous le nom de *soupes, lavailles, buvailles*, dans les communes du Lyonnais. On les compose en hiver avec des betteraves, des pommes de terre, des pommes, des pelures, du son, de la farine, des graines ramassées au fenil et de l'eau de vaisselle ; et, en été, avec de la luzerne, du trèfle, avec les herbes qui croissent dans les vignes, dans les jardins et dans les haies, toujours mêlées au même liquide.

Le sel est peu usité ; les cultivateurs près de Lyon n'en donnent que lorsque les chèvres ont perdu l'appétit ; ils en jettent alors sur les feuilles de vigne trempées avant de les administrer.

En Afrique, sur quelques montagnes du littoral, on donne aux chèvres du *gland*, qui rendra un jour de grands services pour l'entretien des troupeaux ; et près du désert, on les nourrit avec des dattes qui, nous apprend notre confrère M. Constant Flaubert, « augmentent la sécrétion laiteuse, communiquent au lait une saveur sucrée très-agréable, donnent aux animaux une peau souple et un poil lustré, et les entretiennent dans un bon état de santé. »

Distribution. — Les chèvres des Monts-d'Or lyonnais font pendant l'été quatre repas : le premier, le matin à la pointe du jour, le second à onze heures, le troisième à quatre heures, et le quatrième à huit heures du soir; les deux premiers et le quatrième sont composés chacun de trois distributions. On donne d'abord une brassée d'herbe, — trèfle, luzerne, sainfoin, herbe des prés, gesse, vesce, — ensuite une lavaille dans laquelle on fait entrer toutes les substances alimentaires qu'il est avantageux de faire consommer : les épluchures et les résidus de la cuisine, les sarclures du jardin, etc.; en troisième lieu, on répète la première distribution, qu'on varie, si c'est possible, en donnant une herbe différente de celle qu'on a précédemment administrée. Si les herbes sont aqueuses, les chèvres boivent moins, et on leur donne plus rarement des lavailles; on fait des mélanges à sec.

Le repas de quatre heures se compose d'une simple distribution, soit d'une brassée d'herbe, soit d'une lavaille, selon les circonstances.

Comme on est persuadé que les chèvres ont du lait en proportion de ce qu'elles consomment, quelques chevrières leur donnent à manger en été presque à toutes les heures du jour.

En hiver on fait faire trois repas, chacun composé de trois distributions. On donne à la place de l'herbe, à la première et à la troisième distribution, des fourrages secs, et l'on augmente la quantité d'eau mêlée au son et aux résidus. Quelquefois même, dans cette saison, le repas de midi est remplacé par une simple distribution de feuillards, ou bien l'on se borne à donner un mélange de feuilles, de racines, de pommes de terre, de trouille.

On peut varier beaucoup la manière de nourrir les chèvres, mais il faut composer les repas de substances différentes; on ne doit jamais manquer de donner par jour au moins un repas de trouille de noix, ou de petit-lait, dans lequel on a délayé des substances farineuses ou des graines de foin.

Rations. — Le professeur Grognier, en 1821, et M. Martegoute, trente années plus tard, évaluent la ration des chèvres à 10 kilogrammes d'herbe, à l'équivalent de 3 kilogrammes de foin par jour et par tête.

En supposant que ces chèvres pèsent 45 kilogrammes en moyenne, cette ration représente 6,60 pour 100 à peu près du poids vivant des animaux.

Nous n'avons jamais pesé la nourriture que nous avons vu distribuer à pleins baquets aux chèvres du Lyonnais, mais nous ne pensons pas que cette évaluation soit trop considérable.

Les chèvres consomment-elles, proportionnellement à leur poids et à leur rendement, moins que les autres animaux, que la vache par exemple, ainsi que le pensait notre maître, le professeur Grognier ?

Une chèvre âgée de 2 ans pesant 48 kilogrammes, le 19 janvier, et pleine de deux mois, consomme par jour :

		Albuminoïdes	Carbone dans les éléments respiratoires
Luzerne	0^k,935	112 gr.	202 gr.
Betteraves	1 kil.	13 »	34 »
Avoine	0^k,115	12 »	49 »
		137 »	285 »

Avec cette ration, qui contient 2^{gr},8 d'albuminoïdes et 5^{gr},9 de carbone par kilogramme de poids vivant, la chèvre pèse, le 28 janvier, 51 kilogrammes ; le 6 février, 49^k,500 ; et le 13 février, 50 kilogrammes.

Une chèvre, pesant le 20 janvier, 30 kilogrammes, nourrissant un petit chevreau, consommait par jour :

		Albuminoïdes	Carbone dans les éléments respiratoires
Luzerne	0^k,962	115 gr.	208 gr.
Betteraves	1 kil.	15 »	34 »
Avoine	0^k,115	12 »	49 »
		140 »	291 »

Soit 4^{gr},6 albuminoïdes et 9^{gr},7 carbone par kilogramme de poids vivant. Elle pèse, le 28 janvier, 31 kilo-

17.

grammes; le 6 février, 29ᵏ,500, et le 13, 30ᵏ,500. Son chevreau pesait, le 22 janvier, 3ᵏ,200 ; le 28, 4ᵏ,200 ; le 6 février, 5 kilogrammes, et le 13, 6ᵏ,500.

De ces essais nous pouvons déduire que les chèvres exigent, soit pour ration d'entretien quand elles ne donnent pas de lait, soit pour ration de production quand elles en ont, plus que le mouton. Mais malgré cette forte consommation, il est avantageux de nourrir des chèvres pour la production du lait, parce qu'elles sont très-bien constituées pour cette production, qu'elles restent toujours maigres, quoique très-abondamment nourries, et produisent du lait en proportion de la nourriture qu'elles consomment. C'est déjà un très-grand avantage. Les femmes qui soignent des chèvres dans le Lyonnais ne l'ont pas méconnu; elles cherchent à en profiter en nourrissant les chèvres surabondamment : *Tant plus une chèvre mange, tant plus elle donne de lait,* disent-elles dans leur patois.

Avantages de la stabulation. — Les avantages du régime de la stabulation ont été publiés avec détail dans les *Archives historiques et statistiques du département du Rhône,* t. XII, p. 327, par le professeur Grognier :

« Le bénéfice qu'on obtient de ces chèvres est considérable. Un de ces animaux, bien nourri, fournit pendant neuf mois de l'année assez de lait pour faire tous les jours deux ou trois fromages qui valent chacun 20 cent. ; c'est au moins 12 fr. par mois ; le chevreau est vendu à un mois 2 fr. 50 ; le fumier de l'année peut être porté à 15 fr. Ces sommes réunies dépassent 120 fr.

« D'après tous les enseignements que je me suis procurés, une chèvre coûte à nourrir 80 fr. ; en évaluant à 15 fr. le montant des soins, le bénéfice net serait de 25 fr. ; c'est ce que vaut une chèvre. Ainsi la rente annuelle de cet animal équivaut à sa valeur vénale : quel est l'animal domestique qui pourrait offrir un pareil bénéfice ?

« Qu'on ajoute à cela que l'entretien des chèvres du Mont-d'Or utilise des feuilles de vigne, des plantes réputées parasites, qui, dans tant de pays, ne servent à rien, pas même à faire des engrais ; que cet entretien n'occupe point des bras robustes, étant confié exclusivement à des femmes, à des enfants, et l'on se convaincra qu'il y a en France peu d'industries agricoles plus lucratives que l'entretien sédentaire des chèvres sur le Mont-d'Or lyonnais. »

Il ne faut à peu près que trois quarts de litre de lait pour faire un de ces fromages de Mont-d'Or, qui se vendent à Lyon, de 20 à 30 cent. et même de 75 cent. à 1 fr., quand on les a fabriqués avec du lait frais, gras, et qu'on les a soignés, fait égoutter avec soin et salés à propos : on les appelle alors fromages *raffinés*. A Paris, ils sont vendus 1 fr., 1 fr. 50. Ces chèvres font vendre beaucoup de lait de vache sous le nom de lait de chèvre. Les agriculteurs qui ont sept à huit chèvres ont ordinairement deux ou trois vaches, et le lait de toutes ces femelles est mêlé et transformé en fromages. Ces derniers, préparés avec soin, sont aussi bons et meilleurs pour quelques personnes que ceux faits exclusivement avec du lait de chèvre.

Aujourd'hui on fait des *fromages de chèvre du Mont-d'Or*, non pas seulement sur le Mont-d'Or, mais dans toutes les campagnes des environs de Lyon, dans les départements de l'Ain et de l'Isère.

Les chèvres nourries près de Lyon ne forment pas une race particulière. Les unes sont grandes, les autres petites ; les unes sont sans cornes, les autres cornues ; il s'en trouve de toutes les nuances. La plupart de ces chèvres venaient jadis du Charolais, de la Bresse, des montagnes situées à l'ouest de Lyon ; de nos jours, les nourrisseurs du Mont-d'Or en élèvent beaucoup.

En raison de la facilité de nourrir les chèvres avec des sarclures de jardin et les débris de la cuisine, on peut en en-

tretenir là où il ne serait pas possible d'entretenir une vache; et dans tous les cas, sans diminuer beaucoup les fourrages ordinairement destinés à l'entretien des autres animaux.

§ 3. — De la récolte du duvet; soins particuliers.

Peignage. — Le duvet tombe naturellement au printemps. On reconnaît le moment où il convient de le récolter
à ce qu'il se pelotonne et se détache; cela arrive au mois
de mars ou d'avril. On le ramasse en peignant les chèvres
tous les deux jours avec un démêloir ordinaire; la récolte
dure de 8 à 40 jours. Presque toutes nos chèvres ont du
duvet; mais ce produit est peu abondant, et la récolte en
serait longue et difficile.

Tonte. — Au point de vue de la facilité de récolter la
fourrure, les chèvres d'Angora sont préférables aux cachemiriennes. On les tond en avril dans les pays chauds, et plus
tard en France. L'opération n'offre rien de particulier, mais
le triage du jarre est long. Il serait à désirer qu'on prati-
quât la tonte sur nos chèvres communes à long poil, leur
fourrure ne devrait-elle servir qu'à faire des lisières ou des
cordages.

Pansage. — Ce serait, dans tous les cas, un moyen facile
de tenir les chèvres proprement; mais on n'ajoute pas
assez d'importance à les nettoyer. Dans les environs de Lyon,
on croit qu'il est inutile de peigner les chèvres, qu'il suffit
de les bien nourrir pour qu'elles soient propres; on ne
peigne que celles qui ont du duvet, et seulement lorsque ce
produit se détache, tombe et donne aux animaux un air sale,
maladif. On ne récolte jamais ce poil, et l'on estime même
peu les chèvres qui en ont, parce qu'elles paraissent malpropres pendant le printemps. Les soins de propreté seraient
cependant favorables aux chèvres; on devrait les brosser,

les panser tous les jours. On croit même avoir observé que le lait des chèvres régulièrement pansées est meilleur au goût et plus favorable à la santé des personnes délicates qui le prennent comme médicament.

Amputation des onglons. — Lorsque les chèvres ne sortent pas de leur habitation, il en est dont les onglons s'allongent extraordinairement et dont les membres prennent une fausse direction ; ne s'appuyant que sur la face postérieure du boulet, elles marchent très-difficilement et peuvent à peine se tenir debout. On prévient cette difformité, qui fatigue les chèvres et nuit ainsi à la production du lait, en coupant souvent les onglons.

§ 4. — De l'engraissement.

Les chèvres sont d'un engraissement difficile et ont peu de valeur comme bêtes de boucherie. De tous les ruminants, c'est celui dont la valeur vénale diminue le plus avec l'âge : une chèvre qui aura coûté 30 fr. se vendra à peine 6 ou 7 fr. quand elle sera réformée. Dans les Alpes, on conduit les chèvres à Toulon, où on les utilise comme basse viande. Cette viande, surtout celle du mâle, a, en effet, un très-mauvais goût, et celle des chèvres épuisées par la lactation est dure et filandreuse ; mais cela ne provient pas de la nature des animaux, car si on châtre les boucs et si on engraisse les chèvres convenablement, avant qu'elles soient vieilles, la viande en est aussi bonne que celle des bêtes à laine. En Asie, elle est même préférée.

En France, et bien à tort, on n'attache aucune importance à la viande de chèvre. Dans quelques localités seulement, on châtre les mâles et on les engraisse, mais en général très-incomplétement. En Afrique, les Arabes de quelques tribus en prennent plus de soin : ils leur donnent des fèves et les rendent très-gras ; la viande en est alors excellente. On préfère toujours celle des mâles à celle des femelles.

§ 5. — De la traite et de l'emploi des chèvres comme nourrices.

Traite. — Les chèvres ont des glandes mammaires très-actives : on a vu des boucs donner du lait, et en Italie on excite la sécrétion du lait dans les femelles sans les faire porter ; on irrite le pis avec de l'ortie quatre ou cinq fois par jour durant une semaine, et de temps en temps, on presse les mamelles, comme pour faire couler le lait ; ce liquide commence bientôt à être sécrété, et il est aussi bon que celui qui vient naturellement ; on facilite sa production en donnant une très-bonne nourriture, délayée dans beaucoup d'eau.

Il faut traire les chèvres souvent, et toujours d'une manière complète ; si on les trait irrégulièrement, elles ont peu de lait, et elles contractent des maladies du pis.

Emploi des chèvres comme nourrices. — Les chèvres sont très-bonnes nourrices et adoptent facilement les agneaux et même les veaux. Leur usage pour nourrir les enfants est assez connu. Elles contractent de l'attachement pour ceux qui les soulagent en les débarrassant de leur lait, et se prêtent même avec une complaisance extraordinaire aux caprices de leurs nourrissons et des personnes qui veulent les traire : les unes se couchent pour se mettre à la portée d'un agneau qui ne peut pas atteindre aux mamelles, les autres vont se placer sur le berceau de l'enfant qu'elles veulent allaiter.

Les chèvres sont fort précieuses pour élever les autres animaux domestiques. Un cultivateur du Cantal, M. Vaurs, entretient une dizaine de chèvres qui « vont paître avec les moutons dans les bruyères. Au printemps, quand elles ont fait leur chevreau, il achète de jeunes veaux qui viennent

de naître, et en donne à nourrir un à chaque chèvre qui,
en rentrant des champs, monte sur un tréteau à ce disposé
pour laisser teter son nouveau nourrisson. Nous avons vu
nous même ce singulier système d'éducation, qui réussit à
merveille. Les veaux sont très-beaux, très-bien nourris. »
(*Le Propagateur agricole du Cantal.*)

CHAPITRE III

Multiplication, élevage des chèvres.

§ 1er. — Du choix des animaux pour la reproduction.

Choix d'une race. — Le lait et le fumier de la chèvre ont plus de valeur que ces mêmes produits dans la brebis, mais la toison donne aux bêtes à laine une très-grande supériorité. Il n'est pas nécessaire de faire remarquer de quel avantage serait une race de chèvre qui, donnant autant de lait que celle de nos pays, fournirait une toison pouvant être employée dans l'industrie.

La race de Cachemire avait à ce point de vue fait concevoir des espérances qui ne se sont pas réalisées. Le duvet qu'elle fournit est en petite quantité et il exige beaucoup de main-d'œuvre pour être séparé du poil : les chèvres n'en donnent que 200 ou 300 grammes. Il n'y aurait cependant aucun inconvénient à les adopter en même temps que celles d'Angora, — car elles sont les unes et les autres d'un entretien facile et se développent rapidement, — si nous en trouvions d'aussi fortes et d'aussi bonnes laitières que celles de nos pays. On a essayé de croiser ces deux races pour améliorer les toisons, mais les résultats, quoique offrant certains avantages, n'ont pas été satisfaisants.

Parmi les chèvres communes, celles qui sont blanches et sans cornes sont préférables, quoiqu'on dise que les noires ont de meilleur lait; les premières s'éloignent plus du type sauvage, sont plus douces, font moins de dégâts dans les chèvreries, et leurs combats entraînent plus rarement l'avortement.

Quelle que soit la race, il faut rechercher les variétés les plus grandes : elles mangent plus que les petites, c'est vrai, mais elles ont beaucoup plus de lait, et ne coûtent pas davantage à loger et à soigner ; elles donnent plus de profit.

Choix des reproducteurs. — On recherchera dans *les deux sexes* une tête petite, une croupe forte, un dos horizontal, des reins larges, des cuisses volumineuses. Généralement on choisit, de suite après la naissance, les mâles et les femelles qu'on veut élever. On pourrait faire un meilleur choix si on en gardait plusieurs jusqu'à un âge plus avancé.

Il faut, autant que possible, pour les races à fourrure utile, choisir des individus sans cornes et de couleur blanche : le poil coloré naturellement ne prend bien que certaines couleurs à la teinture. La fourrure doit être épaisse, le poil doux, soyeux, abondant.

Le *bouc* sera âgé de dix-huit mois à trois ans. Il peut cependant féconder sa femelle à sept ou huit mois, mais on ne doit pas l'utiliser si jeune ; il faut l'essayer en petit avant de l'adopter comme reproducteur définitif. Le bouc employé ainsi, comme supplémentaire, soulage celui qui fait la monte lorsqu'on a beaucoup de femelles à faire sauter le même jour ; on se procure en outre le moyen de juger de sa puissance prolifique et du mérite de ses produits. Les chèvres font souvent deux petits : « mais principalement cela arrive de la vertu du mâle, dit Olivier de Serres, lequel étant de telle race et force, engendre double ventrée à la femelle. » Cette fécondité, très-commune dans la chèvre, tient plutôt de la femelle : l'expérience prouve qu'il y a des chèvres qui font toujours deux chevreaux, quelle que soit le bouc qui les a fécondées.

La *chèvre* aura le corps allongé, le pis volumineux, les

tetines grosses et longues, la peau fine, le poil doux, fin et touffu, la démarche légère. Les femmes du Mont-d'Or lyonnais choisissent pour les élever les chevrettes qui ont la tête petite, mince, l'œil vif, doux, celles dont le poil a, surtout aux pattes, la couleur du poil de lièvre.

On préférera par-dessus tout une bonne naissance : on n'élèvera que des chevrettes et même des chevreaux descendant d'une bonne mère.

On néglige généralement d'examiner la direction des poils du périnée ; cependant le signe, l'écusson, qui fait reconnaître le mérite des vaches sous le rapport de la lactation, peut servir dans le choix des chèvres. Celles qui sont bonnes ont un épi large qui recouvre la face postérieure du pis et s'étend sur le périnée ; elles ont les veines qui viennent des mamelles grosses, et ce qu'on appelle les *portes de lait* dans la vache, bien sensibles. On recherche en général les chèvres qui ont sur les deux côtés des parois inférieures de l'abdomen un épi bien prononcé, faisant le rond et situé très-près du pis.

Age. On fait ordinairement couvrir les chèvres à l'âge de 6 à 7 mois ; mais il serait plus avantageux de ne les mener au bouc qu'à 1 an ou même à 15 mois. Comme elles ont peu de valeur pour la boucherie, on doit, une fois qu'elles sont élevées, les garder tant qu'elles donnent du lait. Nous en avons vu dans le Mont-d'Or, de l'âge de 15 ans, qui avaient d'excellentes dents, se nourrissaient très-bien, étaient très-lestes, donnaient beaucoup de lait et faisaient de très-beaux chevreaux tous les ans. Cependant, si l'on fait l'acquisition d'une chèvre, il faut la choisir de 3 ou 4 ans au plus.

Provenance. Dans l'achat d'une chèvre il faut donner la préférence à celle qui a été soumise à un régime semblable à celui qu'on lui destine. Près de Lyon, on dit que les chèvres des montagnes et celles de la Bresse, accoutumées *à aller aux champs*, souffrent à la chèvrerie, refusent les feuilles de vigne trempées, ne boivent pas suffisamment et donnent peu de lait.

Jumelles. On croit généralement, dans le Mont-d'Or lyonnais, que, lorsque les chèvres font deux mâles ou deux femelles, l'un des deux produits est impropre à la génération. Si on élève un bouc, on le choisit de préférence d'une portée double où il y a eu une femelle, et on recherche aussi les chevrettes nées avec des chevreaux. Nous avons vu qu'une opinion contraire règne sur les bêtes bovines. Ajoutons qu'il se rencontre de très-bonnes chèvres parmi les jumelles, et de très-bons mâles parmi les jumeaux, comme dans les portées simples, et comme dans celles où il y a un mâle et une femelle ; tandis qu'on trouve des individus peu prolifiques ayant été conçus et portés avec des individus de sexe opposé.

§ 2. — Des soins des reproducteurs.

I. — CHALEUR ET MONTE.

Chaleur. — Les chèvres sont ardentes et témoignent beaucoup d'empressement à être fécondées. Les signes de la chaleur, particuliers à ces femelles, sont très-apparents, faciles à reconnaître ; ce sont les suivants : le pis se gonfle, et cependant le lait diminue beaucoup ; elles bêlent souvent et doucement : *elles ne font que bêloter* ; si on leur passe la main sur les reins, elles se baissent, se tordent, vous regardent avec langueur, et secouent la queue d'un côté à l'autre ; elles remuent surtout cet organe lorsqu'on les approche de l'habitation du mâle, lorsqu'elles le sentent.

Si les chèvres sont bien nourries et en présence du bouc, elles peuvent être fécondées dans toutes les saisons et faire presque deux portées par an ; si même dans ce cas on néglige de les faire couvrir quand elles sont en chaleur, elles maigrissent et peuvent devenir malades. Quand elles donnent du lait, qu'elles ne sentent pas le mâle, elles le demandent principalement dans les mois de septembre, d'octobre et de novembre, et n'ont qu'une gestation annuelle. Les chaleurs des environs de la Toussaint durent trois jours et reviennent, si la chèvre n'est pas fécondée, toutes les trois semaines; dans les autres saisons, les chaleurs reviennent plus rarement et ne durent qu'un jour.

Soins de la chèvre et du bouc. Il est rarement nécessaire d'employer des moyens particuliers pour faire entrer les chèvres en chaleur. Si on voulait les exciter, il suffirait de leur donner une nourriture substantielle, un peu échauffante, quelques poignées de grains.

On nourrit et on soigne le bouc comme sa femelle; mais s'il a un grand nombre de saillies à effectuer, on lui donne, à l'époque de la monte, de l'avoine et même un peu de vin.

Monte. — *Époque.* On ne fait pas toujours porter les chèvres tous les ans; on garde celles qui sont bonnes de lait, qui le conservent bien, et on ne les fait couvrir que tous les deux ans, tous les dix-huit mois. On se conduit, quand on a plusieurs chèvres, de manière à avoir continuellement du lait, et à faire naître les chevreaux dans la saison où ils se vendent le mieux, ce qui varie selon les pays. Comme le lait qui est *vieux,* c'est-à-dire qui est fourni par des chèvres qui ont mis bas depuis longtemps, est riche en caséum, quelques chevrières gardent toujours une chèvre sans la faire porter; on croit que son lait empêche le lait jeune de tourner en petit-lait. Le lait vieux en effet accroît la quantité relative du caséum.

Pour l'abondance du lait et pour la facilité d'élever les chevreaux, il convient presque partout que les chèvres mettent bas au moment de la pousse des plantes; l'herbe du printemps facilite la sécrétion du lait et l'élevage des chevreaux qui commencent à manger.

La *manière de faire effectuer la monte* n'offre rien de particulier dans l'espèce caprine : on peut conduire la chèvre au bouc à toutes les heures du jour. La copulation n'est pas plus fatigante pour le mâle que pour la femelle.

Nombre de femelles qu'un bouc peut féconder. — Le bouc est naturellement très-prolifique ; s'il est bien constitué, bien nourri, qu'il soit âgé de 2 à 3 ans, il peut couvrir, du 15 octobre à la fin de novembre, et presque tous les jours, de vingt-cinq à trente chèvres par jour, dont les neuf dixièmes sont fécondées. Mais on voit peu de mâles capables de faire ce grand nombre de saillies, et ceux qui les effectuent s'usent rapidement et donnent beaucoup de mauvais produits. On ne doit pas leur faire couvrir plus de cent cinquante à deux cents femelles dans la saison.

II. — GESTATION, AVORTEMENT.

Gestation. — *Signes.* On reconnaît que les chèvres ont été fécondées à ce qu'elles se rafraîchissent, c'est-à-dire que la sécrétion du lait, qui avait diminué lorsqu'elles étaient en chaleur, augmente pendant quelques jours après la copulation. On reconnaît qu'elles n'ont pas retenu à ce qu'elles ne reprennent pas de lait. Peu de temps après, le ventre se développe, et le lait diminue ensuite de plus en plus jusqu'à ce qu'on laisse tarir les mamelles.

La *durée de la gestation* est de cinq mois et quelques jours.

Soins pendant la gestation. Les chèvres pleines mangent moins que celles qui ont du lait, mais elles ont besoin d'une bonne nourriture : il faut, pour que le chevreau soit robuste, qu'elles prennent, pendant qu'elles le portent, de la nourriture à discrétion.

Avortement. — Elles doivent être bien soignées ; car elles avortent facilement : une peur, un léger heurt, des coups de tête qu'elles se donnent si elles se détachent la nuit, surtout si elles ont des cornes, peuvent faire périr le fœtus. En 1840, la maladie aphtheuse les a généralement fait avorter dans le Mont-d'Or lyonnais. Les chèvres qui ont avorté donnent le plus souvent du lait, même quand l'accident arrive longtemps avant l'époque de la mise bas, mais elles en ont moins que si le produit de la conception avait acquis tout son développement. Elles périssent quelquefois des suites de l'avortement.

III. — PART ; SOINS DE LA CHÈVRE ET DU CHEVREAU JUSQU'APRÈS LE SEVRAGE.

Part. — Le part est assez souvent laborieux, mais lors même qu'il n'offre rien de particulier, qu'il paraît se faire sans grandes difficultés, les femmes du Mont-d'Or lyonnais le facilitent en tirant le fœtus aussitôt qu'elles peuvent le saisir ; elles le prennent par la tête et les membres en le dirigeant en bas de manière à le mettre dans la position la plus avantageuse, avec une dextérité qui ferait honneur à un habile accoucheur. Elles abrègent ainsi les souffrances et évitent des irritations toujours nuisibles. On doit donner un peu de vin chaud sucré aux chèvres qui paraissent faibles, surtout si l'on remarque que les efforts ne soient pas assez intenses.

Si ces moyens ne suffisent pas, on administre de 4 à 5 grammes de seigle ergoté dans un quart de litre d'infusion d'*armoise* ou d'une autre plante aromatique ; au besoin on répète l'administration. Ces moyens ne doivent être employés que lorsque le fœtus est bien placé ; dans le cas contraire, la première chose à faire, c'est de chercher à lui donner une bonne position.

Délivrance. Les mêmes moyens procurent la sortie du délivre si elle n'a pas lieu naturellement ; on peut aussi faire dans le vagin des injections avec des décoctions de mauve ou de graine de lin légèrement vinaigrées.

Les chèvres font souvent des portées doubles, quelquefois triples, mais rarement quadruples; s'il y a plus de deux chevreaux, ils sont petits et il n'y a pas avantage à les élever tous.

Soins de la chèvre. — Après le part, on donne aux chèvres des boissons chaudes : dans le Lyonnais, on leur administre des soupes grasses ou à l'huile; de l'eau blanchie avec de la farine convient aussi. Pendant trois ou quatre jours, on retranche l'herbe fraîche, on ne les nourrit qu'avec du foin et des boissons tièdes, de l'eau blanchie par de la farine et du petit-lait. Il faut tenir, pendant les premiers jours, les portes de la chèvrerie fermées si le temps est froid, car un coup d'air peut produire du mal au pis et faire perdre le lait.

La chèvre est pleine de sollicitude pour son petit; cependant on l'en sépare ordinairement pour pouvoir utiliser une partie de son lait. Après avoir laissé le chevreau prendre le premier lait, on le tient non loin d'elle mais isolé, et on ne les met en rapport que pendant le temps nécessaire pour que le petit tette. Cette séparation, faite peu après la naissance, a l'avantage d'éviter les souffrances, résultat d'une séparation brusque au moment du sevrage.

Soins des chevreaux. — Les chevreaux sont frileux; aussitôt qu'ils ont été séchés, léchés par la mère, il faut, si le temps est froid, les couvrir avec soin et les mettre dans un espace resserré, sur une bonne litière; ils réclament à peu près les mêmes soins que les agneaux. Comme on les tient le plus souvent séparés de la mère, soit qu'on les engraisse, soit qu'on veuille les élever, on les fait téter trois fois par jour, pendant un temps variable, selon la valeur du lait.

Sevrage. — Près de Lyon, où ce liquide est bien utilisé, on opère ordinairement le sevrage des élèves à l'âge de 5 à 6 semaines. Presque toujours, on donne aux chevreaux du lait et du petit-lait pendant les premiers jours; on diminue ensuite le premier de ces liquides graduellement, et on le remplace par du petit-lait, par des farines délayées dans l'eau et par des soupes au pain. Aussitôt que les jeunes animaux peuvent prendre de la nourriture solide, on leur donne de l'herbe, des racines et des tubercules.

Engraissement des chevreaux. — On se préoccupe rarement de l'engraissement des chevreaux : on les fait teter trois fois par jour pendant huit ou dix jours, et on les vend alors que la viande en est encore molle, gélatineuse, mauvaise. Là où l'on tient les chèvres, le lait, soit qu'on le consomme en nature, soit qu'on fasse des fromages, a plus de valeur que la viande qu'il produirait. Il ne convient donc pas d'engraisser ces jeunes animaux avec du lait, mais on pourrait les nourrir par l'allaitement artificiel avec de la farine délayée d'abord dans du lait et dans du lait coupé, et ensuite dans de l'eau.

Les substances fibreuses qu'on donne trop souvent à ceux que l'on conserve un certain temps rendent la chair dure. C'est probablement de là que dérive l'opinion erronée que les chevreaux ne peuvent pas s'engraisser comme des agneaux.

§ 3. — De l'élevage et de la castration.

Élevage. — Sevrées très-jeunes, les chèvres, mâles et femelles, sont mal soignées; elles tettent peu de lait et on leur donne rarement les bons aliments qui pourraient remplacer ce liquide. Aussitôt qu'elles peuvent marcher, on les envoie dans les pâturages avec les mères et les brebis; là où on les élève à la chèvrerie, on ne leur donne, quand elles sont un peu fortes, que les restes de celles qui fournissent du lait.

Nous ne conseillons pas de les négliger quand elles sont jeunes : si on les prive de lait, il faut leur donner un peu de farine ou des tourteaux jusqu'à l'âge de 7 à 8 mois ; mais aussitôt qu'elles sont assez fortes pour manger les fourrages ordinaires, il est inutile de leur donner des aliments très-substantiels. Il faut sacrifier les formes aux qualités laitières ; dans ce but, on doit les nourrir avec des aliments peu nutritifs, afin de les rendre *grandes mangeuses* et de développer fortement leurs organes digestifs ; nous avons plusieurs fois remarqué que des chèvres élevées avec soin, à la farine et à l'avoine, sont moins bonnes laitières que celles qui ont été moins bien nourries.

Castration. — On vend généralement comme *chevreaux de lait* tous les jeunes animaux qu'on ne veut pas élever ; on ne les châtre jamais. Mais en Afrique et même dans quelques localités des Pyrénées, on élève des boucs pour la boucherie. Les cultivateurs font châtrer à la deuxième ou à la troisième année ceux qui ont servi à la monte et les engraissent.

On châtre les chevreaux, les boucs et les chèvres comme les agneaux, les béliers et les brebis. La castration est inutile si les jeunes animaux doivent être abattus avant l'âge de 3 semaines, mais il faut la pratiquer sur ceux qu'on veut garder plus longtemps, car de bonne heure les mâles contractent l'odeur si désagréable qui caractérise les boucs, et quoiqu'elle soit peu sensible dans les premiers temps, elle déprécie la viande ; d'ailleurs, lorsqu'ils sont châtrés, ils s'engraissent mieux et leur viande est plus tendre.

La castration rend l'engraissement des chèvres facile et diminue l'odeur particulière à l'espèce. A ce dernier point de vue cependant, elle n'est pas également nécessaire dans toutes les races : la chèvre d'Angora a moins d'odeur que celle de nos pays, et celle de la haute Égypte en est, dit-on, complètement dépourvue.

Cette dernière chèvre est en outre digne d'être propagée à cause de l'abondance de son lait : elle en donne de 4 à 12 litres par jour, d'après M. Sacc.

La chèvre, justement appelée *vache du pauvre*, a été trop exclusivement considérée au point de vue de la petite culture ; les dégâts qu'elle occasionne ont peut-être aussi trop détourné les agronomes des services qu'elle pourrait rendre par sa viande, son lait et sa fourrure.

TABLE DES MATIÈRES

DU MOUTON

DE LA CHÈVRE

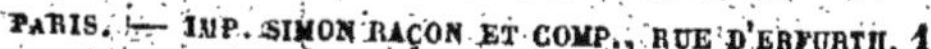

PARIS. — IMP. SIMON RAÇON ET COMP., RUE D'ERFURTH, 1

NOUVEAU DICTIONNAIRE CLASSIQUE DE LA LANGUE FRANÇAISE

Comprenant : Les mots du Dictionnaire de l'Académie française, et un tr s grand nombre d'autres autorisés par l'emploi qu'en ont fait les bon écrivains ; leurs accep ions propres et figurées et l'indication de leur em ploi dans les diffférents genres de style ; — 2° Les termes usités dans les sciences, les arts, les manufactures, ou tirés des langues étrangères ; 3° La synonymie rédigée sur un plan tout nouveau ; — 4° La prononciation figurée de tous les mots qui représentent quelque difficulté ;—5° Un Vocabulaire général de géographie, d'histoire et de biographie, etc., etc.; par MM. BESCHERELLE aîné, et J. A. PONS, professeur d'histoire. 1 vol. gr. in-8 de 1100 pag. . . . . 10 fr.

GRAMMAIRE ESPAGNOLE-FRANÇAISE DE SOERINO

Très-complète et très-détaillée, contenant toutes les notions nécessaires pour apprendre à parler et à écrire correctement l'espagnol. Nouvelle édition, refondue avec le plus grand soin, par A. GALBAN. 1 vol. in-8. . . . . 5 fr.

GRAMMATICA DE LA LENGUA FRANCESA

Para los Españoles, por CHANTREAU, corrigée avec le plus grand soin par A. GALBAN, 1 vol, in-8. . . . . 4 fr.

GRAMMAIRE ITALIENNE

En 25 leçons, d'après VERGANI, corrigée et complétée par C. FERRARI, ancien professeur à l'école normale et à l'Université de Turin, auteur du *Nouveau Dictionnaire italien-français et français-italien.* 1 vol. . . . . 3 fr.

PETIT DICTIONNAIRE NATIONAL

Contenant la définition très-claire et très-exacte de tous les mots de la langue usuelle ; l'explication la plus simple des termes scientifiques et techniques ; la prononciation figurée dans tous les cas douteux ou difficiles, etc., etc.; à l'usage de la jeunesse, des maisons d'éducation et de tous ceux qui ont besoin de renseignements prompts et précis, par M. BESCHERELLE aîné, auteur du *Grand Dictionnaire national,* etc. 1 fort vol. in-32 jésus, de plus de 600 pag. . . . . 2 fr. 25

PETIT DICTIONNAIRE D'HISTOIRE, DE GÉOGRAPHIE ET DE MYTHOLOGIE

Par J. P. QUITARD, auteur du *Dictionnaire des Proverbes,* faisant suite au *Petit Dictionnaire national* de M. BESCHERELLE aîné. 1 vol. in-32. 1 fr. 75
Les deux ouvrages réunis en 1 fort vol.; rel. toile. . . . . 4 fr.

DICTIONNAIRE USUEL DE TOUS LES VERBES FRANÇAIS,

Tant réguliers qu'irréguliers ; par MM. BESCHERELLE frères. 3° édition. 2 forts vol. in-8 à 2 colonnes. 12 fr.
Ce livre est indispensable à tous les écrivains et à toutes les personnes qui s'occupent de la langue française. La conjugaison des verbes est sans contredit ce qu'il y a de plus difficile dans notre langue, puisqu'on y compte plus de trois cents verbes irréguliers. A l'aide de ce Dictionnaire, tous les doutes sont levés, toutes les difficultés vaincues.

GUIDES POLYGLOTTES

Manuels de la conversation et du style épistolaire, à l'usage des voyageurs et des écoles. Grand in-32, format dit Cazin, papier satiné, élégamment cartonnés. Prix du vol.. . . . . 2 fr.

Français - anglais, par M. CLIFTON, 1 vol.

Français-italien, par M. VITALI, 1 vol.

Français-allemand, par M. EBELING, 1 vol.

Français - espagnol, par M. CORONA BUSTAMENTE, 1 vol.

Espanol-francés, por CORONA BUSTA-MENTE.

English-french, by CLIFTON 1 vol.

Hollandsch - fransch, van A. DUFRICHE, 1 vol.

Espanol-inglés, por CORONA BUSTAMENTE y CLIFTON, 1 vol.

English and Italian. 1 vol.

Espanol-aleman, por CORONA BUSTAMENTE EBELING, 1 vol.

Deutsch-english, von CAROLINO DUARTE, 1 vol.

Espanol-italiano, por M. CORONA BUSTA-MENTE y VITALI, 1 vol.

Italiano-Tedesco, da GIOVANI VITALI et D' EBELING, 1 vol.

Portuguez-frances, por M. CAROLINE DUARTE y CLIFTON, 1 vol.

Portugues ingles, por DUARTE y CLIFTON, 1 vol.

GUIDE EN SIX LANGUES. Français-anglais-allemand-italien-espagnol-portugais. 1 fort in-16 de 550 pages. 5 fr.

GUIDE EN QUATRE LANGUES, français-anglais-allemand-italien, 1 vol. grand in-32, cartonné.. . . . . 4 fr.

Nous appelons d'une manière toute spéciale l'attention sur nos *Guides polyglottes*. Le soin intelligent et scrupuleux qui en a dirigé l'exécution leur assure, parmi les livres de ce genre, une incontestable supériorité. Le texte original a été fait et préparé, avec beaucoup d'adresse et d'habileté, par un maître de conférences à l'École normale supérieure. Les besoins de la conversation usuelle y sont très-heureusement prévus. Les dialogues, au lieu de se traîner dans l'ornière des banalités ennuyeuses, ont un à propos, une vivacité, un sel, qui amusent et réveillent le lecteur. Les traducteurs se sont acquittés de leur tâche avec exactitude et fidélité.

Guide français-anglais, manuel de la conversation et du style épistolaire, avec la *prononciation figurée de tous les mots anglais*, à l'usage des voyageurs. 1 vol. in-16. . . . . 4 fr.

Polyglot guides manual of conversation with models of letters for the use of travellers and students. English and French with the figured pronunciation of the French, by MM. CLIFTON and DUFRICHE-DESGENETTES. 1 volume in-16. . . . . 4 fr.

CODES ET LOIS USUELLES

Classés par ordre alphabétique, édition sans supplément conforme à la législation la plus récente, collationnée sur les textes officiels, contenant en note sous chaque article des codes ses différentes modifications, la corrélation des articles, entre eux, la concordance avec le droit romain, l'ancienne législation française et les lois nouvelles, précédée de la constitution de l'Empire français et accompagnée d'une table chronologique et d'une table générale des matières, par M. A. ROGER, avocat à la Cour impériale de Paris auteur de la 2ᵉ édition du *Traité de la Saisie-Arrêt*, et M. A. SOREL, avocat à la Cour impériale de Paris, suppléant du juge de paix du VIIIᵉ arrondissement de Paris. 1 beau v. gr. in-8 raisin de 1,200 pages. Prix, br. . . 15 fr.

La reliure demi-chagrin.. . . . . 3 fr.

LE MÊME OUVRAGE

Édition portative, format gr. in-32 jésus, en deux parties :

Iʳᵉ Partie. Les *Codes*. . . . . 4 fr.

IIᵉ Partie. Les *Lois usuelles*. . . . . 4 fr.

DICTIONNAIRE DE LA CONVERSATION ET DE LA LECTURE.

52 vol. grand in-8 de 500 pages à 2 col., contenant la matière de plus de
300 vol. . . . . 208 fr.

SUPPLÉMENT AU DICTIONNAIRE DE LA CONVERSATION
ET DE LA LECTURE

Rédigé par tous les écrivains et savants dont les noms figurent dans cet ouvrage et publié sous la direction du même rédacteur en chef. 16 vol. in-8
de 500 pages, pareilles à celles des 52 vol. publiés de 1833 à 1839. 80 fr.

Le *Supplément*, aujourd'hui TERMINÉ, se compose de *seize volumes* formant les
tomes 53 à 68 de cette Encyclopédie si populaire.

Le *Supplément* a réparé toutes les erreurs, toutes les omissions qui avaient
échappé dans le travail si rapide de la rédaction des 52 premiers volumes. Tous
les *renvois* que le lecteur chercherait vainement dans l'ouvrage principal se trouvent traités dans le *Supplément*.

Aujourd'hui les seuls exemplaires qui conservent *leur valeur primitive* sont ceux
qui sont accompagnés du *Supplément*, en d'autres termes des tomes 53 à 68.

COURS COMPLET D'AGRICULTURE,

Ou Nouveau Dictionnaire d'agriculture théorique et pratique d'économie rurale et de médecine vétérinaire, sur le plan de l'ancien Dictionnaire de
l'abbé Rosnier, par MM. le baron de MOROGUES, membre de l'Institut ; MIRBEL,
professeur de culture au Jardin des Plantes, etc. ; le vicomte HÉRI-
CART DE THURY, président de la Société impériale d'agriculture ; PAYEN
professeur de chimie agricole ; MATHIEU DE DOMBASLE, etc, etc. 4° édition,
revue et corrigée. 20 vol. br. en 19 gr. in-8 à 2 col., avec environ 4,000
sujets grav., relat. à la grande et à la petite culture, à l'économie rurale
et domestique, à la description des plantes, etc. Complet. . . . . 112 fr.

Chaque volume est orné du portrait d'un des hommes les plus notables des
sciences agricoles. Le *Supplément* compte des textes tout récents ; on y voit figurer les noms de MM. Chevreul, Gaudichaud, Boucherie, Paul Gaubert, Polonceau
Fuster, Morin, etc.

DICTIONNAIRE D'HIPPIATRIQUE ET D'ÉQUITATION.

Ouvrage où se trouvent réunies toutes les connaissances équestres et hippi-
ques, par F. CARDINI, lieutenant-colonel en retraite. 2 vol. grand in-8
ornés de 70 figures ; 2° édition, considérablement augmentée. . . . 20 fr

NOUVEAU DICTIONNAIRE COMPLET DES COMMUNES
DE LA FRANCE

De l'Algérie et des autres colonies françaises, contenant la Nomenclature de
toutes les communes, leur division administrative, leur population d'après
le dernier recensement; les bureaux de poste; leur distance de Paris; les
stations de chemins de fer; les bureaux télégraphiques ; l'industrie ; le
commerce; les productions du sol ; les châteaux et tous les renseignements relatifs à l'organisation administrative, ecclésiastique, judiciaire,
universitaire, financière, militaire et maritime de la France, avant et depuis
1789, par A. GINDRE DE MANCY. 1 fort vol. gr. in-8 d'environ 1,000 p., à deux
colonnes avec une carte des chemins de fer, par CHABLE, géographe. 12 fr

DICTIONNAIRE PORTATIF DES COMMUNES DE LA FRANCE, DE
L'ALGÉRIE ET DES AUTRES COLONIES FRANÇAISES

Précédé de tableaux synoptiques, et accompagné d'une carte de la France, par
M. GINDRE DE MANCY, membre de la Société philotechnique et de plusieurs
sociétés savantes. 1 fort vol. in-32 de 750 pages. . . . . 3 fr. 50

DICTIONNAIRE GÉNÉRAL DES SCIENCES THÉORIQUES ET APPLIQUÉES

Comprenant les mathématiques, la physique et la chimie, la mécanique et la technologie, l'histoire naturelle et la médecine, l'économie rurale et l'art vétérinaire, par MM. Privat-Deschanel et Ad. Focillon, professeurs des sciences physiques et des sciences naturelles au lycée de Louis-le-Grand, avec la collaboration d'une réunion de savants ; 4 parties, vol. gr. in-8. Prix. 30 fr.

GÉOGRAPHIE UNIVERSELLE,

Par Malte-Brun. Description de toutes les parties du monde sur un nouveau plan, d'après les grandes divisions du globe ; précédée de l'histoire de la géographie chez les peuples anciens et modernes, et d'une théorie générale de la géographie mathématique, physique et politique. 6e édition revue, corrigée et augmentée, mise dans un nouvel ordre et enrichie de toutes les nouvelles découvertes, par J. J. N. Huot. 6 beaux vol. gr. in-8, ornés de 41 grav. sur acier, ... 60 fr.
Avec un superbe Atlas entièrement établi à neuf. 1 vol. in-folio, composé de 72 magnifiques cartes coloriées, dont 14 doubles. . . . . 80 fr.
On peut acheter l'Atlas séparément. . . . . 20 fr.

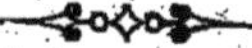

CHEFS-D'ŒUVRE DE LA LITTÉRATURE FRANÇAISE

21 volumes sont en vente à 7 fr. 50

Cette collection imprimée avec luxe par M. Claye, sur magnifique papier des Voges fabriqué spécialement pour cette édition est ornée de vignettes gravées sur acier, d'après les dessins de Staal.

On tire de chaque volume de la collection 150 *exemplaires numérotés* sur papier de Hollande, avec figures sur chine avant la lettre, au prix de : 15 fr. le vol.

Œuvres complètes de Molière, nouvelle édition très-soigneusement revue sur les textes originaux avec un nouveau travail de critique et d'érudition, aperçus d'histoire littéraire, examen de chaque pièce, commentaire, biographie, etc., etc., par M. Louis Moland. 7 vol. in-8 cavalier.

Chefs-d'œuvre littéraires de Buffon, avec une introduction par M. Flourens, membre de l'Académie française, secrétaire de l'Académie des sciences, etc. 2 vol in-8 cavalier.

Histoire de Gil Blas de Santillane, Par le Sage, avec les principales remarques des divers annotateurs, précédée d'une notice par Sainte-Beuve, les jugements et témoignages sur le Sage et sur *Gil Blas*. 2 vol in-8 illustrés de 6 belles gravures sur acier d'après les dessins de Staal.

Imitation de Jésus-Christ. Traduction nouvelle avec des réflexions à la fin de chaque chapitre, par M. l'abbé de Lamennais. 1 vol. in-8.

Essais de Michel de Montaigne, nouvelle édition, avec les notes de tous les commentateurs, choisies et complétées par M. J. V. le Clerc, ornée d'un magnifique portrait de Montaigne, précédée d'une nouvelle étude sur Montaigne, par M. Prévost-Paradol, de l'Académie française. 4 vol.

Œuvres complètes de Boileau Despréaux, avec un nouveau travail et un commentaire, par M. Géruzez. 4 v.

Œuvres choisies de Marot, accompagnées de notes philologiques et littéraires et précédées d'une étude sur l'auteur, par M. d'Héricault. 1 vol.

EN PRÉPARATION

Œuvres complètes de Racine, avec un travail nouveau, par M. Saint-Marc Girardin, de l'Académie française.

Œuvres complètes de la Fontaine, avec un nouveau travail de critique et d'érudition, par M. Louis Moland.

Nous avons promis, dans le prospectus de *Molière*, de chercher à remettre en honneur les belles éditions de nos auteurs classiques. Les volumes qui ont paru permettent de juger si nous avons tenu parole.

Notre collection contiendra la fleur de la littérature française. Elle se composera d'une soixantaine de volumes environ imprimés avec le plus grand luxe par Claye, et dignes de tenir une place d'honneur dans les meilleures bibliothèques.

BIBLIOTHÈQUE AMUSANTE

(contenant les meilleurs romans du XVIIe et du XVIIIe siècles, et quelques-uns des principaux du XIXe. Le volume, grand in-8 cavalier, 5 grav. sur acier d'après STAAL. . . . . 7 fr. 50

Œuvres de madame de la Fayette. 1 vol.

Œuvres de mesdames de Fontaines et Tencin. 1 vol.

Gil Blas, par LE SAGE. 2 vol.

Diable boiteux, suivi de *Estévanille Gonzalès*, par LE SAGE.

Histoire de Guzman d'Alfarache, par LE SAGE.

Vie de Marianne, suivie du *Paysan parvenu*, par MARIVAUX. 2 vol.

Œuvres de madame Riccoboni. 1 v.

Lettres du marquis de Roselle, par madame ÉLIE DE BEAUMONT ; **Mademoiselle de Clermont**, par madame DE GENLIS, et la **Dot de Suzette**, par FIÉVÉE. 1 vol.

Chefs-d'œuvre de madame de Souza. 1 vol.

Corinne, par madame de STAEL. 1 vol.

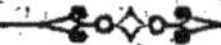

HISTOIRE DE FRANCE PAR ANQUETIL

Avec continuation jusqu'en 1852, par BAUDE, l'un des principaux auteurs du *Million de faits* et de *Patria*. 8 demi-vol. gr. in-8, illustrés de 120 gravures, renfermant la collection complète des portraits des rois, imprimés en beaux caractères, à 2 colonnes, sur papier des Vosges.. . . . . . 50 fr

HISTOIRE DE FRANCE D'ANQUETIL

Continuée depuis la Révolution de 1789, par LÉONARD GALLOIS. Édition ornée de 50 gravures en taille-douce. 5 vol. gr. in-8 jésus à 2 colonnes, contenant la matière de 40 vol. in-8 ordinaire, 62 fr. 50 ; net.. . . . . . 30 fr

ŒUVRES COMPLÈTES DE CHATEAUBRIAND

Nouvelle édition, précédée d'une étude littéraire sur Chateaubriand, par M. SAINTE-BEUVE, de l'Académie française. 12 très-forts volumes in-8, sur papier cavalier vélin, ornés d'un beau portrait de Chateaubriand et de 42 gravures exécutées spécialement pour cette édition, et avec le plus grand soin, par MM. F. DELANNOY, G. THIBAULT, OUTHWAITE, MASSARD, etc., d'après les dessins originaux de STAAL, de RACINET, etc.

ON VEND SÉPARÉMENT AVEC UN TITRE SPÉCIAL

Le Génie du christianisme. 1 vol. orné de 5 grav. sur acier.

Les Martyrs. 1 vol. orné de 5 grav. sur acier.

L'Itinéraire de Paris à Jérusalem. 1 vol. orné de 6 gravures.

Atala, René, le Dernier Abencérage, les Natchez, Poésies. 1 vol. orné de 4 grav sur acier.

Voyage en Amérique, en Italie et en Suisse. 1 vol orné de 4 gravures.

Le Paradis perdu. 1 vol. orné de 4 grav. sur acier.

Histoire de France. 1 vol. orné de 4 grav. sur acier.

Études histor. 1 vol. orné de 8 grav. sur acier.

Le prix de chaque volume, avec 3, 4 ou 5 gravures, est de 6 fr.
Sans gravures. . . . . 5 fr.

CHATEAUBRIAND ET SON GROUPE LITTÉRAIRE

Sous l'Empire, par M. SAINTE-BEUVE, de l'Académie française. 2 volumes in-8. . . . . 10 fr.

ŒUVRES COMPLÈTES DE BUFFON
(OUVRAGE TERMINÉ).

Avec la nomenclature linnéenne et la classification de Cuvier ; édition nouvelle, revue sur l'édition in-4 de l'Imprimerie impériale ; annotée par M. Flourens, membre de l'Académie française, secrétaire perpétuel de l'Académie des sciences, professeur au Muséum d'histoire naturelle. Les *Œuvres complètes de Buffon* forment 12 vol. gr. in-8 jésus, illustrés de 163 planches, 800 sujets coloriés, gravés sur acier, d'après les dessins originaux de M. Victor Adam ; imprimés en caractères neufs, sur papier pâte vélin, par la typographie J. Claye . . . . 120 fr.

M. le ministre de l'instruction publique a souscrit pour les bibliothèques à cette magnifique publication (aujourd'hui complétement achevée), reconnue par les hommes les plus compétents comme une édition modèle des œuvres du grand naturaliste. Le nom et le travail de M. Flourens la recommandent d'une façon toute particulière et lui donnent un cachet spécial.

ŒUVRES DE P. ET TH. CORNEILLE

Précédées de la Vie de P. Corneille, par Fontenelle, et des Discours sur la poésie dramatique. Nouvelle édition, ornée de gravures sur acier. 1 beau vol. gr. in-8, même format que le Racine et le Molière . . . . . 12 fr. 50

ŒUVRES DE J. RACINE

Avec un essai sur la vie et les ouvrages de J. Racine, par Louis Racine ; ornées de 13 vignettes, d'après Gérard, Girodet, Desenne, etc. 1 beau vol. gr. in-8 jésus . . . . 12 fr. 50

ŒUVRES COMPLÈTES DE BOILEAU

Avec une notice par M. Sainte-Beuve, et les notes de tous les commentateurs ; illustrées de gravures sur acier. Nouv. édit. 1 vol. gr. in-8 . . . 12 fr. 50

MOLIÈRE

1 beau vol. gr. in-8, pareil au *Corneille*, au *Racine* et au *Boileau*, orné de charmantes gravures sur acier, par F. Delannoy, d'après les dessins de Staal, et accompagné de notes explicatives, philologiques et littéraires . . . . 12 fr. 50

MOLIÈRE

Œuvres complètes, précédées d'une notice sur la vie et les ouvrages de Molière, par M. Sainte-Beuve, illustrées de 800 dessins, par Tony Johannot. Nouvelle édit. 1 magnifique vol. gr. in-8 jésus, impr. par Plon frères. 20 fr.

ŒUVRES COMPLÈTES DE CASIMIR DELAVIGNE

Comprenant le *Théâtre*, les *Messéniennes* et les *Chants sur l'Italie*. Nouvelle édition. 1 beau vol. gr. in-8 jésus, illustré de 12 belles vignettes de A. Johannot . . . . 12 fr. 50

—— LE MÊME OUVRAGE. 6 vol. in-8 cavalier . . . . 42 fr.

ENCYCLOPÉDIE THÉORIQUE ET PRATIQUE DES CONNAISSANCES UTILES

Composée de traités sur les connaissances les plus indispensables, ouvrage entièrement neuf, avec environ 1,500 gravures intercalées dans le texte, par MM. Alcan, L. Baude, Bellanger, Berthelet, Delafond, Deyeux, Dubreuil, Foucault, H. Fournier, Génin, Giguet, Girardin, Léon Lalanne, Elizée Lefèvre, Henri Martin, Martins, Mathieu, Moll, Moreau de Jonnès, Ludovic Lalanne, Péclet, Persoz, Louis Reybaud, L. de Wailly, Wolowski, etc. 2 vol. grand in-8 . . . . 25 fr.

DICTIONNAIRE HISTORIQUE DE LA MÉDECINE A ET MODERNE

Ou précis de l'histoire générale, technologique et littéraire de la médecine; suivi de la bibliographie médicale du dix-neuvième siècle, et d'un répertoire bibliographique par ordre de matières, par Dezeimeris, docteur en médecine, bibliothécaire à la Faculté de médecine de Paris. 4 tomes en 7 vol. in-8 de 400 pag. chacun, 42 fr.; net.. . . . . 10 fr

DICTIONNAIRE UNIVERSEL DE MATIÈRES MÉDICALES ET DE THÉRAPEUTIQUE GÉNÉRALE

Contenant l'indication, la description et l'emploi de tous les médicaments connus dans les diverses parties du globe, ouvrage complet, par Merat, F. et Delens. Paris 1829-1846 7 forts vol. in-8 de 7 à 800 pag. chacun. 56 fr.; net.. . . . . 20 fr

HISTOIRE DES HOTELLERIES

Cabarets, Courtilles, Hôtels garnis, Restaurants et Cafés, et des anciennes Communautés et Confréries d'hôteliers, de taverniers, de marchands de vins, de restaurateurs, de limonadiers, etc., par Michel Francisque et Fournier Edouard. Paris, Librairie archéologique de Séré, 1854. 2 vol. gr. in-8 jésus vélin, illustrés de 31 grandes vignettes sur bois tirées à part. 30 fr. net. . . . . 12 fr.

RUBENS ET L'ÉCOLE D'ANVERS

Par Michels. 1 beau vol. in-8, suivi du Catalogue des tableaux de Rubens. 6 fr.; net. . . . . 4 fr.

BIOGRAPHIE UNIVERSELLE

Biographie portative universelle, contenant 29,000 noms, suivie d'une table chronologique et alphabétique, où se trouvent répartis en cinquante-quatre classes différentes les noms mentionnés dans l'ouvrage, par L. Lalanne, L. Renier, Th. Bernard, Ch. Laumier, E. Janin, A. Delloye, etc. 1 vol. de 2,000 col., format du *Million de faits*, contenant la matière de 17 vol. 12 fr.; net. . . . . 7 fr. 50

LETTRES CHOISIES DE MADAME DE SÉVIGNÉ

Avec une magnifique galerie de portraits sur acier, représentant les personnages principaux qui figurent dans la correspondance. 1 très-beau vol. gr. in-8. . . . . 20 fr

HISTOIRE DE FRANCE

Depuis la fondation de la monarchie, par Mennechet, illustrée de 20 gravures sur acier, d'après les grands maîtres de l'école française, gravées par F. Delannoy, Massard, Outhwaite, etc. 1 vol. gr. in-8 jesus.. . . . 20 fr

LES FEMMES D'APRÈS LES AUTEURS FRANÇAIS

Par E. Muller. Ouvrage illustré de portraits des femmes les plus illustres, gravés au burin, d'après les dessins de Staal, par Massard, Delannoy, Regnault et Geoffroy. 1 vol. gr. in-8 jésus. . . . . 20 fr.
Ce livre, imprimé avec luxe et orné de très-belles gravures sur acier, contient la fleur de tout ce que les prosateurs et les poëtes français ont écrit de plus original et de plus piquant sur un sujet qui excite éternellement la curiosité.

L'ESPACE CÉLESTE ET LA NATURE TROPICALE

Description physique de la terre et des divers corps que renferme l'espace céleste, d'après des observations personnelles faites dans les deux hémisphères, par M. Emm. Liais, illustré de nombreuses gravures d'après les dessins de Yan' Dargent. 1 magnifique volume gr. in-8 jésus. . . 20 fr.

GALERIE DE FEMMES CÉLÈBRES

Tirée des *Causeries du lundi*, par M. Sainte-Beuve, de l'Académie française. 1 beau vol. gr. in-8 jésus, orné de 12 magnifiques portraits dessinés par Staal, et gravés sur acier par Massard, Thibault, Gouttière, Geoffroy, Gervais, Outhwaite, etc. . . . . 20 fr.

De magnifiques gravures, une très-belle impression se joignent à un tex... mant pour faire de cet ouvrage, à tous les points de vue, une œuvre d'art très remarquable.

NOUVELLE GALERIE DE FEMMES CÉLÈBRES

Tirée des *Causeries du lundi*, des *Portraits littéraires*, des *Portraits de femmes* par M. Sainte-Beuve, de l'Académie française, 1 vol. gr. in-8 jésus, semblable au volume que nous avons publié il y a quatre ans, et illustré de portraits inédits. . . . . 20 fr.

Ces volumes se complètent l'un par l'autre et se vendent séparément. Ils contiennent la fleur des *Causeries du Lundi*, des *Portraits littéraires* et des *Portraits de femmes*. Nous ne pouvions offrir à la gravure un cadre meilleur.

CORINNE

Par madame la baronne de Staël. Nouvelle édition, richement illustrée de 250 bois dans le texte, et de 8 grandes gravures sur bois, par Karl Girardet, Barrias, Staal, tirées à part. 1 magnifique vol. gr. in-8 jésus vélin, glacé. . . . . 10 fr.

LES MILLE ET UNE NUITS

Contes arabes, traduits par Galland, illustrés par MM. Francis, Baron, Wattier, etc., etc., revus et corrigés sur l'édition princeps de 1794, augmentés d'une dissertation sur les Mille et une Nuits, par le baron Silv. de Sacy. 1 vol. gr. in-8 de 1,100 pag. . . . . 15 fr.

LES MILLE ET UN JOURS

Contes persans, turcs et chinois, traduits par Pétis de la Croix, Cardanne, Caylus, etc. 1 magnifique vol. gr. in-8 jésus vélin. Edition illustrée de 403 dessins par nos premiers artistes. 15 fr.; net. . . . . 10 fr

ŒUVRES CHOISIES DE GAVARNI

Revues, corrigées et classées par l'auteur ; notices par MM. de Balzac, Th. Gautier, Léon Gozlan, Jules Janin, Alph. Karr. etc. 2 vol. gr. in-8, renfermant chacun 80 grandes vignettes. Prix de chaque vol. . . . 10 fr

Le Carnaval à Paris. — Paris le matin. — Les Étudiants. 1 vol.
La Vie de jeune homme. — Les Débardeurs. . . . . 1 vol.

COLLECTION DE 16 BEAUX VOLUMES ILLUSTRÉS

Grand in-8 raisin, à 10 fr.

charmante collection se distingue par un grand nombre de gravures sur bois dans le texte et hors texte, exécutées par les premiers artistes. *Jamais livres* édités à ce prix n'ont offert autant de belles illustrations.

Prix de la reliure des seize volumes ci-dessous :

Demi-reliure, maroquin, plats toile, doré sur tranche, le vol. 4 fr.

L'Homme depuis 5,000 ans, par S. Henry Berthoud, illustré d'un grand nombre de vignettes sur bois, gravées par les premiers artistes, d'après les dessins de Yan' Dargent. 1 vol.

Le Monde des Insectes, par S. Henry Berthoud, illustré d'un grand nombre de vignettes sur bois, gravées par les premiers artistes, d'après les dessins de Yan' Dargent. 1 vol.

Contes du docteur Sam, par S. Henry Berthoud, illustrés de gravures sur bois dans le texte et de grandes vignettes hors texte, par Staal. 1 vol.

Magasin des Enfants, ou Dialogues d'une sage Gouvernante avec ses élèves, par Mᵐᵉ Leprince de Beaumont, augmenté d'un Conte du même auteur. Édition revue et corrigée, d'après les plus anciennes et meilleures éditions, précédée d'une notice par Mᵐᵉ S. L. Belloc, illustré d'un grand nombre de gravures d'après les dessins de Staal. 1 beau vol.

Contes des Fées, par Perrault, Mᵐᵉ d'Aulnoy, Mᵐᵉ Leprince de Beaumont et Hamilton, illustrés par Staal et Bertall, contenant tous les contes devenus classiques et reconnus les modèles du genre; 1 très-beau vol.

L'Ami des Enfants, de Berquin, nouvelle édition, illustrée de dessins par Staal et Gérard Séguin. 1 vol.

Œuvres de Berquin. Sandford et Merton. — Le petit Grandisson. — Le Retour de Croisière. — Les Sœurs de Lait. — Les Joueurs. — Le Page. — L'Honnête Fermier, Nouvelle édition illustrée de nombreuses vignettes dessinées par Staal. 1 vol.

Robinson Suisse, par M. Wyss, avec la suite donnée par l'auteur, traduit de l'allemand par Mᵐᵉ Élise Voïart; précédé d'une Notice de Ch. Nodier. 1 vol. illustré de 200 vign.

Contes de Schmid, traduction de l'abbé Macker, la seule approuvée par l'auteur. 2 beaux vol. avec de nombreuses vignettes, d'après les dessins de G. Staal.

Les Animaux Historiques, par Octaire Fournier, suivis des Lettres sur l'intelligence et la perfectibilité des Animaux, par C. G. Leroy, et de *particularités curieuses extraites de Buffon.* 1 vol. illustré par Victor Adam.

Les Veillées du Château, ou Cours de morale à l'usage des enfants, par Mᵐᵉ la comtesse de Genlis. Nouvelle édition, illustrée de dessins par Staal. 1 volume.

Aventures de Robinson Crusoé, par D. de Foe, ill. par Grandville. 1 beau volume.

Voyages illustrés de Gulliver. 400 dessins par Grandville. 1 beau vol. papier glacé.

Le Don Quichotte de la Jeunesse, par Florian, illustré d'un grand nombre de vignettes, etc., d'après les dessins de Staal. 1 vol.

Fables de Florian, 1 vol. illustré par Grandville de 80 grandes gravures, 25 vignettes dans le texte.

L'illustration de Florian appartenait de droit au crayon qui venait de peindre avec tant de bonheur les bêtes de la Fontaine.

Découverte de l'Amérique, par J. H. Campe, précédée d'un Essai sur la vie et les ouvrages de l'auteur, par Ch. Saint-Maurice. 1 vol. ill. de 120 bois dans le texte et à part.

Œuvres complètes du comte Xavier de Maistre. Nouvelle édition. Expédition nocturne: le Lépreux de la Cité d'Aoste; Voyage autour de ma chambre; les Prisonniers du Caucase; la Jeune Sibérienne, avec une préface par M. Sainte-Beuve, illustrées avec le plus grand soin par Staal. 1 vol.

FABLES DE LA FONTAINE.

Illustrations de Grandville. 1 splendide vol. grand in-8 jésus, sur papier glacé, satiné, avec encadrement des pages et un sujet pour chaque fable. Édition unique par les soins qui y ont été apportés. . . . . . . 18 fr.

GRANDVILLE.

ALBUM de 120 sujets tirés des Fables de la Fontaine. 1 vol. gr. in-8. 6 fr.

ALBUM DES RÉBUS.

1 vol. petit in-4 illustré, relié en toile, tranche dorée. . . . . . 5 fr. 50

ŒUVRES DE TOPFFER

Albums formant chacun un grand volume jésus oblong à. . . . . . 7 fr. 50

Monsieur Jabot. . . . . . . 1 vol.	Monsieur Pencil. . . . . . . 1 vol.
Monsieur Vieux-Bois. . . . . . 1 vol.	Docteur Festus. . . . . 1 vol.
Monsieur Crépin. . . . . . . 1 vol.	Albert . . . . 1 vol.

Histoire de Cryptogame. . . . 1 vol.

On sait la vogue si méritée des albums de Topffer. Ces œuvres spirituelles et charmantes ont le privilége d'être admises dans tous les salons, d'y figurer sans ennuyer personne, d'amuser tous les âges, et de pouvoir être offertes aux dames, aux adolescents et même aux enfants.

PAUL ET VIRGINIE (ÉDITION V. LECOU),

Suivi de *la Chaumière indienne*, par BERNARDIN DE SAINT-PIERRE, nouvelle édition richement illustrée de 120 bois dans le texte, et de 14 gravures sur chine tirées à part. 1 vol. grand in-8 jésus. . . . . 7 fr. 50

PREMIERS VOYAGES EN ZIGZAG,

OU EXCURSIONS D'UN PENSIONNAT EN VACANCES DANS LES CANTONS SUISSES ET SUR
LE REVERS ITALIEN DES ALPES,

Par R. TÖPFFER. Magnifiquement illustrés, d'après les dessins de l'auteur, de 53 grands dessins par CALAME et d'un grand nombre de bois dans le texte; nouvelle édition. 1 vol. grand in-8 jésus, papier glacé satiné. 12 fr.

NOUVEAUX VOYAGES EN ZIGZAG

A LA GRANDE-CHARTREUSE, AU MONT BLANC, DANS LES VALLÉES D'HÉRENZ, DE
ZERMATT, AU GRIMSEL ET DANS LES ÉTATS SARDES,

Par R. TÖPFFER. Splendidement illustrés de 48 gravures sur bois tirées à part et de 320 sujets dans le texte, dessinés d'après les dessins originaux de Töpffer, par MM. CALAME, KARL GIRARDET, FRANÇAIS, DAUBIGNY, et gravés par nos meilleurs artistes. 1 volume grand in-8 jésus, papier glacé, satiné. . . . . 12 fr.
Ce second volume est le complément du premier.

LES NOUVELLES GENEVOISES,

Par TÖPFFER, illustrées, d'après les dessins de l'auteur, d'un grand nombre de bois dans le texte et de 40 hors texte, gravés par BEST, LELOIR, HOTELIN et RÉGNIER. 1 charmant vol. grand in-8 jésus. . . . . 12 fr

HISTOIRE DE PARIS,

Par TH. LAVALLÉE. 207 vues par CHAMPIN. 1 vol. gr. in-8 jésus. . . . 12 fr

HISTOIRE DE L'EMPIRE OTTOMAN

DEPUIS LES TEMPS LES PLUS ANCIENS JUSQU'A NOS JOURS,

Par M. THÉOPHILE LAVALLÉE. 1 magnifique volume grand in-8, accompagné de 18 belles gravures anglaises sur acier, représentant des scènes historiques, des vues, des portraits, etc. . . . . 15 fr.

LA NORMANDIE HISTORIQUE

Pittoresque et monumentale, par M. JULES JANIN, illustrée par MM. H. BELLANGÉ, GIGOUX, MOREL-FATIO, TELLIER, DAUBIGNY et J. NOEL. Troisième édition, revue et corrigée par l'auteur. 1 volume grand in-8, 15 francs; net. . . . . 12 fr

LA BRETAGNE HISTORIQUE

Pittoresque et monumentale, par JULES JANIN, illustré par H. BELLANGÉ, GIROUX, RAFFET, GUDIN, ISABEY, MOREL-FATIO, JULES NOEL et DAUBIGNY. Deuxième édition, revue et corrigée par l'auteur. 1 vol. grand in-8 jésus vélin, 15 fr. net. . . . . 12 fr

La *Normandie* et la *Bretagne* forment chacune un splendide volume grand in-4 jésus vélin et contiennent : de 140 à 180 gravures sur bois, imprimées dans le texte ; 20 belles vignettes; un beau portrait en pied de CORNEILLE, pour la *Normandie*, et de CHATEAUBRIAND, pour la *Bretagne*, gravés sur acier 12 types *normands* et *bretons*, imprimés en couleurs, de 4 planches d'armoiries tirées en couleurs, or et argent, par le même ; 2 cartes de la *Normandie* et de la *Bretagne*, gravées sur acier, coloriées.

DON QUICHOTTE DE LA MANCHE

Traduction nouvelle, précédée d'une notice sur la vie et les ouvrages de l'auteur, par Louis Viardot, orné de 800 dessins par Tony Johannot. 1 vol. gr. in-8 jésus, 20 fr.; net. . . . . 15 fr.

PHYSIOLOGIE DU GOUT

Par Brillat-Savarin; illustrée par Bertall. 1 beau vol. in-8, illustré d'un grand nombre de gravures sur bois intercalées dans le texte, et de 8 sujets gravés sur acier, par Ch. Geoffroy. . . . . 8 fr

HISTOIRE PITTORESQUE DES RELIGIONS

Doctrines, Cérémonies et Coutumes religieuses de tous les peuples du monde, par F. T. B. Clavel; ill. de 29 gravures sur acier. 2. vol. gr. in-8 20 fr.; net. . . . . 12 fr. 50

VOYAGE ILLUSTRÉ DANS LES CINQ PARTIES DU MONDE

Par Adolphe Joanne. 1 vol. in-folio (format de l'*Illustration*), illustré d'environ 700 gravures . . . . 15 fr.

TABLEAU DE PARIS

Par Edmond Texier; ouvrage illustré de 1,500 gravures, d'après les dessins de Blanchard, Cham, Champin, Forest, Français, Gavarni, etc. 2 vol. in-folio, du format de l'*Illustration*, 30 fr.; net. . . . . 20 fr.

CHANTS ET CHANSONS POPULAIRES DE LA FRANCE

Nouvelle édition *avec musique*, illustrée de 339 belles gravures sur acier, d'après MM. E de Beaumont, Daubigny, Dubouloz, E. Giraud, Meissonnier, Pascal, Staal, Steinheil, Trimolhet, gravées par les meilleurs artistes, et augmentée de la *Marseillaise*, notice par A. de Lamartine. 3 vol. gr. in-8, 54 fr.; net. . . . . 36 fr.

CHANTS ET CHANSONS POPULAIRES DES PROVINCES DE FRANCE (4° VOLUME.)

Notices par Champfleury. Accompagnement de piano par J. B Wekerlin. Illustrations par Bida, Courbet, Jacques, etc., etc. Paris, 1860. 1 vol. gr. in-8 . . . . 12 fr.
—— LE MÊME OUVRAGE, sans notes et sans musique, avec addition de plus de 800 chansons. Nouvelle édit. ornée des mêmes gravures. 2 beaux vol. gr. in-8, prix de chaque volume. . . . . 11 fr.

LES CONTES DROLATIQUES

Colligez es abbayes de Touraine et mis en lumières par le sieur de Balzac, pour l'esbattement des pantagruélistes et non aultres. Edition illustrée de 425 dessins par Gustave Doré. 1 magnifique vol. in-8, papier vélin, glacé, satiné, 12 fr.; net. . . . . 10 fr
Reliure toile, non rogné. . . . . 1 fr. 50

ENCYCLOPEDIANA

Recueil d'anecdotes anciennes, modernes et contemporaines, etc., édition illustrée de 120 vignettes. 1 vol. in-8 de 840 pages. . . . . . . 4 fr. 50

UN MILLION DE FAITS

Aide-mémoire universel des sciences, des arts et des lettres, par MM. J. Aicard, Desportes, Léon Lalanne, Ludovic Lalanne, Gervais, A. le Pileur, Ch. Martins, Ch. Vergé et Jung. 1 fort vol. portatif, petit in-8 de 1,720 col., orné de gravures sur bois. 12 fr.; net. . . . . 9 fr.

COLLECTION D'OUVRAGES ILLUSTRÉS POUR LES ENFANTS

Jolis volumes grand in-18 anglais à 3 fr.

Reliés en toile, dorés sur tranche, 4 fr. 50 c.

CHAQUE VOLUME FORME UN TOUT COMPLET SANS TOMAISON, ET SE VEND SÉPARÉMENT

Le Livre du premier âge illustré. 1 fort vol. in-18 orné de 250 gravures environ.

Abrégé de l'Ami des enfants et des adolescents, par BERQUIN, illustré de bois dans le texte. 1 vol.

Sandford et Merton, par BERQUIN. Nouvelle édition illustrée d'un grand nombre de vignettes sur bois intercalées dans le texte, dessinées par STAAL. 1 vol.

Le Petit Grandisson, etc., etc., par BERQUIN. Nouvelle édition, illustrée d'un grand nombre de vignettes sur bois intercalées dans le texte, dessinées par STAAL. 1 vol.

Théâtre choisi de Berquin. Illustré de vignettes sur bois intercalées dans le texte. 1 vol.

Contes des Fées, de PERRAULT, M⁰ᵉ D'AULNOY, etc., illustrés de gravures dans le texte. 1 vol.

Contes de Schmid, illustrés de gravures dans le texte. 4 vol.

Paul et Virginie, suivi de la Chaumière indienne, par BERNARDIN DE SAINT-PIERRE, illustrés de vignettes par BERTALL et DEMARLE. 1 vol.

Aventures de Télémaque, par FÉNELON, avec des notes géographiques et littéraires et les Aventures d'Aristonoüs. 8 gravures. 1 vol.

Fables de la Fontaine, avec des notes philologiques et littéraires, par M. FÉLIX LEMAISTRE, et illustrées de 8 gravures. 1 vol.

Mes Prisons, suivi des Devoirs des hommes, par SILVIO PELLICO; traduction nouvelle par le comte H. DE MESSET, revue par le vicomte ALBAN DE VILLENEUVE. 6 grav. 1 vol.

Le Langage des Fleurs. Édition de luxe, ornée de gravures entièrement nouvelles, coloriées avec le plus grand soin, avec un texte remarquable d'AIMÉ MARTIN, sous le nom de CHARLOTTE DE LA TOUR. 1 vol.

Contes et scènes de la vie de famille, dédiés aux enfants, par Mᵐᵉ DESBORDES-VALMORE, illustrés de nombreuses vignettes. 2 vol.

Le Magasin des Enfants, par Mᵐᵉ LE PRINCE DE BEAUMONT. 2 vol. illustrés d'un grand nombre de vignettes.

Choix de Nouvelles, tirées de Mᵐᵉ DE GENLIS et de BERQUIN, suivies de nouvelles instructives et amusantes par Mᵐᵉ ADAM-BOISGONTIER. 1 vol. orné de vignettes.

Lettres choisies de madame de Sévigné, accompagnées de notes explicatives sur les faits et les personnages du temps et précédées d'observations littéraires par M. SAINTE-BEUVE. 1 vol.

Œuvres complètes du comte Xavier de Maistre. Nouvelle édition. L'Expédition nocturne, le Lépreux de la Cité d'Aoste, Voyage autour de ma chambre, les Prisonniers du Caucase, la Jeune Sibérienne, avec une Préface par M. SAINTE-BEUVE. 1 vol.

Alphabet français, nouvelle méthode de lecture en 80 tableaux, illustré de 25 gravures, par Mᵐᵉ DE LANSAC. 1 vol.

60,000 VOLUMES COMPLETS DE L'ILLUSTRATION

DIVISÉS EN 4 CATÉGORIES DE PRIX

1° Volumes isolés : 3, 8, 9, 10, 13, 17, 18, 19, 20, 22, 25, 26, 27, 28, 29, 30, 31, 32, 33, 34, à. . . . . 10 fr

2° Série de 21 volumes, 25 à 45 inclusivement, contenant les *guerres de Crimée, des Indes, de la Chine, d'Italie, du Mexique*, etc. Au lieu de 18 fr. le vol.; net. . . . . 16 fr.

3° Les collections complètes dont il ne nous reste plus qu'un petit nombre d'exemplaires, restent fixées au même prix que précédemment, 46 volumes; chacun. . . . . 18 fr.

4° A partir du tome 41 et les suivants, nous sommes *exclusivement chargés, en vertu d'un traité*, de la vente des volumes composant cette nouvelle série. Prix de chaque tome . . . . 18 fr.

COURS ÉLÉMENTAIRE D'HISTOIRE NATURELLE

A l'usage des Lycées et des Maisons d'éducation, rédigé conformément au programme de l'Université. Le cours comprend :

Zoologie, par M. MILNE-EDWARDS, membre de l'Institut, professeur au Jardin des Plantes.

Botanique, par M. A. DE JUSSIEU, de l'Institut, professeur au Jardin des Plantes.

Minéralogie et Géologie, par M. F. S. BEUDANT, de l'Institut, inspecteur général des études. 3 forts vol. in-12 ornés de plus de 2,000 figures intercalées dans le texte. Chaque vol. se vend séparément.. . . . . **6 fr.**

TRAITÉ DE CHIMIE APPLIQUÉE AUX ARTS

Par M. DUMAS, sénateur, ancien ministre, membre de l'Académie des sciences et de l'Académie de médecine, etc 8 vol. in-8 et 2 atlas in-4. édition de Liége, introduite en France avec l'autorisation de l'auteur.. . . . . **150 fr.**

Cet ouvrage, dont l'édition française est aujourd'hui totalement épuisée et que recommande si puissamment le nom de M. Dumas, fait autorité dans la science. Il est indispensable aux industriels comme aux savants. C'est un livre essentiellement pratique, où les fabricants puiseront les plus utiles notions sur toutes les applications de la chimie. Le traité de M. Dumas a jeté une vive lumière sur cet intéressant sujet, et son succès est aujourd'hui européen.

COURS ÉLÉMENTAIRE DE MÉCANIQUE THÉORIQUE ET APPLIQUÉE

A l'usage des Facultés, des établissements d'enseignement secondaire, des écoles normales et des écoles industrielles, par M. DELAUNAY, de l'Institut, ingénieur des Mines, professeur à la Faculté des sciences de Paris, etc. 1 vol. in-18 jésus, illustré de 540 fig. dans le texte. 5ᵉ édit. . . . . . **8 fr.**

TRAITÉ DE MÉCANIQUE RATIONNELLE

Contenant les éléments de mécanique exigés pour l'admission à l'École polytechnique et toute la partie théorique du cours de mécanique et machines de cette école, par M. CH. DELAUNAY, de l'Institut, professeur à l'École polytechnique et à la Faculté des sciences de Paris. 4ᵉ édit. 1 vol. in-8. **8 fr.**

COURS ÉLÉMENTAIRE D'ASTRONOMIE

Concordant avec les articles du programme officiel pour l'enseignement de la cosmographie dans les lycées, par LE MÊME. 1 vol. in-18 jésus, illustré de planches en taille-douce et de vignettes dans le texte. 3ᵉ édit. . . . **7 fr. 50**

COURS ÉLÉMENTAIRE THÉORIQUE ET PRATIQUE D'ARBORICULTURE

Comprenant l'étude des pépinières d'arbres et d'arbrisseaux forestiers, fruitiers et d'ornements, celle des plantations d'alignement forestières et d'ornement, la culture spéciale des arbres à fruits à cidre, et de ceux à fruits de table, précédé de quelques notions d'anatomie et de physiologie végétales ; par M. A. DU BREUIL, professeur d'agriculture et de sylviculture, chargé du cours d'arboriculture au Conservatoire impérial des Arts et métiers, membre de la Société d'horticulture de France, correspondant de la Société d'agriculture de France, etc. Cinquième édition, considérablement augmentée. 1 très-fort vol. in-18 jésus, illustré de 811 figures dans le texte et de 5 planches gravées sur acier. Publié en deux parties. 12 fr.

Ouvrage approuvé par l'Université, couronné par les Sociétés d'horticulture de Paris, de Rouen et de Versailles.

INSTRUCTION ÉLÉMENTAIRE POUR LA CONDUITE DES ARBRES FRUITIERS

Greffe. — Taille. — Restauration des arbres mal taillés ou épuisés par la vieillesse. — Culture, récolte et conservation des fruits, par DUBREUIL. Ouvrage destiné aux jardiniers, aux élèves des fermes-écoles et des écoles normales. 1 vol. in-18 jésus illustré de fig. dans le texte. 6ᵉ édit.   2 fr. 50

MANUEL D'ARBORICULTURE DES INGÉNIEURS

Plantations des alignements forestiers et d'ornement. — Boisement des dunes, etc., etc., par DUBREUIL, illustré d'un grand nombre de gravures sur bois. 1 vol. gr. in-18. . . . . 3 fr. 50

CULTURE PERFECTIONNÉE ET MOINS COUTEUSE DU VIGNOBLE

Par A. DUBREUIL. 1 vol. gr. in-18 jésus. . . . . 3 fr. 50

COURS ÉLÉMENTAIRE D'AGRICULTURE

Destiné aux élèves des écoles d'agriculture et des écoles normales primaires, aux propriétaires et aux cultivateurs, par MM. GIRARDIN, correspondant de l'Institut, professeur, et DU BREUIL, 2 forts vol. in-18 jésus, illustrés de 842 fig. dans le texte. 3ᵉ édition   . . . . 16 fr.

ÉLÉMENTS DE BOTANIQUE

PREMIÈRE PARTIE : Organographie, par M. PAYER, de l'Institut, professeur de botanique à la Faculté des sciences et à l'École normale supérieure. 1 vol. gr. in-18, avec 668 fig. intercalées dans le texte.. . . . . 5 fr.

NOUVELLE FLORE FRANÇAISE

Descriptions succinctes et rangées par tableaux dichotomiques des plantes qui croissent spontanément en France et de celles qu'on y cultive en grand avec l'indication de leurs propriétés et de leurs usages en médecine, en hygiène vétérinaire, dans les arts et dans l'économie domestique, par M. GILLET, vétérinaire principal de l'armée, et par M. J. H. H. MAGNE, professeur de botanique à l'École d'Alfort. 1 beau vol. gr. in-18 jésus orné de 97 planches comprenant plus de 1,200 fig. Prix. . . . . 8 fr.

MANUEL DE GÉOLOGIE ÉLÉMENTAIRE

Ou changements anciens de la terre et de ses habitants, tels qu'ils sont démontrés par les monuments géologiques, par sir CH. LYELL, membre de la Société royale de Londres, traduit de l'anglais par M. HUGARD, 2 forts vol. in-8, illustrés de 720 fig. 20 fr.
—— Supplément au Manuel de géologie.. . . . . 1 fr. 25

GÉOLOGIE APPLIQUÉE

Ou traité du gisement et de l'exploitation des minéraux utiles, par M. A. BURAT, ingénieur, professeur de géologie et d'exploitation des mines à l'École centrale des arts et manufactures. 4ᵉ édition divisée en deux parties : — *Géologie* ; — *Exploitation*. 2 forts vol. in-8 illustrés. . . . . 20 fr.

COURS ÉLÉMENTAIRE DE CHIMIE

Par M. V. REGNAULT, de l'Institut, directeur de la Manufacture impériale de Sèvres, professeur au Collège de France et à l'École polytechnique. 4 vol. in-18 jésus, ornés de 700 figures dans le texte. 5ᵉ édition. . . . . . 20 fr.

PREMIERS ÉLÉMENTS DE CHIMIE

l'usage des Facultés, des établissements d'enseignement secondaire, des écoles normales et des écoles industrielles, par M. V. REGNAULT. In-18 jésus, illustré d'un grand nombre de figures dans le texte. . . . . 5 fr.

COURS COMPLET DE MÉTÉOROLOGIE

De L. F. Kaemtz, professeur de physique à l'Université de Hall, traduit et annoté par Ch. Martens, professeur agrégé d'histoire naturelle à la Faculté de médecine de Paris, avec un appendice contenant la représentation graphique des tableaux numériques, par L. Lalanne, ingénieur 1 fort vol de plus de 500 pages, gr. in-18 jésus, orné de figures. . . . . 8 fr

GUIDE DU SONDEUR

Ou traité théorique et pratique des sondages, par MM. Degousée et Ch. Laurent, ingénieurs civils, fabricants d'équipages de sonde, entrepreneurs de sondages. 2ᵉ édition, composée de 2 forts vol. in-8, avec un grand nombre de gravures sur bois intercalées dans le texte, et accompagnés d'un Atlas de 62 pl gravées sur acier, représentant un très-grand nombre de figures, d'outils, coupes de terrains, etc. Prix des 2 vol. brochés et de l'atlas cartonné. . . . . 30 fr.

TRAITÉ ÉLÉMENTAIRE DES CHEMINS DE FER

Par Aug. Perdonnet, ancien élève de l'Ecole polytechnique, directeur de l'Ecole impériale centrale des arts et manufactures. 3ᵉ édit., revue, corrigée et considérablement augmentée, 4 très-forts vol. in-8 avec 1,100 fig. sur bois et sur acier, cartes, tableaux, etc. . . . . 70 fr.

Un ouvrage complet et spécial avait jusqu'à ce jour manqué aux ingénieurs et aux personnes qui s'occupent de chemins de fer. Beaucoup, et des plus compétents, ont écrit sur cette matière ; mais chacun traitait d'une partie séparée de cette grande industrie ; tel s'était attaché spécialement aux travaux d'art, tel autre au matériel, etc., et personnne n'avait tenté de résumer sous une forme compacte ce travail de chacun. M. Perdonnet, qui joint aux connaissances théoriques les plus étendues une très-grande pratique industrielle et administrative des chemins de fer, a pensé qu'un livre qui pourrait être lu par le public, et qui en même temps fournirait aux ingénieurs des renseignements qu'il leur serait à peu près impossible de se procurer ailleurs, serait une chose utile pour combler cette lacune.

Telle est l'importance de ce livre si impatiemment attendu du public, et auquel rien n'a manqué, ni les peines de l'auteur, ni les sacrifices des éditeurs, pour arriver à faire une œuvre consciencieuse.

MANUEL DU CAPITALISTE.

Ou Comptes faits des intérêts à tous les taux, pour toutes sommes, de 1 jusqu'à 366 jours, ouvrage utile aux négociants, banquiers, commerçants de tous les états, trésoriers, receveurs généraux, comptables, aux employés des administrations de finances et de commerce et à tous les particuliers, par Bonnet, ancien caissier de l'Hôtel des Monnaies de Rouen, auteur du *Manuel monétaire*, Nouvelle édition, augmentée d'une Notice sur l'intérêt, l'escompte, etc., par M. Joseph Garnier, professeur à l'École supérieure du Commerce et à l'École impériale des Ponts et Chaussées ; revue, pour les calculs, par M. X. Rymkiewicz, calculateur au Crédit foncier. 1 vol. in-8. . . . . 6 fr.

Ce livre, éminemment commode pour les opérations financières, qui ont pris une si grande extension, est devenu, par le soin extrême donné à sa révision, et par les excellentes additions et corrections qu'on y a faites, un ouvrage de première utilité pour tous les comptables, tous les négociants, tous les banquiers, toutes les administrations financières. Aussi est-il recherché et demandé avec le plus vif empressement.

MANUEL DES FONDS PUBLICS ET DES SOCIÉTÉS PAR ACTIONS.

Par A. Courtois fils, membre de la Société libre d'économie politique de Paris. 5ᵉ édition, entièrement refondue. 1 fort volume grand in-18 jésus, de 750 pages. . . . . 7 fr. 50

ANNUAIRE DE LA BOURSE ET DE LA BANQUE.

Guide universel des capitalistes et des actionnaires, par une Société de juris-
consultes et de financiers, sous la direction de M. A. F. DE BIRIEUX, avocat,
rédacteur principal. 4 vol. in-12, 20 fr.; net . . . . 5 fr.

ÉTUDE SUR LA CIRCULATION ET LES BANQUES

Par M. ALFRED SUDRE. 1 vol. grand in-18. . . . . 3 fr. 50

ÉTUDES POUR TOUS DES VALEURS DE BOURSE

Par É. PRUDHAN. Janvier à juin 1865, 1 vol. in-18. . . . . 2 fr

VIGNOLE. — TRAITÉ ÉLÉMENTAIRE PRATIQUE D'ARCHITECTURE,

ou étude des cinq ordres, d'après JACQUES BAROZZIO DE VIGNOLE. Ouvrage divisé en 72 planches, comprenant les cinq ordres, avec l'indication des om-
bres nécessaires au lavis, le tracé des frontons, etc., et des exemples relatifs aux ordres; composé, dessiné et mis en ordre par J. A. LEVEIL,
architecte, ancien pensionnaire du roi à Rome, et gravé sur acier par
HIBON. 1 vol. in-4. 10 fr.

Le beau travail de M. Leveil est le plus complet, le mieux exécuté, en même
temps que le plus exact qu'on ait publié jusqu'ici d'après BAROZZIO DE VIGNOLE. Les
planches se distinguent par une élégance et un fini remarquables. Elles sont d'ailleurs plus nombreuses que dans les autres traités sur la matière. Le texte, au lieu
d'être groupé en tête de l'ouvrage, se trouve au bas des pages auxquelles il s'applique; ce qui en rend l'usage infiniment plus commode et plus facile.

OUVRAGES DE M. JOSEPH GARNIER

Professeur d'économie politique à l'École impériale des ponts et chaussées,
secrétaire perpétuel de la Société d'économie politique, etc.

ÉCONOMIE POLITIQUE, FINANCES, etc.

Traité d'Économie politique. Exposé
didactique des principes et des applications de cette science et de l'organisation économique de la Société —
Adopté dans plusieurs Écoles ou Uni-
versités. — Cinquième édition, considérablement augmentée. 1 très-fort
vol. grand in-18. . . . . 7 fr.

Traité de finances. — L'impôt, son
assiette, ses effets économiques et
moraux — Catégories et espèces diverses d'impôts. — Les Emprunts et le
Crédit public. — Les Dépenses publiques et les attributions de l'État. —
Les Réformes financières. — L'Impôt
et la Misère. — Notes historiques et
documents. 2ᵉ édition, considérablement augmentée. 1 vol. grand in-18.
. . . . 3 fr. 50

Notes et petits Traités, faisant suite
au Traité d'économie politique, et
contenant

**Éléments de Statistique et Opuscu-
les divers,** *faisant suite aux Traités
d'Économie politique et de Finances.*
2ᵉ édition, considérablement augmentée.
1 fort vol. grand-18 jésus. . 4 fr. 50

Ces cinq ouvrages constituent un
Cours complet d'études pour les ques-
tions qu'embrasse l'économie politique; ils sont devenus classiques et
font autorité dans la science.

« Un style à la fois ingénieux, simple et correct, un esprit droit et pé-
nétrant, un savoir sérieux et fort
étendu, un juste respect pour l'autorité
des maîtres, toutes ces qualités ont
valu à ses publications un succès
mérité... L'économie politique est aujourd'hui une science faite. M. Joseph
Garnier aura beaucoup contribué à ce
résultat, après J. B. Say, par l'ordre,
la méthode et les perfectionnements
qu'il a introduits dans l'exposé des
théories et dans les démonstrations
par la justesse des analyses, par la
précision des termes et par le soin rigoureux qu'il a mis à s'en servir, toujours dans le même sens. »
(Rapport de M. H. Passy, à l'Académie des
sciences morales et politiques.)

ENSEIGNEMENT COMMERCIAL

**Traité complet d'Arithmétique, théo-
rique et appliquée au Commerce, à
la Banque, aux Finances, à l'Industrie,**
contenant un recueil de Problèmes
avec les Solutions, Cours professé à
l'École supérieure du Commerce. —
Nouvelle édition, avec *figures* et très-

considérablement augmentée. 1 très-fort vol. in-8 . . . . 7 fr. 50

Ouvrage essentiellement utile à tous ceux qui s'occupent d'affaires, et à tous les jeunes gens qui se destinent aux carrières financières, commerciale, industrielles, agricoles, maritimes.

Traité des Mesures métriques (Mesures. — Poids. — Monnaies.). Exposé succinct et complet du système français métrique et décimal; avec une notice historique, et *gravures* intercalées dans le texte. 1 vol. in-18. 75 c.

ŒUVRES DE ED. MENNECHET

Matinées Littéraires. Cours complet de littérature moderne. Troisième édition. 4 vol. grand in-18. 14 fr.

Nous n'entreprendrons point ici l'éloge du dernier ouvrage de M. Ed. Mennechet. Quelle louange pourrions-nous en faire qui parlât plus haut que le succès éclatant des leçons dont ce livre offre le recueil? Ces leçons offrent un ensemble intéressant et varié qui instruit et amuse à la fois le lecteur. Ce livre mérite l'at-tention de tous ceux qui désirent connaître l'histoire de la littérature moderne.

Histoire de France, depuis la fondation de la monarchie. 2 volumes grand in-18 jésus . . . . 7 fr.

Ouvrage dédié aux pères de famille et couronné par l'Académie française.

Cours de lecture à haute voix. 1 vol. in-18 broché . . . . 3 fr.

BIBLIOTHÈQUE LATINE-FRANÇAISE
PUBLIÉE PAR M. C. L. F. PANCKOUCKE
CHAQUE AUTEUR SE VEND SÉPARÉMENT

Au lieu de 7 fr. . . . . 3 fr. 50 c. le vol.

Papier des Vosges, non mécanique, caractères neufs.

PREMIÈRE SÉRIE

Œuvres complètes de Cicéron, traduites en français. 36 vol. in-8.

Les *Œuvres complètes de Cicéron*, publiées au prix de 7 fr. le volume, ont été jusqu'ici d'une acquisition difficile. Nous avons pensé en assurer le débit et les rendre accessibles à tous les amateurs de la belle et grande latinité, au moyen d'un rabais considérable sur le prix de l'ouvrage. Les *Œuvres de Cicéron* doivent figurer au premier rang dans la bibliothèque de tout homme lettré; mais beaucoup d'acheteurs reculaient devant une acquisition très-coûteuse. En faciliter l'achat et le rendre désirable par l'attrait du bon marché est donc une combinaison qui ne peut manquer de réussir — Cette édition est celle de la Bibliothèque Panckoucke.

Œuvres complètes de Tacite, traduites en français. 7 vol. in-8.

Tacite, signalé par Racine comme le plus grand peintre de l'antiquité, est un des auteurs latins qu'on recherche le plus, et dont les œuvres sont d'un débit constant et assuré. Cette édition est fort estimée, soit pour la traduction, soit pour la correction du texte.

Œuvres complètes de Quintilien, traduites en français, 6 vol. in-8.

Les *Œuvres de Quintilien* font loi en matière de critique comme en matière d'éducation. Elles s'adressent donc à un grand nombre de lecteurs.

Justin, traduction nouvelle par MM. J. PIERROT, ex-proviseur du collége Louis-le-Grand, et BOITARD, avec une notice par M. LAYA. 2 vol.

Florus, traduction nouvelle par M. RAGON, professeur d'histoire, avec une Notice par M. VILLEMAIN, de l'Académie française. 1 vol.

Velleius Paterculus, traduction nouvelle par M. DESPRÉS. 1 vol.

Valère Maxime, traduction nouvelle par M. FRÉMION, professeur au lycée Charlemagne. 3 vol.

Pline le Jeune, traduction nouvelle de SACY, revue et corrigée par M. J. PIERROT. 3 vol.

Juvénal, traduction de M. DUSAULX, revue par M. J. PIERROT. 2 vol.

Ovide, *Métamorphoses*, par M. GROS, inspecteur de l'Académie. 3 vol.

Valerius Flaccus, traduit pour la première fois en prose par M. CAUSSIN DE PERCEVAL, membre de l'Institut. 1 vol.

Stace, traduction nouvelle, 4 vol. :
Tome 1, *Silves*, par MM. Rinn, professeur au collége Rollin, et Achaintre.
Tomes 2, 3, 4. La *Thébaïde*, par MM. Achaintre et Boutteville.
L'*Achilléide*, par M. Boutteville.

Phèdre, traduction nouvelle par M. E Panckoucke. — Avec un *fac-simile* du manuscrit découvert à Reims, par le P. Sirmond, en 1608. 1 vol.

SECONDE SÉRIE, 33 VOLUMES A 7 FR. 50

Les ouvrages suivants nous restent en nombre, 7 fr. 50; net, 3 fr. 50

Les auteurs désignés par un * sont traduits pour la première fois en français
Aulu-Gelle et Sulpice Sévère ne se vendent pas séparément.

Poetæ Minores : Arborius*, Calpurnius, Euchéria*, Gratius Faliscus, Lupercus Servasius*, Nemesianus, Pentadius*, Sabinus*, Valerius Cato*, Vestritius Spurinna* et le *Pervigilium Veneris*; traduction de M. Cabaret-Dupaty, 1 vol.

Jornandès, traduct. de M. Savagner, professeur d'histoire en l'Université. 1 vol.

Censorinus*, traduction de M. Mangeart, ancien professeur de philosophie; — **Julius Obsequens, Lucius Ampellius***, traduction de M. Verger, 1 vol.

Ausone, traduction de M. E. F. Corpet. 2 vol.

Pomponius Mela, Vibius Sequester*, **Ethicus Ister***, **P. Victor***, traduction de M. Louis Baudet, professeur. 1 vol.

R. Festus Avienus*. Cl. Rutilius Numatianus, etc., traduction de MM. Eug. Despois et Ed. Saviot, anciens élèves de l'École normale. 1 vol.

Varron, *Économie rurale*, traduction, de M. Rousselot, professeur. 1 vol.

Eutrope, Messala Corvinus*. Sextus Rufus, traduction de M. N. A. Dubois professeur. 1 vol.

Palladius, *Économie rurale*, traduct. de M. Cabaret-Dupaty, professeur. 1 vol.

Histoire Auguste. 3 vol.

C. Lucilius, traduction de M. E. F. Corpet; — **Lucilius Junior, Saleius Bassus, Cornelius Severus, Avianus***, **Dionysius Caton**, traduction de M. Jules Chenu. 1 vol.

Sextus Pompeius Festus, traduction de M. Savagner. 2 vol.

S. J. Solin*, traduction de M. Alph Agnant, élève de l'École normale, agrégé des classes supérieures. 1 vol.

Vitruve, *Architecture*, avec de nombreuses figures pour l'intelligence du texte; traduction de M. Ch. de Maufras, professeur au collége Rollin. 2 vol.

Sextus Aurelius Victor, traduction de M. N. A. Dubois, professeur. 1 vol.

Pline l'Ancien. *Histoire naturelle*, traduction française, par Ajasson de Grandsagne. 20 vol. (presque épuisé. Il ne reste plus que quelques exemplaires), par exception, au lieu de 7 fr., le vol., net . . . . 4 fr.

N. B. Il existe encore dans nos magasins trois ou quatre collections complètes de la Bibliothèque latine, composée de 211 volumes au prix de 1,500 fr. net . . . . **1,200 fr.**

Un certain nombre des ouvrages composant la collection, étant épuisés, ne figurent pas sur le Catalogue. Comme il nous rentre de temps en temps des volumes, et que nous sommes disposés à faire l'acquisition de ceux qu'on vient nous offrir, on peut toujours nous adresser des demandes pour les ouvrages mêmes qui ne sont pas indiqués ici.

COLLECTION FORMAT IN-24 JÉSUS (ANCIEN IN-12)

PUBLIÉE SOUS LA DIRECTION DE M. LEFÈVRE

Prix de chaque volume, fr. 50 c.

Plaute. Son théâtre, trad. de M. Naudet, de l'Académie des inscriptions et belles-lettres. 4 vol.

Tacite, trad. de Dureau de la Malle, revue et corrigée, augmentée de la vie de Tacite, des suppléments de Brottier. 3 vol.

Pline l'Ancien. L'Histoire des Animaux traduction de Guéroult, augmentée de sommaires et de notes nouvelles. 1 vol. de près de 700 pages.

Morceaux extraits de Pline le Naturaliste, traduction de Guéroult, augmentée de sommaires et de notes nouvelles. 1 vol.

Q. Horatii Flacci, Opera omnia, recensione Joannis Gasparis Orelli. 1 vol, in-24, édition Lefèvre, 1851. 4 fr.
Édition remarquable par l'exécution typographique et la correction du texte.

BIBLIOTHÈQUE LATINE-FRANÇAISE

—

RÉIMPRESSION DES CLASSIQUES LATINS DE LA COLLECTION PANCKOUCKE

46 volumes sont en vente, format grand in-18 jésus

TRADUCTIONS REVUES ET REFONDUES AVEC LE PLUS GRAND SOIN

Ces réimpressions, si bien accueillies du public, se poursuivent activement. 44 volumes sont maintenant en vente, et plusieurs autres sont sous presse ou en préparation. Le succès de cette collection est aujourd'hui avéré. Belle impression, joli papier, correction soignée, révision intelligente et sérieuse, rien n'a été négligé pour recommander nos éditions aux amis de la bonne littérature. La modicité du prix, jointe aux avantages d'une bonne exécution, fait rechercher nos classiques avec prédilection.

VOLUMES A 4 FR. 50

Œuvres complètes de Virgile, traduites en français (traduction de la collection Panckoucke). Nouvelle édition, refondue par M. Félix Lemaistre, et précédée d'une étude sur Virgile par M. Sainte-Beuve. 1 fort vol.

Confessions de saint Augustin, avec la traduction française d'Arnauld d'Andilly, revue avec le plus grand soin et adaptée pour la première fois au texte latin, par M. Charpentier, inspecteur de l'Académie de Paris. 1 vol.

Les Métamorphoses d'Ovide. Traduction française de Gros, refondue par M. Cabaret-Dupaty, professeur de l'Université, auteur d'ouvrages classiques, et précédée d'une Notice sur Ovide par M. Charpentier. Edition complète en 1 vol.

Les Comédies de Térence, traduction nouvelle par Victor Bétolaud, docteur ès lettres de la Faculté de Paris, ancien professeur de l'Université, traducteur d'*Apulée*. 1 fort vol. de 750 pag.

César, *Commentaires sur la guerre des Gaules et sur la guerre civile*, traduit par M. Artaud. Nouvelle édition, revue par M. Félix Lemaistre, et précédée d'une notice par M. Charpentier. 1 vol.

Claudien, œuvres complètes. 1 vol. Traduit par M. Héguin de Guerle.

VOLUMES A 3 FR. 50

Œuvres complètes d'Horace, traduites en français, nouvelle édition enrichie de notes explicatives, accompagnée du texte latin, précédée d'une étude sur Horace, par H. Rigault, 1 vol.

Œuvres complètes de Salluste, avec la traduction française de du Rozoir, revue par MM. Charpentier, inspecteur de l'Académie de Paris, et Félix Lemaistre; précédées d'un nouveau travail sur Salluste, par M. Charpentier. 1 vol.

Œuvres complètes de Quinte-Curce, avec la traduction française de la collection Panckoucke, par MM. Auguste et Alphonse Trognon. Nouvelle édition, revue avec le plus grand soin par M. E. Pessonneaux, professeur au Lycée Napoléon. 1 vol.

Œuvres de Suétone, traduction française de La Harpe, refondue par M. Cabaret-Dupaty, professeur de l'Université, auteur de divers ouvrages classiques. 1 vol.

Œuvres complètes de Tite-Live, traduites par MM. Liez, Dubois, Verger et Corpet. Nouvelle édition, revue par E. Pessonneaux, Blanchet et Charpentier, et précédée d'une *Étude* sur Tite Live, par M. Charpentier. 6 vol.

Œuvres complètes de Sénèque le philosophe. Nouvelle édition, revue par MM. Charpentier et Félix Lemaistre. 4 vol.

Œuvres complètes de Juvénal et de Perse, suivies des fragments de *Turnus* et de *Sulpicia*, traduction de Dussaulx. Nouvelle édition, revue avec le plus grand soin par MM. Jules Pierrot et Félix Lemaistre. 1 vol.

Œuvres complètes de Justin. Abrégé de l'Histoire universelle de Trogue Pompée, traduction française par MM. Jules Pierrot et E. Boitard. Edition soigneusement revue par M. Pessonneaux. 1 vol.

Œuvres d'Ovide. Les Amours, l'Art d'Aimer, etc. Nouvelle édition, revue par M. Félix Lemaistre, et précédée d'une *Étude sur Ovide et la Poésie amoureuse* par M. Jules Janin. 1 vol.

— **Les Fastes, les Tristes**, nouvelle édition, revue par M. Pessonneaux. 1 v.

Œuvres complètes de Lucrèce, avec la traduction française de Lagrange, revue par M. Blanchet, professeur de rhétorique au lycée de Strasbourg. 1 vol.

Œuvres complètes de Pétrone, traduites par M. Héguin de Guerle, ancien inspecteur de l'académie de Lyon. 1 vol.

Œuvres complètes d'Apulée, traduites en français par Victor Bétolaud, docteur ès lettres de la faculté de Paris, ancien professeur de l'Université, etc. 2 vol.

Catulle, Tibulle et Properce, traduits par Héguin de Guerle, Valatour et Genouille. Nouvelle édition, revue par M. Valatour. 1 vol.

Œuvres complètes d'Aulu-Gelle. Nouvelle édition, revue par MM. Charpentier et Blanchet. 2 vol.

Œuvres complètes de Tacite. Traduction de Dureau de la Malle, revue par M. Charpentier. 2 vol.

Pline le Jeune, Lettres trad. par M. Cabaret-Dupaty. 1 vol.

Tragédies de Sénèque. Traduction française par E. Greslou. Nouvelle édition revue par M. Cabaret-Dupaty, ancien professeur de l'Université. 1 v.

Œuvres complètes de Quintilien. Traduction de la collection Panckoucke par M. C. V. Ouisille. Nouvelle édition, revue par M. Charpentier. 3 vol.

Œuvres complètes de Valère Maxime. Traduction française de C. A. F. Frémion. Nouvelle édition, revue par M. Paul Charpentier. 2 vol.

Œuvres complètes de M. V. Martial, avec la traduction de MM. V. Verger, N. A. Dubois et J. Mangeart. Nouvelle édition, revue avec le plus grand soin par M. Félix Lemaistre, et précédée des *Mémoires de Martial*, par M. Jules Janin. 2 vol.

Fables de Phèdre, traduites en français par M. Panckoucke, suivies des *Œuvres d'Avianus*, de *Denys Caton*, de *Publius Syrus*, traduites par Levasseur et J. Chenu. Nouvelle édition, revue par M. E. Pessonneaux, professeur au lycée Napoléon, et précédée d'une *Étude sur Phèdre*, par M. Charpentier. 1 vol.

Cornélius Nepos, avec une traduction nouvelle par M. Amédée Pommier. — **Eutrope**, abrégé de l'Histoire romaine, traduit par M. N. A. Dubois. 1 vol.

Velleius Paterculus, traduction de Després, refondue avec le plus grand soin par M. Guéard, professeur au lycée Bonaparte. — **Œuvres de Florus**, traduites par M. Ragon, précédées d'une notice sur Florus, par M. Villemain. 1 vol.

Lucain. — La Pharsale, Traduction de Marmontel, revue et complétée avec le plus grand soin par M. H. Durand, professeur au lycée Charlemagne; précédée d'une *Étude sur la Pharsale*, par M. Charpentier. 1 vol.

———

En Préparation : **CICÉRON.**

COLLECTION DES CLASSIQUES FRANÇAIS

DIRIGÉE PAR M. A. MARTIN

FORMAT IN-24 JÉSUS (ANCIEN IN-12), 2 FR. 50 C. LE VOL.

Œuvres de Jacques Delille, avec notes de Delille, Choiseul-Gouffier, Féletz, Aimé Martin. 2 vol.

Fleury. Discours sur l'histoire ecclésiastique, Mœurs des Israélites, Mœurs des Chrétiens, Traité des études, etc. 2 vol.

Bossuet, Oraisons funèbres, Panégyriques et sermons. 4 vol.

Bourdaloue. Chefs-d'œuvre oratoires. 1 vol.

Essai sur l'éloquence de la chaire par le cardinal Maury. 1 vol.

FABLES DE LA FONTAINE

Avec les notes de M. Walckenaer. 2 vol. in-8, cavalier vélin, avec 12 gravures d'après Moreau, 10 fr. ; net. 6 fr. 50

LA HENRIADE DE VOLTAIRE

Édition collationnée sur les textes originaux, avec notes et variantes. 1 vol. grand in-18, imprimé par M. Didot sur papier grand raisin vélin, et illustré de 11 gravures. . . . . 2 fr. 50

LES HISTORIETTES DE TALLEMANT DES RÉAUX

Mémoires pour servir à l'histoire du seizième siècle, publiés sur le manuscrit autographe de l'auteur. Deuxième édition, précédée d'une notice, sur l'auteur, augmentée de passages inédits et accompagnée de notes et d'éclaircissements, par M. Monmerqué. 10 tomes brochés en 5 volumes ornés de 10 portraits gravés sur acier. . . . . 17 fr. 50

NOUVELLE COLLECTION DE GUIDES EUROPÉENS

Complets chacun en 1 vol. grand in-18 jésus

TOUS ACCOMPAGNÉS DE CARTES GÉNÉRALES ET SPÉCIALES, DE PLANS DE VILLES, DE PANORAMAS ET DE VUES PITTORESQUES

Nouveau Guide général du Voyageur en France, par Amédée de Césena, avec une grande carte générale des chemins de fer, 5 cartes spéciales, 2 panoramas, 1 vol. . . . . 7 fr. 50

Nouveau Guide complet du Voyageur en Allemagne, par Édouard Simon, avec 3 cartes générales des routes et des chemins de fer, 20 plans de villes et 20 gravures. 1 vol. . . 11 fr.

Nouveau Guide général du Voyageur en Angleterre, par William Dancy, avec une carte générale des routes et des chemins de fer, 15 plans de villes et 75 gravures. 1 vol. . 11 fr.

Nouveau Guide général du Voyageur en Belgique et en Hollande, par Eug. d'Auriac, avec deux cartes, 12 plans de villes et 60 grav. . 8 fr.
— Ce volume se compose de deux parties qui se vendent séparément :

La Belgique, 4 fr.

La Hollande, 4 fr.

Nouveau Guide général du Voyageur en Espagne et en Portugal, par Lannau-Rolland, avec deux cartes, 9 plans de villes et 20 grav. . 10 fr.

Nouveau Guide général du Voyageur en Italie, par Edmond Renaudin, avec une carte générale, 40 plans de villes et de musées et 20 gravures, 1 vol. . . . . 10 fr

Nouveau Guide général du Voyageur aux bords du Rhin, ou le Rhin de Constance à Amsterdam. Par Edmond Renaudin, avec 7 cartes, 30 plans de villes et 40 grav. . . 5 fr.

Nouveau Guide général du Voyageur en Suisse, par J. Lacroix, avec une carte générale, 8 plans de villes et 60 gravures. 1 vol. . . . . . 8 fr.

Nouveau Guide général du Voyageur aux Pyrénées, par J. Lacroix, avec une grande carte routière, des cartes partielles et des vues de villes et de montagnes. 1 vol. grand in-18. 7 fr. 50

Nouveau Guide aux Bains de mer, des côtes de France, par Eugène d'Auriac, avec une carte de paysages, des vues de villes et les principaux établissements de bains. 1 vol.

Nouveau Guide du Voyageur en Algérie, par Achille Fillias, avec vues des principales villes et des monuments. 1 vol. grand in-18. . 5 fr.

Le Nouveau Paris, par Am. de Césena. Guide pratique, historique, descriptif et pittoresque. 1 plan, 60 gravures. 1 vol. . . . . 7 fr. 50

Nouveau Guide complet aux Eaux de Vichy, avec une carte des chemins de fer, un plan et des vues pittoresques. 2 fr. Reliure toile. . . . 2 fr. 50

Les Environs de Paris, par Am. DE CESENA. Guide pratique, historique, descriptif et pittoresque. 1 carte, 9 plans, 75 gravures. . . . . . 5 fr.

La reliure en percaline rouge se paye 1 fr. 50, à l'exception de celles des Guides de Belgique et de Hollande, 1 fr.

Guide universel et complet de l'Étranger dans Paris, contenant tous les renseignements pratiques, la topographie et l'histoire de Paris, le tableau de ses rues et leurs nouvelles dénominations, etc., et un *Petit Guide des environs de Paris*; par ALBERT MONTÉMONT. 9ᵉ édition complétement refondue. Orné de nombreuses vignettes et d'un plan de Paris. 1 vol. in-18.
4 fr.

BIBLIOTHÈQUE CHOISIE

Collection des meilleurs ouvrages français et étrangers, anciens et modernes, format grand in-18 (dit anglais), papier jésus vélin. Cette collection est divisée par séries. La première contient des volumes de 400 à 500 pages, au prix de 3 fr. 50 le volume. La deuxième série renferme plusieurs ouvrages illustrés, et se vend 2 fr. le volume. La troisième série est composée de volumes à 2 fr. dont beaucoup sont ornés d'une vignette ou d'un portrait sur acier.

1ʳᵉ Série. — Vol. à 3 fr. 50

OUVRAGES DE M. SAINTE-BEUVE
DE L'ACADÉMIE FRANÇAISE

Causeries du Lundi.
Un charmant recueil, contenant une foule d'articles non moins variés qu'intéressants, est complet en 15 volumes. Chaque volume se vend séparément.

Portraits contemporains et divers. Nouvelle édition. 3 forts vol. in-18.

Portraits littéraires et derniers portraits, suivis des *Portraits de Femmes*. Nouvelle édition. 4 vol. in-18.

Chateaubriand, et son groupe littéraire sous l'Empire, 2 vol. grand in-18.

L'Imitation de Jésus-Christ, traduction nouvelle, avec des Réflexions à la fin de chaque chapitre, suivie de la Messe, tirée de Fénelon, et des Vêpres du dimanche. 4 gravures sur acier, Frontispice or et couleur. 1 vol.

Essais de littérature française, par M. GÉRUZEZ. 2 vol. 1ᵉʳ volume : *Moyen âge et Renaissance*. 2ᵉ volume : *Temps modernes*. 3ᵉ édition.

Les Petites Chroniques de la science, années 1861 à 1866. Par S. HENRY BERTHOUD. 6 vol.

Légendes et traditions surnaturelles des Flandres, par S. HENRY BERTHOUD. 1 vol.

Les Femmes des Pays-Bas et des Flandres, par S. HENRY BERTHOUD. 1 v.

Fantaisies scientifiques de Sam. Par S. HENRY BERTHOUD. Botanique, Reptiles, Mammifères, Oiseaux, Minéralogie, Médecine, Ethnologie, etc., etc. 4 vol.

Diodore de Sicile. Traduction nouvelle avec une préface, des notes importantes et des index, par M. FERDINAND HOEFER. 4 volumes.

Méditations sur l'Évangile, par BOSSUET. Revues sur les manuscrits originaux et les éditions les plus correctes. 1 vol.

Le Livre des Affligés, Douleurs et Consolations, par le vicomte Alban de VILLENEUVE-BARGEMONT. 2 volumes ornés de vignettes.

Histoire morale des Femmes, par ERNEST LEGOUVÉ, de l'Académie française. 5ᵉ édition. 1 vol.

Histoire de la Révolution de 1848, par LAMARTINE. Quatrième édit. 2 vol.

Œuvres de J. Reboul, de Nîmes. Poésies diverses.; le Dernier Jour, poëme. 1 vol. avec portrait.

Chansons et Poésies de Pierre Dupont. Quatrième édition, augmentée de chants nouveaux. 1 vol.

Muse Juvénile, études littéraires, vers et *prose*, par PIERRE DUPONT. 1 vol.

Histoire intime de la Russie sous les empereurs *Alexandre* et *Nicolas*, par J. H. SCHNITZLER. 2 forts vol.

2

Messieurs les Cosaques, par MM. Taxille Delord, Clément Caraguel et Louis Huart. 2 vol. ill. de 100 vignettes par Cham.

Le Whist rendu facile, suivi des Traités du Whist, de Gand, du Boston de Fontainebleau et du Boston russe; par un Amateur. Deuxième édition. 1 vol.

Correspondance de Jacquemont avec sa famille et plusieurs de ses amis pendant son voyage dans l'Inde (1828-1832). Nouvelle édition, augmentée de lettres inédites et d'une carte. 2 vol.

Mémoires de Beaumarchais, nouvelle édition, précédée d'une appréciation tirée des *Causeries du Lundi*, par M. Sainte-Beuve. 1 vol.

Causeries de Chasseur et de Gourmets, 1 fort vol.

La Musique ancienne et moderne, par Scudo. Nouveaux mélanges de critique et de littérature. 1 vol.

Cours d'hygiène, par le docteur A. Tessereau, professeur d'hygiène ; ouvrage couronné par l'Académie de médecine. 1 vol.

Voyages dans l'Inde et en Perse, par Soltykoff. 1 vol. orné d'une carte.

Souvenirs de l'Orient, par le comte de Marcellus. 3ᵉ édition. 1 vol.

Un mois en Espagne suivi de *Christine*, nouvelle, par E. Chauffard. 1 v.

Souvenirs de la marquise de Créqui (1718-1803). Nouvelle édition, revue, corrigée et augmentée de notes. 10 vol. broc. en 5 vol. avec gravures sur acier.

Excursion en Orient, l'Égypte, le mont Sinaï, l'Arabie, la Palestine, la Syrie, par M. le comte Ch. de Pardieu. 1 vol.

Proverbes sur les Femmes, l'Amitié — l'Amour — le Mariage. Recueillis et commentés, par M. Quitard. 1 vol.

L'Anthologie de l'Amour, choix de pièces érotiques, tirées des meilleurs poëtes français, par Quitard. 1 vol.

L'Amour, les Femmes et le Mariage, historiettes, pensées et réflexions glanées à travers champs, par Adolphe Ricard. 4ᵉ édition. 1 vol.

Les Français dans le désert. *Journal d'une expédition aux limites du S'ah'ra algérien*, par C. Trumelet, capitaine adjudant-major. 1 vol.

Œuvres de Parny. Élégies et poésies diverses. Nouv. éd., avec une préf. de M. Sainte-Beuve. 1 vol.

Les Contes drolatiques, colligez es abbayes de Tourraine et mis en lumière par le sieur de Balzac, pour l'esbattement des pantagruelistes et non aultres. Édition illustrée de vignettes en tête des chap. par Gustave Doré. 1 vol.

Odes d'Horace, traduites en vers, par Henry Vesseron, avocat. 1 vol.

LAVATER ET GALL. — **Physiognomonie et Phrénologie**, rendues intelligibles pour tout le monde. Exposé du sens moral, des traits de la physionomie humaine et de la signification des protubérances, etc., par A. Ysabeau, ancien professeur d'histoire naturelle, accompagné de 150 figures dans le texte. 1 vol.

Éducation progressive, ou Étude du cours de la vie, par madame Necker de Saussure. 2 vol. Ouvrage qui a obtenu le prix Montyon.

Lettres adressées à M. Villemain, etc., par M. E. Chevreul, de l'Académie des sciences. 1 vol.

Genèse selon la Science, par Paul de Jouvencel. 3 vol. avec fig. dans le texte.
I. **Les Commencements du Monde** (*résumé des sciences physiques et application à la formation du globe*). Deuxième édition, revue et augmentée. 1 vol.
II. **La Vie** (*sa nature, son origine*). Deuxième édition, revue et augmentée. 1 vol.
III. **Les Déluges** (*développements du globe et de l'organisation*). 1 vol.
Chaque volume se vend séparément.

Légendes du Nord, par Michelet. 1 v.

Mémoires. Correspondance et Ouvrages inédits de Diderot, publiés sur les manuscrits confiés, en mourant, par l'auteur, à Grimm. 2 vol.

EUG. DE LONLAY. Chansons populaires. Nouvelle édition, ornée de portraits. 1 vol.

2ᵉ Série. — Volumes à 3 fr.

PLUTARQUE. — **Les Vies des Hommes illustres**, traduites en français par Ricard, précédées de la Vie de Plutarque. Nouvelle édition, revue avec le plus grand soin. 4 vol.

Théâtre complet de Racine, avec des remarques littéraires et un choix de notes classiques, par M. Félix Lemaistre. 1 fort vol. de plus de 700 pages.

Œuvres complètes de Molière. Nouv. éd., accompagnée de notes tirées de tous les commentateurs, avec des remarques nouv., par M. Félix Lemaistre, précédée de la Vie de Molière par Voltaire. 3 vol.

Œuvres de Boileau, avec notice de Sainte-Beuve et notes de tous les commentateurs. 1 vol.

La Nouvelle Héloïse, par J. J. Rousseau. Nouvelle édition avec des notes explicatives. 1 fort vol.

ÉMILE, par J.-J. Rousseau.

Lettres choisies de madame de Sévigné. Accompagnées de notes explicatives sur les faits et les personnages du Temps et précédées d'observations littéraires par M. Sainte-Beuve. 1 vol.

Romans de Voltaire. Suivis de ses contes en vers. 1 vol. grand in-18.

Histoire de Gil-Blas de Santillane, par le Sage. 1 vol.

Œuvres choisies de Descartes. Discours de la Méthode — méditations métaphysiques. — Règles pour la direction de l'esprit, etc. Nouvelle édition. 1 vol.

Lettres écrites à un Provincial, par Blaise Pascal, précédées d'un Essai sur les Provinciales et sur le style de Pascal. 1 vol.

Discours sur l'histoire universelle, A Mgr le Dauphin, pour expliquer la suite de la religion et les changements des empires, par Bossuet, évêque de Meaux. 1 vol.

Œuvres choisies de Fénelon. — De l'Existence de Dieu. Lettres sur la Religion. Discours pour le sacre de l'Électeur de Cologne. Lettres sur l'Église, etc. Précédés d'observations par le cardinal de Bausset. Nouvelle édition, revue d'après les meilleurs textes. 1 vol.

BERGERAC. (Cyrano de). **Histoire comique des États et Empires de la Lune et du Soleil.** Nouvelle édit., revue sur les éditions originales, accompagnée de notes et précédée d'une Notice biographique, par P. L. Jacob, bibliophile. 1 vol.

— **Œuvres comiques, galantes et littéraires.** Nouvelle édit., revue et publiée avec des notes, par P. L. Jacob, bibliophile. Les Lettres satiriques, les Lettres amoureuses. 1 fort vol.

BONAVENTURE DES PÉRIERS. Le Cymbalum mundi, précédé des Nouvelles récréations et joyeux devis. Nouvelle édition, revue et corrigée. 1 fort vol.

BUSSY-RABUTIN. Histoire amoureuse des Gaules, suivie de la France galante, romans satiriques du dix-septième siècle, attribué au comte de Bussy; édition nouvelle avec des notes. 2 forts vol.

D'ASSOUCY. Ses aventures burlesques. Nouvelle édition, avec préface et notes, par Émile Colombey. 1 fort v.

DESPORTES (Philippe). **Œuvres poétiques.** Nouvelle édit., revue et

publiée avec des Notes et une Introduction par Alfred Michiels. 1 fort vol.

LARCHER. Satires et diatribes sur les femmes, l'amour et le mariage. 1 vol.

LÉLUT (membre de l'Institut). **La Phrénologie,** son histoire, ses systèmes et sa condamnation; 2e édition, avec planches. 1 vol.

LEROUX DE LINCY. Le livre des Proverbes français, précédé de recherches historiques sur les proverbes français et leur emploi dans la littérature du Moyen Age et de la Renaissance, par M. Leroux de Lincy. 2e édition, revue, corrigée et augmentée. 2 forts vol.

MERLIN COCCAIE. Histoire macaronique de Coccaie, prototype de Rabelais, où sont traités les ruses de Cingar, le tour de Boccal, les Adventures de Léonard, etc., avec des notes et une notice, par G. Brunet, nouvelle édition, corrigée sur l'édition de 1606. 1 fort vol.

RECUEIL DE FARCES, soties et moralités du quinzième siècle, réunies pour la première fois avec des notices et des notes. 1 fort vol.

PARIS RIDICULE ET BURLESQUE DU DIX-SEPTIÈME SIÈCLE, par Claude, le Petit, Berthod, François Colletet, Scarron, Boileau, etc. Nouvelle édition. 1 vol.

QUINET (Edgard). **Fondation de la République des Provinces-Unies.** Marnix Sainte-Aldegonde. 1 volume.

RÉGNIER (Mathurin). **Œuvres complètes,** nouvelle édition, augmentée d'un grand nombre de pièces qui n'avaient pas été recueillies. 1 vol.

SCARRON (Paul). **Le Virgile travesti en vers burlesques,** avec la suite de Moreau de Brasei. Nouvelle édition, revue, annotée et précédée d'une Étude sur le burlesque, par Victor Fournel. 1 fort vol.

SOREL. La Vraie Histoire comique de Francion, composée par Charles Sorel (sieur de Sauvigny). Nouvelle édition, avec Avant-Propos et Notes, par Émile Colombey. 1 fort vol.

TABARIN (Œuvres de), avec les Aventures du capitaine Rodomont, la Farce des Bossus et autres pièces tabariniques. Nouvelle édition, préface et notes, par Georges d'Harmonville. 1 vol. in-16 de plus de 500 pages, figures, papier vergé, collé.

CHRONIQUE DE LA PUCELLE, ou Chronique du Cousinot, suivie de la

Chronique normande de P. Cauchon, de documents inédits relatifs aux règnes de Charles VI et Charles VII, avec notices et notes, par M. VALLET de VIRVILLE, etc. 1 fort vol.

BACHAUMONT. Mémoires secrets, revus et publiés avec des notes et une préface. 1 fort vol.

Œuvres de P.-L. Courier, précédées d'un Essai sur la vie et les écrits de l'auteur, par ARMAND CARREL. Nouvelle édition, revue d'après les meilleurs textes. 1 fort vol.

Aventures de Télémaque, par FÉNELON, avec des notes géographiques et littéraires et les Aventures d'Aristonoüs. 8 gravures. 1 vol.

Œuvres de Millevoye. Précédées d'une notice sur l'auteur, par M. SAINTE-BEUVE. 1 vol.

LA BRUYÈRE. — Les Caractères de Théophraste, avec les caractères ou les mœurs de ce siècle. 1 vol.

Œuvres complètes du comte Xavier de Maistre, nouvelle édition. Expédition nocturne, le Lépreux de la Cité d'Aoste, Voyage autour de ma chambre, les Prisonniers du Caucase, la Jeune Sibérienne, avec une préface par M. SAINTE-BEUVE. 1 vol.

Les Confessions de Rousseau. 1 vol.

Corinne, ou l'Italie, par madame de STAEL. Nouvelle édition, précédée de quelques Observations par Mme NECKER DE SAUSSURE et M. SAINTE-BEUVE. 1 fort volume.

De l'Allemagne, par Mme DE STAEL. Nouvelle édition, revu d'après les meilleurs textes. 1 fort vol.

Mes Prisons, suivies des Devoirs des hommes, par SILVIO PELLICO, traduction par le comte H. DE MESSEY, revue par M. le vicomte ALBAN DE VILLENEUVE, 6 gravures. 1 vol.

Théâtre de Corneille, nouvelle édition. 1 vol.

Fables de la Fontaine, avec des notes philologiques et littéraires, par M. FÉLIX LEMAISTRE, et illustrées de 8 gravures. 1 vol.

Œuvres de Gresset, précédées d'une appréciation littéraire par LA HARPE. Nouvelle édition, revue d'après les meilleurs textes. 1 vol.

Contes et nouvelles de la Fontaine, nouvelle édition revue avec soin et accompagnée de notes explicat. 1 vol.

Jérusalem délivrée, traduction en prose, par M. V. PHILIPON DE LA MADELAINE; augmentée d'une description de Jérusalem, par M. DE LAMARTINE. 1 vol.

Œuvres de Rabelais, nouvelle édit., revue sur les meilleurs textes, éclaircie, quant à l'orthographe et à la ponctuation, accompagnée d'un glossaire, par Louis BARRÉ. 1 fort vol. papier glacé satiné, de 650 pages.

Contes de Boccace, traduits par SABATIER DE CASTRES. 1 vol.

De l'Education des Femmes, par madame de RÉMUSAT, avec une Préface par M. Ch. de RÉMUSAT. Paris, 1843. 1 v.

L'Heptaméron. Contes de la reine de Navarre. Nouvelle édition. 1 vol.

Les cent Nouvelles nouvelles, texte revu avec beaucoup de soin sur les meilleures éditions et accompagné de notes explicatives. 1 vol.

ŒUVRES DE F. DE LAMENNAIS.

Essai sur l'Indifférence en matière de Religion. Nouvelle édition, 4 vol.

Paroles d'un Croyant. — Une voix de Prison. — Le livre du Peuple. — Du passé et de l'Avenir du peuple, etc. 1 vol.

Affaires de Rome. 1 vol.

Les Évangiles, traduction nouvelle avec des notes et réflexions. 3e édition. 1 vol.

De l'Art et du Beau, tiré du 5e volume de l'Esquisse d'une Philosophie. 1 vol.

3e Série. — Volumes, au lieu de 3 fr.; net, 2 fr.

Vies des Dames galantes, par le seigneur de Brantôme. Nouvelle édition, revue et corrigée sur l'édition de 1740. 1 vol.

Curiosités dramatiques et littéraires, par M. Hippolyte LUCAS. 1 vol.

Œuvres de Gilbert. Nouvelle édition précédée d'une notice historique sur Gilbert, par CHARLES NODIER. 1 beau

La Princesse de Clèves, suivie de la Princesse de Montpensier, par madame DE LA FAYETTE. Nouvelle édition. 1 beau volume.

Raphaël. Pages de la vingtième année, par A. de LAMARTINE. 3e édition, 1 vol.

Histoire de Manon Lescaut et du chevalier des Grieux, par l'abbé Prévost. Nouvelle édition, collationnée sur l'édition publiée à Amsterdam en

1753, précédée d'une notice historique sur l'abbé Prévost, par Jules JANIN. 1 vol.

HÉGÉSIPPE MOREAU. Œuvres contenant *le Myosotis*, etc. 1 vol.

La Politesse française, manuel des bienséances et du savoir-vivre, par E. MULLER. 1 vol.

Manuel épistolaire à l'usage de la jeunesse, contenant toutes les instructions et un grand nombre d'exemples puisés dans les meilleurs écrivains, par PHILIPON DE LA MADELAINE, dix-septième édition, adopté pour les lycées. 1 vol.

Nouveau siècle de Louis XIV, ou Choix de chansons historiques et satiriques, presque toutes inédites, de 1654 à 1712, accompagnées de notes. 1 vol.

A TRAVERS CHAMPS. — Souvenirs et causeries d'un Journaliste. 1830 à 1847, par TH. MURET. 2 vol.

Le Secrétaire universel, renfermant des modèles de lettres sur toutes sortes de sujets, lettres de bonne année, de fête, de condoléance, lettres d'amour et de mariage, lettres d'affaires et de commerce, etc. ; billets d'invitations, lettres de faire-part ; modèles d'actes sous seing privé, etc., etc., par M. Armand DUBOIS. 1 beau vol.

Les petits Mystères de la Destinée. par JOSEPH BALSAMO. Chiromancie ou la science de la main. — Physiognomonie ou la Science du corps de l'homme. 1 vol. illustré d'environ 100 gravures.

Histoire de Napoléon, par Élias REGNAULT, ornée de 8 gravures sur acier d'après Raffet et de Rudder. 1 vol.

Le Japon. Histoire et descriptions ; mœurs, coutumes et religion, par M. ED. FRAISSINET. Nouvelle édition, augmentée de trois chapitres nouveaux et d'une carte, par V. A. MALTE-BRUN. 2 volumes.

Ouvrages de M. X. Marmier.
(16 volumes.)

Les Perce-Neige, nouvelles. 1 vol.

Lettres sur la Russie. 2e édition, entièrement refondue. 1 vol.

Les Voyageurs nouveaux. 3 vol.

Lettres sur l'Amérique, Canada, États-Unis, Havane, Rio-de-la-Plata, 2 vol.

Lettres sur l'Islande et Poésies, Reikiavick, le Geyser et l'Hécla, instruction publique, découverte de l'Islande, 4e édition. 1 vol.

Voyage en Californie, description de son sol, de son climat, de ses mines d'or, par E. BRYANT, dernier alcade de San Francisco ; traduit par M. X. MARMIER, et augmenté de divers renseignements sur l'état de la Californie. 1 vol.

Lettres sur l'Adriatique et le Monténégro, Saint-Gall, Schwytz, le lac des Quatre-Cantons, le Saint-Gothard, Milan, Venise, Trieste, les Zichi, la Dalmatie, Spalato, Raguse, les bouches du Cattaro, etc. 2 vol.

Du Danube au Caucase, voyages et littérature, 1 vol.

Du Rhin au Nil. Souvenirs de voyages : Tyrol, Hongrie, Provinces Danubiennes, Syrie, Palestine, Egypte. 2 vol.

Lettres sur l'Algérie. 1 vol.

Les Ames en Peine. Contes d'un voyageur. 1 vol.

4e Série. — Volumes, au lieu de 3 fr. 50 et 1 fr. 75 ; net, 1 fr. 50

Lettres sur l'Angleterre (SOUVENIRS DE L'EXPOSITION UNIVERSELLE), par Edmond TEXIER. 1 vol.

Mémorial de Sainte-Hélène, par le comte de LAS-CASES. Nouvelle édition, revue par l'auteur. 9 vol. avec gravures.

Fragoletta, par H. DE LATOUCHE. Naples et Paris en 1799. 2 vol.

Une Journée d'Agrippa d'Aubigné, drame en 5 actes, en vers ; par Edouard FOUSSIER. 1 vol.

Inondations de 1856. Voyage de S. M. l'Empereur, par Ch. ROBIN. 1 joli v.

Les Satiriques des dix-huitième et dix-neuvième siècles. 1 vol. contenant Gilbert, Despaze, M. J. Chénier, Rivarol.

Comédies de S. A. R. la princesse Amélie de Saxe, traduites par PITRE-CHEVALIER. 1 vol.

BIBLIOTHÈQUE BLEUE

Histoire de Fortunatus, suivie de l'Histoire des Enfants de Fortunatus. 1 vol. grand in-18 . . . 2 fr.

Histoire des Quatre Fils Aymon, DE JEAN DE CALAIS, ET DE JEAN DE PARIS. 2 vol. à . . . . 2 fr.

Histoire de Robert le Diable, suivie de Richard sans Peur, de Pierre de Provence et de la Belle Maguelonne. 1 vol. gr. in-18. . . . 2 fr.

BIBLIOTHÈQUE DE POCHE

Par une Société de gens de lettres et d'érudits. La bibliothèque de poche, variétés curieuses et amusantes des lettres, des sciences et des arts, se compose des 11 volumes suivants, format grand in-18, le volume.. . . . 2 fr.

Curiosités littéraires, par Ludovic LALANNE. 1 vol.

Curiosités bibliographiques, par Ludovic LALANNE. 1 vol.

Curiosités biographiques. 1 vol.

Curiosités militaires. 1 vol.

Curiosités de l'Archéologie et des Beaux-Arts. 1 vol.

Curiosités philologiques, géographiques et ethnologiques. 1 vol.

Curiosités historiques. 1 vol.

Curiosités des Inventions et des Découvertes. 1 vol.

Curiosités anecdotiques. 1 vol.

Curiosités des Sciences occultes, par P. L. JACOB, bibliophile.

Curiosités théologiques, par G. BRUNET, bibliophile. 1 vol.

Curiosités de l'Économie politique, par LOUVET. 1 vol.

JACOB (P. L.). **Curiosités de l'Histoire des Croyances populaires au moyen âge.** Les Superstitions et les Croyances populaires. — Le Juif-Errant, etc.

JACOB (P.L.). **Curiosités de l'Histoire du vieux Paris**, contenant : les Vieilles Rues de la Cité, les Rues honteuses, etc. Bicêtre. 1 vol.

— Curiosités de l'Histoire des Arts, contenant : Notice sur le papier et le parchemin. La Reliure avant le seizième siècle, etc. 1 vol.

— Curiosités de l'Histoire de France. *Première série.* 1 vol. Contenant : la Fête des Fous, le Roi des Ribauds, les Francs-Taupins, les Fous des Rois de France, etc.

Deuxième série. 1 vol. Contenant le Procès du maréchal de Rais, la Veuve de Molière, les deux Marat, André Chénier, etc.

FOURNEL. (V.). **Curiosités théâtrales.** Contenant : les Origines du théâtre, mise en scène des mystères, moralités, farces et soties, costume au théâtre, etc. 1 vol.

WARÉE. **Curiosités judiciaires, historiques et anecdotiques**, recueillies et mises en ordre par B. WARÉE. 1 vol.

VAUX-DE-VIRE D'OLIVIER BASSELIN, poète normand du quinzième siècle, et de JUAN LE HOUX, poète virois, suivis d'un choix d'anciens vaux-de-vire et d'anciennes chansons normandes. Nouvelle édition. 1 vol.

ŒUVRES DE M. FLOURENS

Secrétaire perpétuel de l'Académie des Sciences, membre de l'Académie française, etc.

Il serait inutile d'insister ici sur le mérite des œuvres de M. FLOURENS. Leur succès et leur débit en disent plus que tous les éloges. La vogue populaire ne leur est pas moins assurée que le succès scientifique.

Format grand in-18 jésus à 3 fr. 50

De l'unité de la Composition et du Débat entre Cuvier et Saint-Hilaire. 1 vol.

Ontologie naturelle, ou Étude philosophique des êtres. 5ᵉ édition revue et en partie refondue. 1 vol.

Examen du livre de M. Darwin, sur l'origine des Espèces. 1 vol.

Psychologie comparée, deuxième édition, revue et en partie refondue. 1 vol.

De la Phrénologie et des études vraies sur le cerveau. 1 vol.

De la vie et de l'intelligence. 2ᵉ édition. 1 vol.

Circulation du sang (histoire de sa découverte). Deuxième édition, revue et augmentée. 1 vol.

De la Longévité humaine et de la quantité de vie sur le globe. 3ᵉ édition, revue et augmentée. 1 vol.

De l'Instinct et de l'intelligence des animaux. 4ᵉ édition, entièrement refondue et augmentée. 1 vol.

Histoire des travaux et des idées de BUFFON. 2ᵉ édition, revue et augmentée. 1 vol.

Des manuscrits de Buffon, avec des fac-simile de Buffon et de ses collaborateurs. 1 vol.

Cuvier. — Histoire de ses travaux. 3ᵉ édition, revue et augmentée. 1 vol.

Éloges historiques, lus dans les séances publiques de l'Académie des sciences. 3 vol.

Même format, volume à 2 fr.

Éloge historique de François Magendie, suivi d'une discussion sur les titres respectifs de MM. BELL et MAGENDIE à la découverte des fonctions distinctes des racines des nerfs. 1 vol.

BIBLIOTHÈQUE DU PUGET
BONS LIVRES POUR TOUS LES AGES
TRADUITS DU SUÉDOIS

Mˡˡᵉ BREMER. Les Voisins. 4ᵉ édition. 1 vol. in-18 . . . . . . 3 50

— **Le Foyer domestique** ou chagrins et joies de la famille. 3ᵉ édit. 1 vol. in-18 . . . . 3 50

— **Les Filles du Président.** 3ᵉ édit., 1 vol. in-18 . . . . 3 »

La famille H. 2ᵉ édit. 1 vol. in-18. 3 »

— **Un Journal.** 2ᵉ édition, 1 vol. in-18. 3 »

— **Guerre et paix.** 1 vol. in-18. 1 50

— **Le Voyage de la Saint-Jean.** 1 vol. in-18 . . . . 1 50

Mᵐᵉ la baronne KNONRRING. Les Cousins. 2ᵉ édit., 1 vol. in-18. 3 50

Mᵐᵉ E. CARLEN. Une femme capricieuse. 2 vol. in-18. . . . . . 7 »

L'ONCLE ADAM. L'Argent et le Travail. 1 vol 3 50

Mᵐᵉ SCHWARTZ. La Veuve et ses enfants. 1 vol. in-18. . . . 3 »
Charmant roman d'éducation.

Carl. BERNHARD. Les Chroniques du temps d'Érich de Poméranie. 1 vol. in-18 . . . . 3 50

Mˡˡᵉ BREMER. La Vie de famille dans le Nouveau-Monde. Trois vol. Chacun 3 50

— **Abrégé des Voyages de Mˡˡᵉ Bremer dans l'Ancien et le Nouveau Monde, Palestine et Turquie.** 3 »

CLASSIQUES FRANÇAIS
Format in-32, imprimés par MM. Didot, à 1 fr. 50 c. le vol.; net, 75 c.

Esprit des Lois de Montesquieu. 6 vol.

Œuvres diverses de Montesquieu. 2 vol.

Œuvres choisies de Regnard. 4 vol.

Œuvres de Ducis. 7 vol.

Œuvres choisies de Destouches. 5 vol.

La Nouvelle Héloïse. 6 vol.

Œuvres choisies de Saint-Réal. 2 vol.

Épîtres, stances et odes de Voltaire. 2 vol.

Temple du Goût et poésies mêlées, par VOLTAIRE. 1 vol.

Voltaire, poèmes et discours. 1 vol.

Œuvres choisies de J. B. Rousseau. 2 vol.

LE DROIT USUEL OU L'AVOCAT DE SOI-MÊME.

Nouveau Guide en Affaires, contenant toutes les notions de droit et tous les modèles d'actes dont on a besoin pour gérer ses affaires, soit en matière civile, soit en matière commerciale, etc., par Durand de Nancy. 1 beau volume grand in-18. . . . . 4 fr. 50

NOUVEAU GUIDE USUEL DU PROPRIÉTAIRE

Et du locataire ou fermier, contenant les règles et les formules des baux à loyer, à ferme et à cheptel, la loi sur l'expropriation pour cause d'utilité publique et la solution de toutes les difficultés qui peuvent survenir entre les propriétaires et les locataires ou fermiers, par A. Bourguignon. 1 vol. grand in-18. . . . . 2 fr.

NOUVEAU GUIDE PRATIQUE DES MAIRES,

Des Adjoints, des Secrétaires de mairie et des Conseillers municipaux, contenant l'Exposé des lois, décrets, arrêtés, circulaires et décisions du Ministre de l'Intérieur, ainsi que les arrêts du Conseil d'Etat et de la Cour de cassation. 2ᵉ édition, entièrement refondue et augmentée, par Durand de Nancy. 1 fort volume grand in-18 de 700 pages. . . . . 5 fr.

DE LA TENUE DES LIVRES DES AGENTS DE CHANGE

Et des courtiers de commerce, par Edmond Degrange, auteur de plusieurs ouvrages sur le commerce. 1 vol. in-8 de 72 pages. . . . . 4 fr.

LE JARDINIER DE TOUT LE MONDE

Traité complet de toutes les branches de l'horticulture, par A. Ysabeau. 1 fort vol. grand in-18, illustré de gr. sur bois dans le texte. . . . . 4 fr. 50

LE JARDINIER DES APPARTEMENTS

Des fenêtres, des balcons et des petits jardins, suivi d'un aperçu sur la pisciculture et les aquariums, par Maurice Cristal. 1 joli vol. gr. in-18. 2 fr.

LE CUISINIER EUROPÉEN

Ouvrage contenant les meilleures recettes des cuisines françaises et étrangères pour la préparation des potages, sauces, ragoûts, entrées, rôtis, fritures, entremets, desserts et pâtisseries; complété par un chapitre sur les dessertes ou *l'art d'utiliser les restes d'un bon repas;* le service de table, la meilleure manière de faire les honneurs d'un repas, et de servir les vins, les confitures, les sirops, les bonbons de ménage, les liqueurs, les soins à donner à une cave bien montée, par Jules Breteuil, ancien chef de cuisine. 1 fort volume grand in-18, illustré d'environ 300 gravures sur bois dans le texte de 800 pages. 2ᵉ édition, entièrement refondue. . 5 fr.

LE CUISINIER DURAND

Cuisine du Midi et du Nord. 8ᵉ édition revue et augmentée par C. Durand, petit-fils de l'auteur. 1 vol. in-8. . . . . 5 fr.

LA MÉDECINE USUELLE

Guide médical des familles, par Ysabeau. 1 vol. de 500 pages environ. 4 fr. 50

CHOIX DU CHEVAL

Ou description de tous les caractères à l'aide desquels on peut reconnaître l'aptitude des chevaux aux différents services, par J. H. Magne, directeur de l'Ecole impériale vétérinaire d'Alfort, professeur de zootechnie à la même école. 1 vol. in-18 jésus, avec vignettes intercalées dans le texte. 2 fr.